现代口腔全科医学
规范诊疗手册

"十三五"国家重点出版物出版规划项目

北大医学口腔临床规范诊疗丛书

现代口腔全科医学规范诊疗手册

主　编　江　泳　潘　洁

编　者　（按姓名汉语拼音排序）

安　娜　陈慧敏　葛雯姝　黄进伟

江　泳　孔　宇　乐　迪　李　锴

李思雨　廖雁婷　廖　宇　刘　畅

刘亦洪　刘　园　潘　洁　齐　伟

钱　锟　乔　迪　王　琳　魏　攀

邢海霞　许桐楷　杨　媛　雍　飍

余婧婷　赵静仁　赵晓一　朱文昊

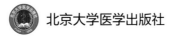

北京大学医学出版社

XIANDAI KOUQIANG QUANKE YIXUE GUIFAN
ZHENLIAO SHOUCE

图书在版编目（CIP）数据

现代口腔全科医学规范诊疗手册/江泳，潘洁主编. —北京：北京大学医学出版社，2022.11

ISBN 978-7-5659-2573-3

Ⅰ.①现⋯　Ⅱ.①江⋯②潘⋯　Ⅲ.①口腔疾病—诊疗—手册　Ⅳ.①R78-62

中国版本图书馆CIP数据核字（2021）第274086号

现代口腔全科医学规范诊疗手册

主　　编：江　泳　潘　洁
出版发行：北京大学医学出版社
地　　址：（100191）北京市海淀区学院路38号　北京大学医学部院内
电　　话：发行部 010-82802230；图书邮购 010-82802495
网　　址：http://www.pumpress.com.cn
E-mail：booksale@bjmu.edu.cn
印　　刷：北京信彩瑞禾印刷厂
经　　销：新华书店
策划编辑：董采萱
责任编辑：董采萱　责任校对：靳新强　责任印制：李　啸
开　　本：889 mm×1194 mm　1/32　印张：15.25　字数：440千字
版　　次：2022年11月第1版　2022年11月第1次印刷
书　　号：ISBN 978-7-5659-2573-3
定　　价：128.00元

"北大医学口腔临床规范诊疗丛书"编委会

丛书序言

20年前，北京医科大学口腔医学院（现北京大学口腔医学院）先后编写出版了《现代口腔科诊疗手册》和"口腔临床医师丛书"。这两套书籍因其便于携带、易于查阅、实用性强的手册形式，言简意赅、富有科学性和指导性的编写风格，受到了广大读者的欢迎和喜爱。其间，我收到了很多读者和一些作者的反馈，北京大学医学出版社的领导也多次向我提出，希望北京大学口腔医学院再次启动丛书的修订再版。

时隔20年，口腔医学发生了翻天覆地的变化，新理论、新知识、新技术、新材料不断涌现。随着显微根管治疗和现代口腔种植技术的广泛应用，现代牙体牙髓治疗和口腔修复与传统的"补牙"和"镶牙"已经不是一个概念；部分以手工操作为主的技工室已经被全自动化的无人车间所替代。数字化技术的广泛应用显著提高了口腔疾病诊疗的质量和效率。口腔医生需要及时更新自己的知识，不断"充电"，才能跟上口腔医学知识和技术的快速发展，才能满足口腔疾病诊治的需要。我们编写出版的诊疗手册也理所当然地要反映出这些年口腔医学领域的新进展。

基于此，北京大学口腔医学院组织专家修订了丛书，更名为"北大医学口腔临床规范诊疗丛书"，内容扩展为10个分册，涵盖口腔临床医学的各个专科，使其更为系统和完整。本着规范与创新相结合的原则，这套丛书既重点叙述经典的诊疗规范，也适当介绍前沿新概念、新知识和新技术的临床应用。在保持简便实用的手册风格的基础上，采用现代图书出版的数字化技术，大大增强了丛书的可读性。通过这一系列的更新和改进，新手册将以崭新的面貌呈现在广大读者面前，也将再次得到大家的欢迎和喜爱。可喜的是，这套丛书还顺利入选

"十三五"国家重点出版物出版规划项目，并得到了国家出版基金的资助。

北京大学口腔医学院（北京大学口腔医院）是国际上规模最大的口腔专科医院，是国家口腔医学中心，也是我国建院历史悠久、综合实力一流的口腔医学院校，长期以来发挥着口腔医学界领头羊的作用。参加本套丛书编写的作者都是活跃在临床一线的口腔医学专家，具有丰富的临床和教学经验。由他们编写而成的诊疗手册具有很强的权威性、指导性和实用性。

衷心祝贺"北大医学口腔临床规范诊疗丛书"出版面世，祝贺北京大学口腔医学院在打造口腔医学诊疗手册传世精品的道路上迈出了雄健的步伐！也诚挚地把这套手册推荐给我们的口腔医学同道。

俞光岩

丛书前言

　　北京大学口腔医学院编写的《现代口腔科诊疗手册》和"口腔临床医师丛书"小巧实用，便于随身携带查阅，出版以来，深受广大口腔医师欢迎，成为口腔医师的良师益友。为了适应口腔医学的不断发展，提升丛书质量，使丛书能够更好地服务于临床工作，满足不断增长的口腔医师临床工作的需求，我们对丛书进行了更新，并更名为"北大医学口腔临床规范诊疗丛书"。

　　"北大医学口腔临床规范诊疗丛书"共包含 10 个分册，即《现代口腔颌面外科学规范诊疗手册》《现代口腔修复学规范诊疗手册》《现代口腔正畸学规范诊疗手册》《现代牙体牙髓病学规范诊疗手册》《现代牙周病学规范诊疗手册》《现代儿童口腔医学规范诊疗手册》《现代口腔黏膜病学规范诊疗手册》《现代口腔全科医学规范诊疗手册》《现代口腔颌面医学影像学规范诊断手册》和《现代口腔颌面病理学规范诊断手册》。这套手册内容涵盖了口腔临床的各个专科，成为一套系统、完整的口腔医学诊疗手册。为适应住院医师规范化培训需求，此次修订增加了口腔颌面医学影像学、口腔颌面病理学和口腔全科医学方面内容的三个分册。

　　近年来，口腔临床医学得到了很大发展。数字化口腔医学技术在临床中普遍应用，口腔医学新知识、新技术和新疗法不断涌现并逐步成熟。这套手册在介绍经典诊疗规范的同时，注意适当介绍前沿新概念、新知识和新技术的临床应用，以保证整套手册内容的先进性。在编写方式上，本版手册尝试采用了现代图书出版的数字化技术，既丰富了内容，也使内容的呈现方式更加多元化，明显提高了本套丛书的可读性与临床实用性。这些新编写方式的采用既给编者们提供了更多展示手册内容的手段，也提出了新的挑战。感谢各位编委在繁忙的工作中适应新的要求，为这套手册的编写所付出的辛勤劳动和智慧。

这套手册是在北京大学口腔医学院前两套手册基础上的传承，感谢前辈们为这套手册的出版所做出的贡献。中华口腔医学会原会长俞光岩教授担任丛书顾问并作序，提出了宝贵的修改意见。这套手册的修订也得到了北京大学医学出版社的大力支持。在此，向所有为丛书编写出版做出努力和贡献的同仁致以崇高的敬意！

由于丛书编写涉及口腔各专科领域，各专科存在交叉重叠情况，编写人员专业特长不同，加之水平有限，书中难免存在不足之处，敬请广大读者给予批评指正！

郭传瑸

前　言

　　作为全身健康的基础，口腔健康受到越来越多的关注。口腔全科医学包括牙体牙髓、牙周、儿童口腔、口腔黏膜、口腔颌面外科、口腔修复、口腔正畸、口腔急诊、口腔预防和口腔颌面影像等亚专业，涉及口腔软硬组织及颌面颈部各类疾病。在国家卫生健康委员会设立的 7 个口腔相关住院医师规范化培训专业基地中，口腔全科医学专业基地是设置数量最多、培训学员最多，同时也是培训内容涉及面最广的专业基地。经过系统专业培训并通过考核的口腔全科医师应该拥有扎实的口腔基础知识和实践技能，具有良好的职业道德和人际沟通能力，以基本口腔医疗保健为特长，可诊治多数的口腔常见疾病，同时给出口腔保健相关的科学指导和建议，为个人、家庭及社区提供便捷、有效的口腔服务，是促进全民口腔健康的一支重要力量。

　　作为口腔专业的重要分支，与发展相对成熟的口腔颌面外科、修复科、正畸科等相比，我国的口腔全科目前尚处于发展的初级阶段，存在概念不清晰、诊疗理念不明确、发展定位模糊等问题。衷心希望我们编写的这本《现代口腔全科医学规范诊疗手册》能够规范口腔全科常见病诊断、全面治疗计划制订和治疗常规，能够帮助年轻医师打下扎实的口腔全科临床工作基础，使他们掌握正确的临床工作方法和口腔综合诊疗理念，认识口腔全科工作中的各类常见疾病，掌握其诊治原则和操作技能，熟悉口腔全科的诊疗常规和临床路径，具有独立从事口腔全科临床工作的能力。

江泳　潘洁

目　录

疾病篇

诊断技术篇

治疗计划篇

疾病篇

第一章

牙体疾病

第一节 龋病

龋病，又称龋齿，是以细菌为病原体，多种因素参与，发生在牙齿硬组织的慢性、进行性的破坏性疾病。龋齿的临床表现可以概括为患牙的色、形、质呈现缓慢而进行性的变化和患牙的感觉异常。

一、色泽改变

牙齿表面色泽改变是临床上最早可以注意到的龋病变化。

龋发生在牙齿的平滑面时，可见病变部位表面粗糙、光泽消失，早期呈白垩色，如进一步着色可呈棕黄色或黑褐色，当进展到牙本质层时，呈现灰白或棕褐色。龋损时间越长，病变区的颜色越深（图 1-1）。位于牙齿邻面的龋损，前牙可于唇面或舌面，

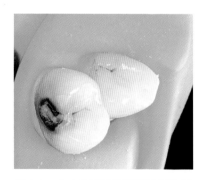

图 1-1　右上前磨牙龋损所致颜色改变和外形缺损

后牙可于咬合面边缘嵴处，呈现墨浸样色泽变化（图 1-2）。

龋发生在窝沟点隙处时，沟口可呈白垩色，进一步发展后出现墨浸样改变时，提示龋已经达到牙本质层了，实际病变的范围甚至超过色泽改变的区域。

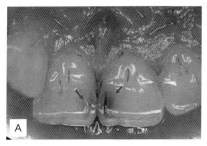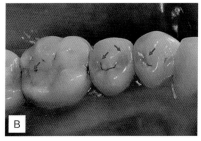

图 1-2　龋病患牙墨浸样变色

A. 前牙邻面的墨浸样变色（腭侧观）；B. 后牙邻面边缘嵴的墨浸样变色（𬌗面观）。

二、外形缺损

随着牙体硬组织中无机成分溶解，有机成分崩解，病损区扩大，形成了牙体组织由表及里的实质性缺损，即龋洞。这是龋齿最显著的一个临床特征（图 1-3 和图 1-4）。

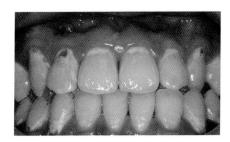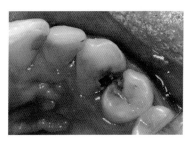

图 1-3　上前牙唇侧颈部从白垩斑到龋洞

图 1-4　左上尖牙及左上第一前磨牙龋洞

发生在牙齿平滑面的早期龋，患牙釉质的连续性和光滑度丧失，用探针可以探查到表面粗糙。由于平滑面部位的釉柱和牙本质小管的排列方向呈由内向外的放射状，容易形成口大底小的龋洞。位于牙齿邻面、根面的龋洞常无法通过肉眼直接看到，但可通过探针检查，亦可从 X 线片中，尤其是后牙咬合翼片中发现。

窝沟点隙部位的釉柱由沟壁、沟底向釉牙本质界放散排列，龋损到达釉牙本质界后又横向扩展，同时沿牙本质小管向深处发展，因此窝沟点隙部位形成的龋洞往往口小底大。

但无论哪个部位的龋坏，一旦破坏至牙本质层，龋坏最容易顺釉牙本质界扩展。一旦洞口处失去牙本质支持的无基釉质不能承受正常的咀嚼压力，即发生崩裂、破碎，形成较大龋洞。

三、质地改变

脱矿后的牙体硬组织硬度下降，质地松软，探查时容易与正常组织区别。牙本质和牙骨质中所含有的有机成分比釉质多，脱矿后的硬度下降更为明显。对于发生在窝沟点隙的小龋洞，用探针探入时，会感到洞底较正常牙体组织软。

四、进行性发展

牙齿一旦患龋，如果不去除局部存在的菌斑致病因素，病变就会缓慢、持续进展，很难自动停止，也没有自愈性。但是龋的自然进程受口腔生理状况、患牙局部卫生条件、饮食习惯以及机体反应等因素不同程度的影响，因此龋病自然进程的长短可因患者个体之间、同一患者不同牙齿之间、同一牙齿不同解剖部位之间的敏感性不同而有较大差异。

五、感觉变化

仅波及牙釉质的早期龋，患牙可以完全没有疼痛和不适症状；当龋进展到牙本质层出现龋洞时，患牙会出现对酸甜食物敏感、对冷热刺激敏感、食物嵌塞或食物嵌入龋洞时疼痛等症状，但均为一过性表现，刺激消失时，症状随之消失。当龋发展到牙本质深层时，症状有所加重。

六、各类龋病

龋齿作为诊断名词，限定于已经有牙体硬组织损害但临床上尚无牙髓病变表现的活髓牙。根据龋坏的深度，龋病可分为早期釉质龋、浅龋、中龋和深龋。

根据龋齿病变速度，龋病可分为急性龋、猖獗龋、慢性龋和静止龋。

（一）早期釉质龋

【诊断要点】

1. 无自觉临床症状。

2. 去除牙菌斑并吹干釉质平滑面后，可见病变处失去光泽，呈片块状白垩色花斑样改变。

3. 牙面外形完整，无实质性缺损，探诊白垩斑可感觉表面粗糙，质地略软。鉴于发生在平滑面的早期釉质龋可以通过再矿化的方法使其停止发展并重新变硬，一旦确诊，不要对病损区进行过多的探查，以避免机械损伤（图 1-5）。

4. 患牙的冷测反应同对照牙。

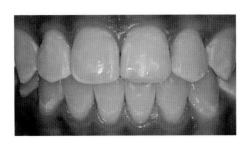

图 1-5　上下前牙区早期釉质龋

【治疗要点】

再矿化治疗或渗透树脂治疗。

（二）浅龋

浅龋发生在牙冠部时为牙釉质龋，又分为窝沟龋和平滑面龋；发生在牙根面的龋则为牙骨质龋。

【临床表现】

浅龋可发生在牙的各个牙面。发生在牙冠部时，龋的范围局限在釉质层，无明显临床症状。发生在邻面时，可通过探针探诊发现，或通过 X 线片发现。发生在咬合面窝沟的浅龋，多在探诊时发现，洞口可有明显的脱矿或着色，洞底位于釉质层，卡探针，质软。发生在牙根面的浅龋，多见于中老年人牙根暴露的情况，表面可呈棕色，质软，探查时可感表面粗糙。

【诊断要点】

1. 一般无自觉症状。

2. 龋损发生在釉质层或牙骨质层内。

3. 对邻面浅龋不易确定者应拍摄 X 线咬合翼片，可看到釉质边缘的锐利影像丧失，边缘模糊，釉质层内出现局限透射影像。

4. 患牙的冷测反应同对照牙。

【治疗要点】

1. 对于成洞的浅龋，以充填治疗为主，但需考虑牙体缺损的微创修复策略。

2. 对于不易判断的窝沟早期龋或可疑龋，应予随访，定期检查，一旦发展成洞，则必须进行手术干预。

（三）中龋

龋损的前沿位于牙本质浅层。

【临床表现】

1. 临床检查可看到或探到明显的龋洞，或在 X 线检查时发现。

2. 患者多有自觉症状，主要表现为酸甜食品进入窝洞，刺激窝洞引起的一过性敏感症状。有一部分患者，龋损发展缓慢，由于修复性牙本质的形成，可无明显临床症状。

3. 患牙的冷测反应同对照牙。

【诊断要点】

1. 达牙本质浅层的龋洞。

2. 部分患者有自觉症状。

3. 位于邻面的损害常可通过 X 线检查发现。

4. 患牙的冷测反应同对照牙，但冷水入洞可激发敏感症状。

5. 中龋的诊断要结合患者的年龄，考虑牙本质的厚度和致密度。

【治疗要点】

中龋的处理要结合患者的年龄、洞底剩余牙本质的厚度和致密度而有所区别。刚萌出的牙齿，牙本质小管粗大，渗透性强，病变发展快，修复性牙本质量少，病变距牙髓的距离短，即使观察到的病变范围位于釉牙本质界下方，其临床症状也会比较明显，去腐充填时应特别注意保护牙髓。发生在中老年人的中龋，常有较多修复性牙本质形成，牙本质小管矿化物密度高，渗透性弱，对刺激的反应也弱，一般可去腐后直接充填。

（四）深龋

龋损进展到牙本质中层或深层（图 1-6）。

【临床表现】

1. 临床上可观察到明显的龋洞，如发生在邻面，自𬌗面观可见墨浸状变色。

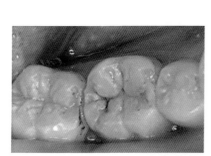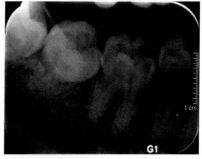

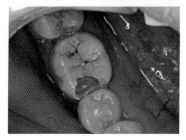

图 1-6 深龋

右下第一磨牙近中边缘嵴呈白垩色改变，X线片显示近中低密度影，去腐后达牙本质深层。

2. 患者可有明显的对冷热刺激敏感症状，食物嵌塞时有短暂疼痛症状，无自发性疼痛。

3. 探诊可出现敏感症状。

4. 牙髓温度测试反应正常，冷水入洞可引发敏感症状。

5. 去净腐质后无牙髓暴露。

6. 发生在窝沟点隙的龋多呈潜行性破坏的表现，即窝沟处釉质仅有少量缺损，甚至尚无明显破坏，但龋坏在沟底已向侧方和深部发展，拍咬合翼片可显示病变范围，但仍较实际病变范围小。

7. 发生在平滑面的深龋，有时可在不易患龋的部位（如牙尖）见到完整釉质下方有墨浸样变化，钻磨开牙面则发现侵及牙本质的深龋洞，临床上又称为隐匿性龋。

【诊断要点】

1. 达牙本质中到深层的龋洞，常对探诊敏感。

2. 可有遇冷热酸甜刺激时疼痛，但无自发疼痛。

3. 应注意隐匿性龋，通过 X 线检查可见牙体硬组织低密度影。

4. 注意与可复性牙髓炎及慢性牙髓炎鉴别。

【治疗要点】

以充填治疗为主，注意保护牙髓。对于缺损面积较大或对外形 / 美观要求高的牙位，可酌情选择嵌体、贴面或全冠修复。

（五）急性龋

【临床表现】

1. 病变进展速度快，洞内软化牙本质多。

2. 病变组织着色浅，质地较湿软。

3. 牙髓易受到感染。

【治疗要点】

在去腐时，如将全部软化牙本质去除，极易穿通髓腔。临床应掌握的原则是尽量去净感染细菌的牙本质，无细菌侵入而仅有脱矿的软化牙本质是可以保留的，在此基础上进行充填。针对年轻恒牙可以进行二次去腐。

（六）慢性龋

【临床表现】

1. 洞内软化牙本质较少。

2. 病变组织着色深，质地相对干硬。

3. 慢性龋发展过程中，在髓腔侧有较多修复性牙本质形成，对牙髓有一定保护作用。

【治疗要点】

腐质去净后充填。

（七）猖獗龋

在短期内（6～12个月）全口牙齿或多个牙齿、多个牙面同时患龋。在一般不易患龋的下颌前牙，甚至是切端的位置发生龋。病变呈现急性龋的特征，在未成洞患牙的牙面和成洞患牙洞缘周围的牙面呈现大范围脱矿表现。多数发生在有特殊的致病因素或身体状况的易感人群。

【临床表现】

1. 多数牙短期内同时发生不同程度的急性龋。

2. 病损区牙体硬组织高度软化，颜色呈浅棕色，质地较软且湿润，易于去除。

【诊断要点】

1. 常见于口干症及头颈部肿瘤经放射治疗的患者。

2. 多数牙齿（包括前牙光滑面自洁区）均易罹患。

3. 龋坏牙本质高度软化，易于去除。

【治疗要点】

在修复龋损、恢复功能的同时，应重点对个体进行龋危险性评估，开展具体而有针对性的饮食分析、菌斑控制指导，嘱患者使用氟化物，定期复查，预防新发龋齿。

（八）静止龋

龋进展过程中，由于局部环境发生变化，隐蔽部位变为开放状态，致龋因素消失，病变停止进展并再矿化。

【临床表现】

1. 病变组织可有着色，但质地坚硬。

2. 可见于邻面的早期龋，如果邻牙拔除，患龋部位可以在口腔咀嚼时自洁，龋损自行停止（图 1-7）。

3. 也见于磨牙窝沟龋潜行性发展，上方无基釉质崩脱时，暴露出浅碟状的牙本质洞底，病变静止，表面光亮。

【治疗要点】

对于有实质性缺损或影响美观的区域行充填治疗，否则可定期观察。

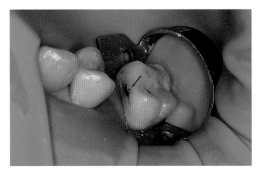

图 1-7　邻牙缺失后上颌第一磨牙近中邻面静止龋

（刘畅）

第二节　非龋性疾病

常见的牙体硬组织非龋性疾病包括：牙慢性损伤、牙外伤及其他牙体病症。

一、牙慢性损伤

牙慢性损伤是指牙齿在长期行使功能的过程中不断接受不利的或过度的物理和化学因素作用而导致的牙齿硬组织损伤，表现为牙体硬组织的渐进性丧失、劈裂、折断、吸收等，并可继发牙髓和根尖周组织的疾病。

（一）磨损

磨损是指主要由机械摩擦作用造成的牙体硬组织渐进性丧失的疾病（图 1-8 和图 1-9）。

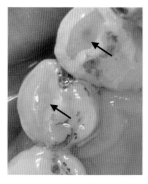

图 1-8　左下前牙切端磨损

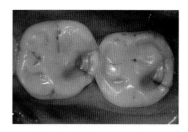

图 1-9　右下磨牙𬌗面磨损

【病因】

1. 牙齿结构不完善。

2. 咬合关系不良，𬌗力负担过重。

3. 有喜硬食习惯。

4. 患有磨牙症。

【临床表现及诊断要点】

1. 釉质部分磨损，露出黄色牙本质或出现小凹面。当釉质全部磨损后，咬合面除了周围环以半透明的釉质外，均为黄色、光亮的牙本质。一些磨损快、牙本质暴露迅速的病例可出现牙本质过敏症。

2. 磨损达牙本质中层后，牙髓可因长期受刺激而发生渐进性坏死或髓腔闭锁。若牙本质继续迅速磨损，可使髓腔暴露引起牙髓病和根尖周病。

【治疗要点】

1. 去除病因 如改变不良习惯，调整咬合，修复缺失牙，治疗引起牙齿磨损的系统性疾病等。

2. 对症治疗 对磨损引起的牙本质过敏症可行脱敏治疗；对于个别牙齿重度磨损，与对𬌗牙之间有空隙的、深的小凹面，可用充填法治疗恢复咬合接触；对磨损不均造成的高陡牙尖和楔形牙尖可进行调磨；对于引起牙髓、根尖周疾病或牙周疾病者，做相应的牙髓治疗或牙周治疗。

3. 牙齿组织缺损严重者，可在牙髓治疗后用高嵌体或全冠修复。多个牙齿重度磨损导致垂直距离丧失的，可用活动或固定修复方式适当恢复垂直距离。

（二）牙酸蚀症

牙酸蚀症是牙齿受酸侵蚀后，硬组织发生进行性丧失的一种疾病。

【病因】

1. 酸性物质包括外源性的饮食中酸性食物、职业相关酸性物质、酸性药物以及内源性的胃酸。

2. 宿主因素包括唾液因素、喜食酸性食物、频繁刷牙或夜磨牙，可加重酸蚀症。

【诊断要点】

1. 临床表现

（1）饮食酸引起的牙酸蚀症中，牙面的表现见酸蚀指数中的描述。2 度以上可出现牙本质过敏，随着牙釉质和牙本质丧失量增加，出现牙髓疾病的症状。

（2）工业酸引起的牙酸蚀症中，强酸引起的表现为由牙冠表面向内侵蚀形成典型的刀削状平滑面，弱酸侵蚀硬组织则表现为在釉牙骨质交界处或牙骨质上形成窄沟状缺损。酸蚀患牙感觉发木、发酸，对冷、热和酸刺激敏感。重度酸蚀导致缺损近髓腔或牙髓暴露，可继发牙髓炎和根尖周病。

2. 检查所见——酸蚀指数

0 度：釉质无外形缺损，发育性结构完整，表面有光泽。

1 度：仅牙釉质受累。唇、腭面釉质表面横纹消失，牙面异样平滑，呈熔融状，吹干后色泽晦暗；切端釉质外表熔融状；咬合面牙尖圆钝，外表熔融状，无明显实质缺失。

2 度：仅牙釉质丧失。唇、腭面牙釉质丧失，牙表面凹陷，凹陷宽度明显大于深度；切端沟槽样病损；咬合面牙尖或沟窝有杯口状病损。

3 度：牙釉质和牙本质丧失，牙本质丧失面积小于牙表面积的1/2。唇、腭面牙釉质、牙本质丧失，颈部呈肩台状，或病损区呈刀削状；切端沟槽样病损明显或呈薄片状，唇面观切端透明；咬合面牙尖或沟窝的杯口状病损明显或呈弹坑状病损，直径≥1 mm。有时可见银汞充填体边缘高于周围牙表面，呈"银汞岛"样。

4 度：牙釉质和牙本质丧失，牙本质丧失面积大于牙表面积的1/2。各牙面的表现同"3 度"所描述，范围扩大、加深，但尚未暴露继发性牙本质和牙髓。

5 度：牙釉质和牙本质丧失，釉质大部分丧失，牙本质丧失至继发性牙本质暴露或牙髓暴露，牙髓受累。

【治疗要点】

1. 对因治疗　调整喜酸性饮食习惯和频繁刷牙的习惯；改进生产设备，防止空气中酸雾或酸酐浓度过高；治疗有关的系统性疾病；告知使用酸性药物的注意事项。

2. 个人防护　食酸性饮食后漱口，定期用 3% 的小苏打溶液漱口，用有再矿化作用的牙膏刷牙等。

3. 对症治疗　对已出现牙本质过敏症、牙髓炎和根尖周病的患牙进行相应治疗。牙体缺损可用复合树脂、高嵌体或冠修复。

（三）楔状缺损

楔状缺损是指牙齿牙颈部的硬组织在某些因素长期作用下逐渐丧失，形成由两个光滑斜面组成的楔形缺损（图 1-10 和图 1-11）。

【病因】

1. 不恰当的刷牙方法。

2. 酸的作用。

3. 牙颈部结构的特点。

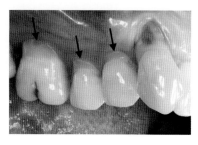

图 1-10　右上前磨牙及磨牙颊侧楔
状缺损

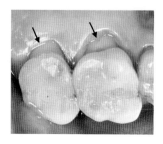

图 1-11　右上磨牙腭侧楔状
缺损

4. 应力疲劳。

【临床表现及诊断要点】

1. 楔状缺损的两个斜面光滑，边缘整齐，为牙齿本色。多见于中年以上患者的前磨牙，其次是第一恒磨牙和尖牙。缺损程度较重的患牙常有Ⅰ～Ⅱ度的松动度和侧方工作侧𬌗干扰。年轻患者有时可见单个牙楔状缺损，且患牙多有𬌗干扰。

2. 牙颈部楔状缺损多发生在颊、唇侧，少见于舌侧，而且舌侧有楔状缺损的患牙咬合面磨损与牙周病程度均较颊、唇侧楔状缺损患牙严重。

3. 楔状缺损达牙本质后可出现牙本质过敏症，深及牙髓时可引起牙髓和根尖周疾病，缺损过多可导致牙冠折断。

【治疗要点】

1. 消除病因　调除患牙的𬌗干扰，均衡全口𬌗力负担；使用正确的刷牙方法；纠正口腔内的酸性环境，改变饮食习惯，治疗胃病，用弱碱性含漱液如 2% 小苏打溶液漱口。

2. 颈部缺损尽早粘接修复　用与牙本质粘接性能好的树脂材料修复缺损。

3. 患牙出现并发症时及时进行相应的治疗。

（四）牙隐裂

牙隐裂特指未经治疗的牙齿表面由于某些因素的长期作用而出现的临床不易发现的细微裂纹，又称牙微裂（图 1-12 和图 1-13）。

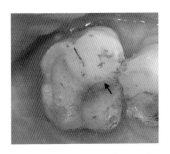 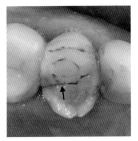

图 1-12　左上第一磨牙近中　　图 1-13　右上第一前磨
　　到腭侧的隐裂　　　　　　　牙远中边缘嵴的隐裂

【病因】

1. 牙齿结构的薄弱环节。

2. 牙尖斜面。

3. 创伤性殆力。

4. 温度作用。

【诊断要点】

1. 临床表现

（1）牙隐裂好发于中老年患者的后牙咬合面，以上颌第一磨牙最常见。

（2）牙隐裂患者最常见的主诉是较长时间的咀嚼不适或咬合痛，病史可长达数月甚至数年。咬在某一特殊部位可引起剧烈疼痛是该病具特征性的症状。

（3）隐裂纹常与磨牙和前磨牙咬合面的窝沟重叠，隐裂方向多为咬合面的近中和（或）远中向，越过边缘嵴，或环绕主要承受咬合力的牙尖走行，偶见颊舌向隐裂纹。

（4）隐裂患牙常见明显磨损和高陡牙尖。

（5）隐裂纹达牙本质并逐渐加深的过程可延续数年，并可先后出现咬物疼痛、遇冷热敏感等症状，也可并发牙髓和根尖周疾病、牙周牙髓联合病，最终可导致牙齿完全劈裂。

（6）X线片表现：近远中向的隐裂患牙可见到某部位的牙周膜间隙加宽，相应的硬骨板增宽或牙槽骨出现透射区，也可以无任何异常表现。颊舌向的隐裂纹常可表现为冠部纵向低密度线状影。

2. 检查所见

（1）视诊见隐裂纹，亚甲蓝或其他染料类药物可使隐裂纹清晰可见。

（2）隐裂处咬楔法检查可诱发咬诊疼痛或不适。

（3）早期牙髓状态正常时，即出现隐裂纹处的冷测敏感。

【治疗要点】

1. 对因治疗　均衡全口𬌗力的负担，如调除创伤性𬌗力，调磨过陡的牙尖，诊治其他部位的牙齿疾病，修复缺失牙等。

2. 对症治疗　并发牙髓病、根尖周病时进行相应治疗。

3. 防止劈裂　早期牙髓状态正常时可以直接行全冠修复。需根管治疗的患牙必须及时做全冠保护，必要时在牙髓治疗的同时就做临时冠保护，防止牙髓治疗过程中劈裂。

（五）牙根纵裂

牙根纵裂指在某些致病因素作用下，平行于牙长轴的、由根尖向冠方的纵向根裂（图 1-14 和图 1-15）。

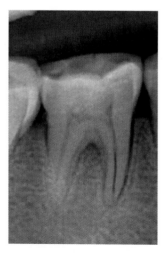

图 1-14　右下第一磨牙近中根纵裂 X 线片表现

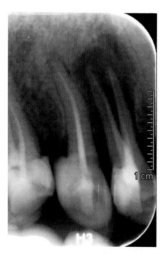

图 1-15　右上第一前磨牙根管治疗后根纵裂 X 线片表现

【病因】

1. 创伤性𬌗力。

2. 牙根发育缺陷和解剖因素。

3. 增龄性变化。

4. 根管治疗及桩核修复等医源性因素。

【临床表现及诊断要点】

1. 原发性牙根纵裂多见于中老年人，多发生于磨牙，尤其是下颌第一磨牙多见。纵裂多发生于近中根或近中颊根，远中根次之，上磨牙腭根罕见。牙根纵裂可单发于一侧磨牙，也可双侧对称发生。

2. 原发性根纵裂患者可有牙髓炎症状，进一步发展可伴有牙龈反复肿胀和瘘管形成。

3. 对于继发性牙根纵裂，患牙已行根管治疗，牙周检查可探及局限性深牙周袋，绝大多数患牙的牙周袋位置与根纵裂的位置一致。

4. X线片表现　根尖片显示纵裂牙根根管影像呈从根尖部到根管口长度不等的直线状均匀增宽，晚期可见裂片从牙颈部断裂分离，或有移位。

5. CBCT表现　牙根横断面可见贯穿根管的颊舌向线状低密度影。

【治疗要点】

1. 牙髓活力正常且患牙根牙周组织正常者，可不做牙髓治疗，适当调𬌗，定期观察。

2. 对于多根牙，如果未发生纵裂的牙根牙周组织损害较少，可在根管治疗后行患根的截根术或牙半切术，除去纵裂牙根，保留部分患牙。

3. 对于牙周支持组织破坏广泛的患牙，或不愿尝试手术治疗的患者，可将患牙予以拔除。

（六）𬌗创伤性牙根横断

磨牙是人类口腔中承担𬌗力的主要牙齿，其中承受应力较大的牙根在创伤性𬌗力作用下有可能发生牙根折断，并导致一系列并发症。

【病因】

1. 应力疲劳。

2. 突然的咬合外伤。

【诊断要点】

1. 临床表现

（1）好发于中老年人无牙体疾患的上磨牙腭根，其次是远中颊根。

（2）患牙长期咬合不适或疼痛，可有急性咬合外伤史。

（3）可并发牙髓病、根尖周病以及患根的牙周疾病。

2. 检查所见

（1）患牙叩诊不适或疼痛，根折侧叩诊浊音，探诊可有深达根折线的牙周袋，有时可探及根横折线；侧方𬌗非工作侧𬌗干扰；全口咬合力分布不均衡。

（2）X线片或 CBCT 表现　患牙的某一根有 X 线透射的横折线，还可有牙周膜间隙增宽，偶见折断的根尖移位。

（3）开髓后对患根折断线处的探诊异常可协助诊断。

【治疗要点】

1. 对因治疗　患牙调𬌗解除𬌗干扰，均衡全口𬌗力分布。

2. 牙髓活力正常且患牙根牙周组织正常者，可不做牙髓治疗，定期观察。

3. 已并发牙髓、根尖周病者，做相应治疗。

4. 处理折断根　折断的部位如不与龈袋相通，可行保守治疗（根管治疗）；如果相通，可在根管治疗后行手术治疗（根尖手术、截根术或半截根切除术）。

5. 对于牙周支持组织破坏广泛的患牙，或不愿尝试手术治疗的患者，可将患牙予以拔除。

二、牙外伤

牙外伤指牙齿受到各种机械外力作用所发生的牙周组织、牙髓组织和牙体硬组织的急性损伤，临床常见几种损伤同时发生。

（一）牙震荡

【临床表现】

1. 牙齿轻微酸痛感，不松动，无移位，垂直向或水平向叩痛

（±）至（＋）。

2. 可有对冷刺激一过性敏感症状。

3. X线片表现正常或根尖牙周膜增宽。

【治疗要点】

1. 嘱患者勿用患牙，休息1~2周，必要时可少量调整咬合，以减轻患牙的殆力负担。

2. 记录患牙牙髓活力，定期观察，直至恢复正常。

3. 如发生急性牙髓炎或牙髓坏死，则需做根管治疗。

（二）不全冠折

不全冠折指牙面釉质不全折断，牙体组织无缺损，又称为纹裂。

【临床表现】

1. 在牙齿的唇（颊）面有与牙长轴平行的、垂直的或呈放射状的细小裂纹。

2. 可无任何症状或对冷刺激有一过性敏感的症状。

【治疗要点】

1. 无症状者可不处理。

2. 对于釉质裂纹明显者，可酸蚀后以树脂进行封闭，防止微裂纹着色。

（三）冠折

【临床表现】

1. 冠折未露髓　仅限于冠部釉质或釉质和牙本质折断，偶见折断面涉及大部分唇面或舌面。牙本质折断者可出现牙齿敏感症状，有时可见近髓处透红、敏感。

2. 冠折露髓　折断面上有微小或明显露髓孔，探诊和冷热刺激时敏感。如未及时处理，露髓处可出现增生的牙髓组织或发生牙髓炎甚至牙髓坏死。

【治疗原则】

1. 对于少量釉质折断的无症状者，调磨锐利边缘，追踪观察牙髓情况。

2. 对于釉质、牙本质折断且未露髓者，断面用复合树脂修复或进行断片粘接术，近髓者可酌情行间接盖髓术。

3. 对于冠折露髓者，年轻恒牙应做直接盖髓或活髓切断术，待根尖形成后再做根管治疗或直接做全冠修复；成年人患牙可在根管治疗后根据牙体缺损范围选择树脂粘接、贴面、全冠或桩核冠修复。

（四）根折

【临床表现】

1. 多发生于成年人。

2. 根折的部位不同，临床表现不一。若根折发生在根尖 1/3 处，可无或有轻度叩痛，有轻度松动或不松动；如果根折发生在中 1/3 或近龈 1/3 处，则叩痛明显，叩诊浊音，Ⅱ~Ⅲ度松动，患牙做正中或前伸咬合时，将手指放于唇侧牙龈可扪及异常的松动。有时可见患牙轻微伸长。

3. 根折恒牙的牙髓坏死率为 20%~40%。有些牙齿外伤后，牙髓因血管和神经受损伤而发生"休克"，可导致牙髓活力测试无反应，但这可能是暂时的表现，随着牙髓的恢复，6~8 周后可逐渐出现反应。

4. X 线片表现为牙根不同部位有 X 线透射的折断线。如果颊舌面折断部位不在同一水平面上（斜行根折）或根部不止一处折断，X 线片上可显示不止一条折断线。

【诊断要点】

诊断主要依靠 X 线片表现，根尖片或 CBCT 可清楚显示牙根折断线。

【治疗要点】

1. 测定并记录牙髓活力情况。活力尚存的患牙应定期复查。若日后发生牙髓坏死，再做根管治疗。

2. 根尖 1/3 处根折的患牙，如牙髓状况良好，可调𬌗后观察。

3. 根折线如未与龈沟相通，立即复位、固定。根尖 1/3 的根折一般固定 4 周，颈 1/3 的根折一般固定 4 个月。

4. 折断线与口腔相通的患牙，一般应拔除。如残留断根有一定长度，可摘除断端冠，做根管治疗，然后做冠延长术，或用正畸方法牵引牙根，再以桩核冠修复。

（五）冠根折

【临床表现】

1. 折断线累及牙冠和根部，与口腔相通。

2. 牙髓往往暴露。

3. 患牙断片动度大，触痛明显。

【治疗要点】

1. 多数患牙需拔除。

2. 折断线距龈缘近或剩余牙根长，则可摘除断冠、根管治疗后行冠延长术，或用正畸方法牵引牙根后做桩核冠修复。

3. 对于个别斜行折断的患牙（唇侧折断线位于冠方，舌侧折断线位于根方），有可能在根管治疗后用断冠粘接的方式保存患牙。

（六）牙脱位

【临床表现】

1. 挫入性脱位　患牙牙冠明显短于正常邻牙，嵌入牙槽窝中，有牙槽骨壁的折断。X 线片见患牙根尖的牙周膜间隙消失。常见于乳牙或年轻患者的恒牙。

2. 脱出性脱位　患牙Ⅲ度松动，较邻牙长出，有时 2 ~ 3 个牙齿同时发生。X 线片见根尖部牙周膜间隙明显增宽。

3. 侧向脱位　患牙向唇、舌或远中方向移位，常伴有牙槽窝侧壁的折断和牙龈裂伤。X 线片有时可见一侧根尖周膜间隙增宽。

【治疗要点】

1. 测定并记录牙髓活力情况，定期观察，发生牙髓坏死后，行根管治疗。

2. 挫入性脱位的年轻恒牙不必强行拉出，日后可自行萌出；对于发育完成的恒牙，挫入 3 mm 以内不必复位，挫入 3 ~ 7 mm 可以选择正畸治疗或即刻复位固定，挫入大于 7 mm 应选择即刻复位。应在局部麻醉下复位，弹性固定 4 周。

3. 牙脱位　如果没有合并牙槽骨骨折，应在局部麻醉下复位，弹性固定 2 周；如果合并牙槽骨骨折，应在局部麻醉下复位，弹性固定 4 周。

（七）牙脱臼

【临床表现】

患牙从牙槽窝中脱出，常见患者手拿牙齿就诊。

【治疗要点】

1. 最好在脱臼后 2 小时内再植，可防止日后发生牙根吸收。除特别污染外，一般不处理牙周组织和牙髓组织。弹性固定 2 周。

2. 再植术后 1 周做根管治疗，根管内封氢氧化钙制剂 3～6 个月可预防外吸收的发生。在此期间可更换氢氧化钙制剂 1～3 次，然后行根管充填。

三、牙本质过敏症

牙本质过敏症又称牙本质敏感症，不是一种独立的疾病，而是多种牙体疾病共有的一种症状，是指牙齿上暴露的牙本质部分受到机械、化学或温度刺激时，产生一种特殊的酸、软、疼痛的症状。

【诊断要点】

1. 临床表现

（1）表现为激发痛，以机械刺激最为显著，其次为冷、酸、甜等，引起患者特殊的酸、软、痛症状，刺激去除后疼痛立即消失。

（2）敏感点多发现在咬合面釉牙本质界、牙本质暴露处或牙颈部釉牙骨质界处，可发生在一个或多个牙上。

2. 检查

（1）排除龋齿、楔状缺损、酸蚀（磨损）等，更要排除牙髓病变。

（2）检查时可用探针探及敏感点或敏感区。

【治疗要点】

1. 症状较轻、敏感区广泛或位于龈下者，可首选家中自用脱敏剂，如抗牙本质过敏牙膏或漱口液等。

2. 症状稍重者，可由医生使用药物脱敏或激光脱敏治疗。

3. 症状严重且持续时间较长，保守治疗效果不佳的患者，必要时采取有创性的治疗如根管治疗。

四、牙根外吸收

牙根外吸收是指牙根表面发生的进行性病理性吸收（图 1-16）。

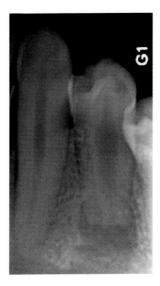

图 1-16　左下第一
前磨牙牙根外吸收

【临床表现】

1. 患牙可长期无任何症状，仅于外吸收发生至相当量后在 X 线片上显示牙根表面深浅不等的虫蚀状缺陷。

2. 炎症性吸收时，X 线片显示周围有 X 线透射区。

3. 置换性吸收时，X 线片显示牙周膜间隙消失，牙槽骨直接与根面附着，呈骨性愈合。

4. 严重的进行性根外吸收，牙根全面吸收导致牙冠脱落，如再植牙后发生的外吸收。

【治疗要点】

1. 正确地及时处理外伤牙齿可以防止牙根外吸收的发生。

2. 根管内封置氢氧化钙制剂或用含氢氧化钙的根充糊剂做根管治疗可以防止牙根外吸收的发生和发展。

3. 除去压迫因素，如调整咬合、拔除埋伏牙等，可以使牙根外吸收停止。

4. 牙颈部的外吸收可在相应的牙周或牙髓治疗后充填或修复。

五、牙齿着色

牙齿着色是指正常有光泽的黄白色牙齿，因外源性或者内源性原因所致的色泽变化。

【病因】

1. 外来色素长期附着　食品、饮料、烟草以及产色牙菌斑等色素长期附着，造成牙面颜色改变。

2. 增龄变化　牙釉质层变薄或牙本质过度钙化，造成牙冠透明度降低，表现为黄色或棕黄色改变。

3. 牙齿发育过程中造成的变色　釉质发育不全、四环素牙、氟牙症，以及全身性疾病（例如婴儿黄疸、卟啉症、高胆红素血症）对牙齿的影响，造成牙齿颜色改变。

4. 牙髓出血　由于外伤等原因，牙髓血管破裂，血液分解产物进入牙本质小管，使周围牙本质变色。

5. 牙髓坏死　炎症等因素造成牙髓坏死，产生的硫化氢与血红蛋白作用，形成黑色的硫化铁进入牙本质小管；或产色病原菌进入牙本质小管，造成牙齿变色。

6. 医源性因素　包括根管治疗中残留牙髓组织、根管治疗药物（如酚醛树脂）、充填材料（如MTA及银汞材料）等造成的牙齿变色。

【诊断】

个别牙或者多数牙存在不同于正常黄白色泽的颜色改变。

【鉴别诊断】

1. 与龋坏进行鉴别　龋源性着色可以探及明显的牙体组织缺损，或在X线片上观察到牙体组织缺损。

2. 与外在着色进行鉴别　外在着色能够用洁治、抛光等方式去除色素。

3. 与牙内吸收鉴别　严重的牙内吸收呈粉红色，并非牙齿变色，而是髓腔扩大透出牙髓组织颜色。

【治疗要点】

1. 经过治疗的无髓变色牙可以用过硼酸钠或高浓度过氧化氢进

行内漂白治疗。

2. 活髓牙可以用过氧化物类药物进行诊室漂白或者家庭漂白。

（赵晓一）

第三节 牙齿发育异常

牙齿发育从胚胎第 2 个月乳牙牙板形成、胚胎第 5 ~ 10 个月恒牙牙板形成到 25 岁第三磨牙萌出。在这个过程中，机体内外的不利因素作用于不同发育阶段，形成不同的临床表现。牙齿发育异常大致可分为结构发育异常、形态发育异常、数目异常和萌出异常。

一、牙结构发育异常

（一）釉质发育不全

釉质发育不全有两个基本类型：遗传型和环境因素型。

遗传型釉质发育不全

该型是遗传基因突变导致的一组与其他任何全身性发育缺陷无关的遗传性釉质发育不全，通常牙列中所有牙齿均受侵犯，一般仅是釉质发生缺陷。

【临床表现和诊断要点】

1. 一般无明显的自觉症状。若并发龋病或牙折，可出现相应症状。

2. 同一时期发育的牙齿釉质面有颜色和结构上的改变。轻者，釉质出现白垩状或黄褐色横条状改变；重者，釉质表面出现着色深浅不一的窝状或沟状缺损，缺损部位光滑、坚硬。广泛型釉质发育不全可见釉质矿化差，可发生碎裂或呈蜂窝状凹陷，此时牙本质很可能已暴露，牙齿间经常已无接触点，𬌗面或切缘严重磨损。

3. X 线片表现 主要取决于牙齿釉质存有量及𬌗面或切缘磨损程度。釉质可能完全缺失，或只有一薄层，主要覆盖于牙尖的顶端或邻接面部位。若釉质矿化不良，则釉质看上去近似牙本质的 X 线透射密度，使二者难以区分。

【治疗要点】

1. 无实质性缺损者不需要处理，应注意口腔卫生。

2. 牙冠外形无明显改变者，釉质的缺损可用复合树脂修复。

3. 牙冠外形明显异常者，可应用树脂贴面或全冠修复。

环境因素型釉质发育不全

环境因素型釉质发育不全包括营养缺乏、发热性疾病和低钙血症引起的釉质发育缺陷。

【诊断要点】

1. 表现为形态各异的釉质表面凹陷，凹陷处很容易着色，影响患牙美观。

2. 乳牙列少见，恒牙列多见。在同一时期发育的恒牙中，成组、对称地出现釉质发育不全的形态异常。

【治疗要点】

对症治疗，改善外观，可做复合树脂充填修复或复合树脂贴面、瓷贴面修复及冠修复。

（二）氟牙症

在牙齿发育期间，人体摄取氟量过高，使牙釉质的发育和矿化过程受损，造成特殊类型的釉质发育不全，是地区性慢性氟中毒的一个突出症状。地区性慢性氟中毒主要累及骨骼和发育期的牙齿。出现骨病变的严重慢性氟中毒被称为氟骨症，而仅出现牙齿病变的慢性氟中毒则被称为氟牙症，又称为氟斑牙或斑釉牙（图1-17）。

【诊断要点】

1. 波及同一发育期的牙齿，呈对称性，多累及全口牙。

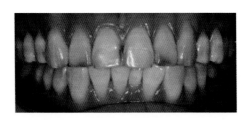

图 1-17　氟牙症

2. 患牙釉面呈白垩状、黄褐色或有实质缺损。可分为轻度、中度和重度。

（1）轻度：白色和黄褐色面积小于牙面的 1/2，表现为白垩色和黄褐色斑点，可有少量小而散在的浅凹陷，表面坚硬、有光泽。

（2）中度：白色和黄褐色面积超过牙面的 1/2。

（3）重度：白垩状病损或着色波及全牙面，伴有缺损，可呈蜂窝状，患牙可失去正常形态。重症可伴有全身骨骼或关节的增殖性改变及活动受限（氟骨症）。

【治疗要点】

1. 牙齿着色而无明显缺损者，用较为温和的漂白脱色法处理。

2. 牙齿有缺损者，可用复合树脂修复。

3. 重度氟牙症用贴面或全冠修复。

4. 预防　改良水源，降低氟的摄入量。

（三）四环素牙

在牙齿发育期间，过量使用四环素类药物，致使萌出后牙齿的颜色和结构发生改变的疾病（图 1-18）。

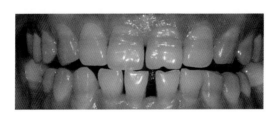

图 1-18　四环素牙

【诊断要点】

1. 病史　幼儿时期或母亲妊娠时期曾服用过四环素类药物。

2. 牙齿染色　全口牙齿呈均匀一致的黄色、灰色改变，根据变色程度分为轻度、中度和重度。轻度为浅黄、浅灰色，中度为黄棕色，重度为棕色、灰褐色。

3. 牙冠外形一般正常，坚硬光滑，有时合并不同程度的釉质发育不全。当釉质缺损后，患牙着色程度看起来更严重。

【治疗要点】

1. 轻、中度可用漂白脱色法处理。

2. 重度可行复合树脂贴面、瓷贴面或冠修复，也可先脱色，后行遮盖性修复。

3. 预防　妇女妊娠期与 7 岁以内儿童禁用四环素类药物，防止发生四环素牙。

（四）先天性梅毒牙

胚胎发育后期及出生后 1 个月，牙胚受梅毒螺旋体侵犯所造成的牙釉质及牙本质发育不全。

【诊断要点】

1. 病史　双亲之一有梅毒史。

2. 临床表现

（1）半月形切牙：又称哈钦森牙，上中切牙牙冠的近远中面呈一定锥度，均向切缘和颈部缩聚，而向切缘缩窄更明显，切缘通常有一豁口。通常上侧切牙是正常的，但下中切牙和侧切牙也可能受累，有与上中切牙相同的外观表现。

（2）桑葚状磨牙：第一恒磨牙牙冠短小，呈不规则形。牙冠的 1/3 向中央聚拢，牙齿横径最大处在牙颈部。咬合面上釉质表面粗糙，牙尖外形呈多个小球状团块聚集。X 线片显示患牙牙根较短。

（3）部分患者可有先天梅毒其他症状，如听力或视力差，口周有深色、放散样条纹。

3. 实验室检查　血清学检查康瓦反应阳性。

【治疗要点】

1. 康瓦反应阳性者，先做"驱梅"治疗。

2. 对形态异常切牙可行树脂修复或冠修复，第一恒磨牙可做高嵌体或全冠修复。

3. 预防　患梅毒的母亲妊娠期及婴儿出生后应进行抗梅毒治疗。

（五）特纳牙

因乳牙根尖周感染而影响健康恒牙硬组织基质的形成及矿化，导致个别牙的釉质发育不全。

【诊断要点】

1. 有相应乳牙根尖周病未及时治疗史。

2. 釉质发育不全发生在单个牙齿上，以恒上切牙或上下前磨牙多见。

3. 程度或轻或重，从轻度牙釉质变棕黄色，到严重的凹陷和不规则的牙冠。

【治疗要点】

缺损面积小者可行充填治疗，缺损面积大者可做高嵌体或冠修复。

（六）遗传性牙本质发育不全

具有遗传性，牙齿外观呈特殊的半透明乳光，又称遗传性乳光牙本质。常染色体显性遗传病，不分性别，乳、恒牙均可受累，偶见隔代遗传，符合常染色体显性遗传规律。

【诊断要点】

1. 病史 有家族遗传史。

2. 乳、恒牙均可受损。

3. 全口牙冠呈浅黄色、棕灰色半透明样，光照下呈现乳光。牙釉质剥脱，尤其是牙齿切缘及𬌗面部位，牙本质磨损，重者磨损至龈缘，𬌗面极为扁平（图1-19A）。但患牙似乎并不比正常牙更易患龋。可并发牙髓炎或根尖周炎，也可继发颞下颌关节功能紊乱等疾病。

4. X线片显示牙根短，牙髓腔大部分狭窄或完全闭锁。牙骨质、牙周膜和支持骨表现正常（图1-19B）。

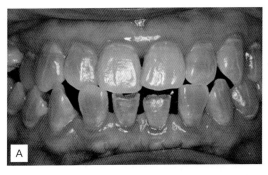
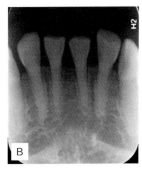

图 1-19 遗传性牙本质发育不全

A. 全口牙冠呈棕黄色，切端磨损；B. 下前牙髓腔完全闭锁。

【治疗要点】

1. 牙冠尚存时，可采用全冠修复牙冠形态。必要时做可摘局部义齿或殆垫修复。

2. 重度磨损者可用覆盖义齿修复。

3. 继发颞下颌关节功能紊乱者应做相应治疗。

4. 患者必须接受全面的牙齿护理，预防患牙折裂。

二、牙形态发育异常

（一）牙内陷

牙齿发育期，成釉器过度卷叠或局部过度增殖，深入至牙乳头中所致。临床上分为畸形舌侧窝、畸形舌侧沟、畸形舌侧尖和牙中牙。

【诊断要点】

1. 上颌侧切牙多见，中切牙及尖牙偶见。

2. 畸形舌侧窝 患牙舌侧窝呈囊状凹陷，深浅不等，窝内常有色素沉着，可继发龋齿。

3. 畸形舌侧沟 舌侧窝可见异常发育沟越过舌隆突延伸至舌侧根面，沟的长短、深浅不等，重者可达根尖，将牙根分裂为二，可继发牙周组织感染。

4. 畸形舌侧尖 舌隆突呈圆锥形突起，有时突起似牙尖，又称指状舌尖，有时内有髓角深入，易磨损折断，可继发牙髓病和根尖周病（图1-20）。

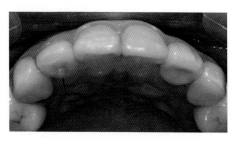

图1-20 右上侧切牙畸形舌侧尖

5. 牙中牙　牙内陷中较严重的形态变异。牙齿呈圆锥形，X 线片显示内陷牙釉质似大牙中的小牙。

【治疗要点】

1. 无症状而探针尖可探入舌侧窝者应早期诊断，做预防性充填治疗。

2. 出现牙髓炎或根尖周炎者做牙髓治疗，出现牙周感染者应做牙周治疗，并发重度牙周炎者需拔除患牙。

3. 根管畸形而无法进行根管治疗者可行根尖倒充填术、牙再植术。

4. 重度牙中牙的变异形态导致在常规 X 线片上不能表现根管的三维形态，可采用 CBCT 帮助了解髓腔内陷畸形及与根管外侧壁相接的结构。

5. 严重牙内陷患牙，牙髓根尖周病治疗效果差，最终导致拔牙。

（二）畸形中央尖

畸形中央尖是一种常见的牙齿形态发育异常，表现为前磨牙或磨牙殆面中央部位额外的牙尖（图 1-21）。

【诊断要点】

1. 好发于前磨牙殆面中央，也可见于牙尖内斜嵴，单侧或对称发生；有报道偶见于磨牙、尖牙和切牙。

2. 圆锥形突起，有时可达 2 mm 高，基底部直径约 2 mm，外层包绕牙釉质，有时有纤细的髓角伸入。X 线片可见髓室顶突入中央尖中。

3. 牙齿萌出并建立咬合关系后，畸形中央尖逐渐磨损，继发性牙本质形成。圆钝状牙尖虽然磨平但牙髓保持正常，牙根发育正常；高锐的中央尖极易因咬合而折断，使牙本质暴露，暴露的牙本质呈圆形小环，中央有一深色小点，为暴露牙本质或畸形尖的髓角，称为牙本质轴。

4. 中央尖折断后容易导致牙髓感染，进一步发展为牙髓炎或根尖周炎，甚至影响牙齿正常发育。在 X 线片上常见"喇叭口"样根

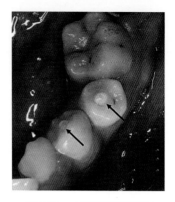

图 1-21　左下前磨牙畸形中央尖

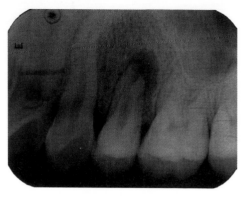

图 1-22　左上第一前磨牙畸形中央尖折断影响牙根正常发育，导致"喇叭口"样根尖孔

尖孔（图 1-22）。

【治疗要点】

1. 低而圆钝、不影响咬合的中央尖可不予处理。

2. 对初萌牙的中央尖，可根据活髓切断的原理和方法，磨除突出的牙尖，并深入牙本质，在正常髓室顶的位置行直接盖髓术。对于细而尖的中央尖，也可用强粘接剂和复合树脂在牙尖周围加固，使畸形尖随着牙齿一同发生生理磨损，促使髓角处形成继发性牙本质，保持牙髓和牙根正常发育。

3. 对于成年人的中央尖，可采用分次调磨的办法，刺激形成修复性牙本质，以封闭突向中央尖的牙髓通道。

4. 对于因中央尖折断出现早期牙髓炎症状的年轻恒牙，可行活髓切断术。

5. 对于已有根尖感染的年轻恒牙，可行根尖诱导形成术或牙髓再生术，保护牙乳头，促使牙根的发育。

6. 成人畸形中央尖并发牙髓炎或根尖周炎者，应做根管治疗。

7. 牙根形成过短而又发生根尖周围严重感染的患牙，或根尖周病变与龈沟相通者，或重度松动牙，应拔除。

三、牙数目异常

（一）先天性缺牙

先天缺少一个或几个牙齿者称为缺牙症，又叫少牙症。有明显的家族聚集倾向，与遗传因素有关。正常人群恒牙列中的患病率为 3.5%～6.5%。本病多数病例为 X 染色体隐性遗传，少数病例为常染色体显性或隐性遗传。缺牙症是牙齿退化减少的一个连续演变过程。现代人的缺牙症比古代人多见。

【诊断要点】

1. 病史 了解有无拔牙或牙外伤史，并且要拍摄 X 线片除外埋伏牙或阻生牙后，才能最后确诊。

2. 临床上最常见的缺牙位是第三磨牙，其次是上颌侧切牙和下颌侧切牙，其他恒牙的缺失少见，极少发生于上颌中切牙、上下颌尖牙或第一磨牙。乳牙先天性缺牙比较少见，偶见于上颌乳侧切牙，或下颌乳侧切牙、乳尖牙。

【治疗要点】

1. 乳牙列缺牙症不需要治疗。

2. 恒牙先天性缺牙要根据患者年龄、缺牙的部位、缺牙数目以及牙列是否拥挤来确定治疗方案，为了美观还需要征求患者的意见。

3. 常见的治疗方法是义齿修复法（包括固定义齿、可摘义齿、种植修复）、通过正畸治疗关闭剩余间隙及牙冠整形法。若无缺牙间隙，则无须治疗。

（二）无牙症

先天性全口牙或多数牙缺失称为无牙症。无牙症是遗传性的，常伴有其他系统异常，构成遗传性综合征。在口腔科最常见的是外胚叶发育不全综合征。

【诊断要点】

1. 部分或全部无牙。有牙时，牙齿常常是矮小牙或锥形牙，牙釉质可有发育不全。

2. 无汗或少汗，汗腺全无或部分缺少，无汗者不能耐高温。

3. 毛发稀少，毛囊缺少，头发、眉毛、体毛等均稀少、纤细或色浅。有的患儿上呼吸道无黏液腺和纤毛，鼻甲黏膜干燥萎缩，罹患慢性萎缩性鼻炎或反复发作的上呼吸道感染。

4. 皮肤干燥、柔软、多褶皱，眼睛周围的皮肤尤为明显。皮内胶原纤维和弹力纤维稀疏或断裂，皮脂腺缺乏。

5. 鼻梁塌陷呈鞍状鼻，唇外突，多数患者的指（趾）甲发育异常。

【治疗要点】

1. 对部分无牙患儿，可在 3~4 岁时做过渡性可摘局部义齿，恢复咀嚼功能，改善面形。

2. 对全口无牙患儿，因受修复体固位和小儿合作程度的限制，可在 5 岁或 6 岁以后做全口义齿，定期复查更换修复体。

（三）多生牙

牙齿数目多于正常牙数，常见多一个或几个，又称额外牙。大小和形态可能与它所属的磨牙、前磨牙或前牙组中的牙齿极为相像，也可能与邻近的牙齿外形相差甚远。

【诊断要点】

1. 多见于恒牙列，好发于前牙区，尤其是中切牙之间，可单侧或对称发生。

2. 男性发生率是女性的 2~4 倍。

3. 多生牙多数呈圆锥形，牙根短小，少数呈结节形或正常牙形态。

4. 多生牙对恒牙的发育造成影响，如恒牙迟萌、正中间隙、牙齿扭转错位、邻牙牙根吸收和脱落等。埋伏多生牙本身可形成含牙囊肿等。

5. 已萌出的多生牙，可根据牙齿形态和牙齿数目诊断。对于未萌出的多生牙，可通过 X 线片确诊。约 20% 的多生牙埋伏在颌骨内，有的呈倒长状态。

【治疗要点】

1. 已萌出的多生牙要及时拔除，以利于恒牙的顺利萌出和减少错位。

2. 对于埋伏较深的多生牙，如果不产生任何病理变化，可以不处理。当多生牙造成正常牙齿的牙根吸收或发育畸形，而多生牙又与正常牙相似，且有足够长度的牙根时，可用多生牙来代替正常牙。

（乔迪）

四、牙萌出异常

（一）牙齿萌出过早

牙齿萌出过早又称早萌，是指牙齿萌出的时间超前于正常萌出的时间。早萌可分为乳牙早萌和恒牙早萌。

【临床表现】

1. 乳牙早萌

（1）多见于下颌中切牙位置，多数是正常牙，少数是额外牙。

（2）有的牙根尚未发育或牙根发育很少，且只与黏骨膜连接而无牙槽骨支持，松动或极度松动。

（3）有些早萌乳牙可能导致舌系带附近的创伤性溃疡。

2. 恒牙早萌

（1）多见于前磨牙，下颌多于上颌。

（2）牙根发育不足，极度松动。

（3）常伴有釉质矿化不良或发育不全现象。

【诊断要点】

1. 牙齿萌出时间明显超前于正常萌出时间。

2. 患牙有不同程度的松动。

3. 时有釉质发育不全现象。

4. X线片检查恒牙牙根发育仅为正常根长的 1/3～1/2。

5. 早萌乳牙应与上皮珠鉴别。

【治疗要点】

1. 乳牙早萌

（1）极度松动者有移位和误吸的危险，应及时拔除。

（2）松动不明显者可予以保留观察。

（3）早萌牙齿导致舌系带附近创伤性溃疡者，可改变喂养方式，必要时也可以拔除。

2. 恒牙早萌

（1）控制乳磨牙根尖周围炎症是防止恒牙早萌的重要治疗环节。

（2）早萌恒牙应进行局部涂氟，预防龋病发生。

（二）牙齿萌出过迟

牙齿萌出过迟又称牙齿迟萌，指牙齿萌出期显著晚于正常萌出期。全部乳、恒牙或个别牙均可发生。

【临床表现】

1. 乳牙迟萌　婴儿超 1 周岁仍未萌出第一颗乳牙，超过 3 周岁乳牙尚未全部萌出为乳牙迟萌，个别乳牙迟萌较少见。多数乳牙或全口乳牙萌出迟多与儿童全身因素有关，例如佝偻病、甲状腺功能减退以及营养缺乏等。

2. 恒牙迟萌

（1）个别恒牙迟萌常见于上颌恒中切牙、恒尖牙或恒前磨牙。

（2）多数恒牙迟萌需要考虑遗传因素和儿童机体状况。例如，颅骨锁骨发育不良患儿，除牙齿萌出困难外，还伴有颅骨囟门不闭合和锁骨部分缺如等症状。此外，先天性甲状腺素分泌缺乏可引起发育迟缓、全身性水肿、牙齿萌出过迟和错𬌗畸形等。

【诊断要点】

1. 牙齿萌出时间明显晚于正常萌出时间。

2. X 线片检查恒牙牙胚的发育状况、牙轴方向、周围阻力及间隙大小等。

【治疗要点】

1. 乳牙迟萌　查明原因后针对全身性疾病进行治疗，以促进乳牙萌出。

2. 恒牙迟萌

（1）对于乳切牙过早脱落、坚韧的龈组织阻碍恒切牙萌出者，可在局部麻醉下施行开窗助萌术。

（2）对于牙瘤、额外牙或囊肿等阻碍牙齿萌出者，须手术摘除牙瘤等。

（3）必要时需采用间隙保持器，以保证恒牙萌出有足够间隙，或对萌出方向异常的牙齿进行牵引复位。

（4）与全身性疾病有关者，应查明原因，针对全身性疾病进行治疗。

（三）牙齿异位萌出

牙齿异位萌出是指恒牙在萌出过程中未在牙列的正常位置萌出。牙齿的异位萌出多发生在上颌第一磨牙和上颌尖牙，其次是下颌侧切牙和下颌第一磨牙。

【临床表现】

1. 第一磨牙异位萌出

（1）异位的第一磨牙近中边缘嵴阻生，可以在第二乳磨牙的远中牙颈部下方、远中边缘萌出，牙冠向近中倾斜。

（2）X线片显示，第二乳磨牙远中根近牙颈部位的远中根面有小的吸收区或有弧形的非典型性的根吸收区。

（3）第一磨牙异位萌出分为可逆性异位萌出和不可逆性异位萌出。

（4）有些严重的第一磨牙异位萌出可导致第二乳磨牙远中根吸收，牙冠变色或松动。

2. 尖牙异位萌出

（1）最常见的是上颌尖牙的唇侧异位萌出。有时尖牙也可以和第一前磨牙或侧切牙异位。

（2）尖牙近中异位萌出可导致侧切牙牙冠过度远中和唇舌向倾斜，严重时会发生特发性的切牙牙根吸收。

（3）有的表现为尖牙延迟萌出，乳尖牙滞留，软组织膨隆在前庭区过高或偏腭侧。

【诊断要点】

1. 牙齿萌出于正常牙列之外。

2. 牙齿异位萌出在牙列中的其他牙位上。

3. X线片显示第二乳磨牙远中颈部或远中根有被吸收现象。

4. X线片显示尖牙牙轴异常。

【治疗要点】

1. 第一磨牙异位萌出

（1）早期发现可追踪观察，判断是否为可逆性异位萌出。可逆性的异位萌出可先观察，暂不做处理；不可逆性的异位萌出，应当积极治疗。

（2）如果异位的第一磨牙与第二乳磨牙间锁结不严重，第二乳磨牙的牙根吸收不严重，可采取分牙的方法解除锁结。可用的方法有分牙圈、分牙簧、铜丝结扎。

（3）当第一磨牙与第二乳磨牙间锁结较为严重时，可采用矫治器推第一磨牙向远中。

（4）在未能早期发现第一磨牙异位萌出，或者牙弓条件不满足上述矫治的情况下，如果第二乳磨牙的远中根被完全吸收而近中根完好，可采用截冠法诱导第一磨牙萌出。

（5）如果第二乳磨牙牙根吸收严重且无法保留，可拔除第二乳磨牙，采用口外弓或固定矫治器或腭弓式矫治器推第一磨牙向远中。后改用合适的间隙保持器。

2. 尖牙异位萌出

（1）临床上需保护好乳尖牙，因为它是尖牙正常萌出的向导。其次及时治疗侧切牙和第一乳磨牙的根尖周病，也可防止尖牙位置的变异。

（2）在发现上颌尖牙近中异位，X线片上显示与相邻侧切牙牙根重叠的情况下，可考虑去除相邻的乳尖牙，以促使恒尖牙朝向更为远中和垂直的方向萌出。

（3）拔除乳尖牙后需要定期复查，观察尖牙位置有无改善。必要时可能需要外科手术，或辅以正畸矫治。

（四）阻生牙

阻生牙是指在萌出的路径上，有机械（物理）性的屏障阻碍牙齿萌出。引起部分或完全阻生牙的最常见原因是牙弓拥挤、缺乏间隙或乳牙早失造成部分间隙关闭；还有许多病例是由于牙胚的旋转导致牙齿朝向错误的方向，即牙长轴没与正常的萌出路径平行。

【临床表现】

1. 上、下颌第三磨牙和上颌尖牙是最常见的阻生牙，其次依次为前磨牙和多生牙。

2. 可伴有邻牙龋坏或外吸收，进而引起牙髓相应症状。

3. 可引起相邻牙齿的位置异常。

4. 有发展成为冠周囊肿的可能，进而表现出囊肿的临床特点（图 1-23）。

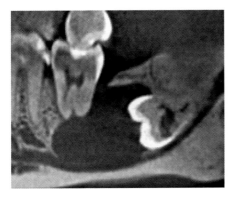

图 1-23 左下颌阻生
智齿伴冠周囊肿形成

【诊断要点】

1. 牙齿部分萌出或完全未萌出。

2. X 线片可揭示阻生牙齿或囊肿的存在，并可以提示邻牙是否存在外吸收可能。

【治疗要点】

1. 如阻生牙未出现任何症状，可定期观察。

2. 如阻生牙为前牙或双尖牙，牙列又有充分的位置，可用外科手术和正畸方法助其萌出。

3. 如已引起疼痛、压迫吸收、囊肿等症状，可根据具体情况进行相关牙髓治疗、拔除患牙、囊肿刮治等治疗。

（陈慧敏）

第四节　牙髓病

牙髓病是指在细菌感染、创伤、温度或电流等外来物理及化学刺激作用下发生于牙髓组织的一系列疾病。临床上最常见的是牙髓组织的炎症性病变。还有一些牙髓病变的原因不很明了，如牙内吸收，即所谓的特发性牙髓病。

根据牙髓病的临床表现和治疗预后，可分为可复性牙髓炎、急性牙髓炎、慢性牙髓炎、残髓炎、逆行性牙髓炎、牙髓钙化、牙髓坏死和牙内吸收。

牙髓组织为疏松结缔组织，又被包裹在四周坚硬的牙本质壁内，一旦发生炎症，其组织解剖特点决定了髓腔内的炎性渗出物无法得到引流，局部组织压升高，使感染容易很快扩散到全部牙髓，并压迫神经产生剧烈疼痛。因为牙髓与机体的联系主要是借助于狭窄的根尖孔与根尖周围组织相连，所以在发生炎症时，组织几乎完全不能建立侧支循环，严重地限制了其恢复，使其易于走向坏死。

一、可复性牙髓炎

可复性牙髓炎是牙髓组织以血管扩张、充血为主要病理变化的初期炎症表现，又称作"牙髓充血"。在临床上，若得到适当治疗，牙髓可恢复到原有状态。

【诊断要点】

1. 患者主诉对温度刺激尤其是冷刺激一过性敏感，但无自发痛病史。
2. 患牙可找到能引起牙髓病变的牙体病损或牙周组织损害等病因。
3. 患牙对冷测试反应为一过性敏感。
4. 叩诊同正常对照牙。
5. 去净腐质后未露髓。

【鉴别诊断】

1. 深龋

（1）患牙有达牙本质中层至深层的龋洞。

（2）冷测同对照牙，冷水进入龋洞时才引起敏感。

2. 牙本质敏感症

（1）患者主诉患牙对探、触等机械刺激及酸甜等化学刺激更为敏感。

（2）牙面（多为切端、𬌗面或牙颈部）可及牙本质暴露区，探诊时敏感，对冷刺激敏感。

（3）冷测同对照牙。

【治疗要点】

1. 避免外界温度刺激，为牙髓恢复正常提供条件。

2. 对龋病或其他牙体疾患所致的可复性牙髓炎，可行间接盖髓术后安抚治疗，观察疗效，1~2 周后无症状行永久性充填。也可在告知患者预后的情况下，直接行永久性充填。

3. 对有牙周组织疾病的患牙，同步进行牙周治疗，可辅助根面脱敏治疗。

二、急性牙髓炎

急性牙髓炎的临床特点是发病急，疼痛剧烈。临床上绝大多数是慢性牙髓炎急性发作的表现，无慢性过程的急性牙髓炎多出现在牙髓受到急性的物理损伤、化学刺激以及感染的情况下，如手术切割牙体组织所导致的过度产热、充填材料的化学刺激等。

【诊断要点】

1. 症状

（1）自发性阵发性疼痛，炎症牙髓化脓时可出现跳痛。

（2）夜间（卧位）疼痛较白天剧烈。

（3）温度刺激可激发或加剧疼痛。急性牙髓炎晚期炎症牙髓出现化脓或部分坏死时，可表现为热痛冷缓解。

（4）放散性疼痛，沿三叉神经分布区域放散，不能定位患牙。

2. 检查

（1）患牙有深龋或其他近髓的牙体硬组织疾患，或可见有充填体，或可查到深牙周袋。

（2）患牙对冷测极其敏感或有激发痛，且刺激去除后疼痛持续一段时间。也可表现为热测激发痛，冷测则疼痛缓解。

（3）叩诊可有不适或轻度疼痛。

【鉴别诊断】

1. 三叉神经痛

（1）三叉神经痛发作的时间很少在夜间。

（2）疼痛发作有"扳机点"。

（3）温度刺激一般不引起疼痛。

2. 龈乳头炎

（1）疼痛性质为持续的胀痛，多可定位。有时也出现冷热刺激痛。

（2）局部乳头充血、水肿，触痛明显。

（3）患处两邻牙间有食物嵌塞的痕迹或有食物嵌塞史。

（4）未查及可引起牙髓炎的牙体及其他疾患。

3. 急性上颌窦炎

（1）疼痛性质为持续性胀痛，上前磨牙和磨牙可同时受累，出现叩痛。

（2）未查及引起牙髓炎的牙体疾患。

（3）上颌窦前壁有压痛。

（4）同时伴有头痛、鼻塞、脓鼻涕等上颌窦炎的症状。

【治疗要点】

1. 对于发育完成的恒牙，常规做根管治疗。

2. 对于年轻恒牙，可酌情做活髓切断术。

3. 对于需拔除的患牙（比如第三恒磨牙），可开放牙髓，止痛，缓解急性症状。

三、慢性牙髓炎

慢性牙髓炎是临床上最为常见的一型牙髓炎，有时临床症状不典型，容易误诊而延误治疗。

【诊断要点】

1. 症状

（1）就诊时无剧烈的自发痛，既往可有自发性轻隐痛或钝痛，也可有剧烈自发痛病史，也有患者从未有过明显自发痛症状。

（2）有较长时间的冷、热刺激痛史，可有食物嵌入洞内激发痛。

（3）一般可以定位患牙。

2.　检查

（1）有深龋洞、充填体或隐裂等累及牙髓的牙体硬组织疾患，或是深牙周袋。

（2）洞内探诊多较为迟钝，去净腐质后多可见露髓孔（闭锁型），有时探诊可引起较剧烈的疼痛和少量出血（溃疡型），有时还可在洞内见到有突出的牙髓息肉（增生型）。

（3）患牙对冷测的反应可表现为敏感，温度刺激去除后，症状常持续一段时间，也可能表现为迟钝，或同对照牙。

（4）叩诊轻度疼痛或不适。

注意：①临床诊断慢性牙髓炎时无须再细分为闭锁型、溃疡型和增生型。②若无典型临床表现的深龋洞患牙在去净腐质时发现露髓孔，甚或在去腐未净时已经露髓，则诊断为慢性牙髓炎。

【鉴别诊断】

1.　深龋

（1）无自发痛。

（2）冷测同正常对照牙。

（3）叩诊同正常对照牙。

（4）去净腐质后无露髓孔。

2.　可复性牙髓炎

（1）无自发痛。

（2）冷测一过性敏感。

（3）叩诊同正常对照牙。

（4）去净腐质后无露髓孔。

（5）诊断性治疗（安抚）期间，观察是否出现自发痛以明确诊断。

3.　牙龈息肉

（1）探查息肉蒂部，判明其来源于邻面牙间隙的龈乳头。

（2）自蒂部切除息肉后，可见出血部位位于邻面龋洞龈阶的外侧龈乳头位置。

4. 牙周膜息肉

（1）探查息肉来源于根分叉处。

（2）可从根分叉处探及髓室底已穿通。

（3）X线片可辅助诊断。

5. 干槽症

（1）患侧近期有拔牙史。

（2）牙槽窝骨面暴露，出现臭味。

（3）拔牙窝邻牙虽可有冷、热刺激痛和叩痛，但无明确的牙髓疾患指征。

【治疗要点】

1. 年轻恒牙做根管治疗，或视情况做活髓切断术、根尖成形术。

2. 发育完成的恒牙常规做根管治疗，或视情况做活髓切断术。

四、残髓炎

经牙髓治疗后的患牙，如果残留了少量炎症根髓或多根牙遗漏了根管，这类残余根髓的慢性炎症称为残髓炎。

【诊断要点】

1. 症状

（1）有自发性钝痛、放散痛、温度刺激痛等牙髓炎症状。

（2）有咬物不适感或咬物痛。

（3）患牙有牙髓治疗史。

2. 检查

（1）有充填体，X线片显示曾做根管治疗，或充填体达髓腔，根尖周骨密度正常。

（2）温度测试对患牙施以强刺激后，反应为迟缓性痛或诉有感觉。

（3）叩诊轻度疼痛（＋）或不适（±）。

（4）探查根管至深部时有感觉或疼痛。

【鉴别诊断】

根管治疗后疼痛反应：X线片显示根管充填在三维方向上均较好，

往往有超填；无牙髓活力；症状通常可随观察时间延长而逐渐缓解。

【治疗原则】

根管再治疗，去除残髓或找到并处理遗漏根管。

五、逆行性牙髓炎

逆行性牙髓炎的感染来源于患牙牙周病所致的深牙周袋。袋内的细菌毒素通过根尖孔或侧副根管逆行进入牙髓，引起根部牙髓的充血及慢性炎症，也可由局限的慢性牙髓炎急性发作导致。临床上可表现为典型的急性牙髓炎症状。逆行性牙髓炎是牙周 - 牙髓联合病的一型。

【诊断要点】

1. 症状

（1）急性牙髓炎表现：自发痛、阵发痛、冷热刺激痛、放散痛、夜间痛。

（2）慢性牙髓炎表现：冷热刺激敏感或有激发痛，有不典型的自发痛或胀痛。

（3）长期牙周炎病史，可有口臭、牙齿松动、咬合无力或疼痛等表现。

2. 检查

（1）患牙多有深达根尖区或根分叉的牙周袋、牙龈水肿充血、牙周袋溢脓。牙齿有不同程度的松动。

（2）患牙无引发牙髓炎的深龋或其他牙体硬组织疾病。

（3）对患牙不同部位进行温度测试，可表现为激发痛、迟钝或无反应。

（4）叩诊轻度疼痛到中度疼痛，叩诊浊音。

（5）X 线片显示广泛的牙周组织破坏或根分叉病变。

【鉴别诊断】

根面牙本质敏感症：根面遇冷刺激敏感，呈一过性；冷测同对照牙；无自发痛史；有牙龈退缩，但通常牙周组织破坏未达到根尖区。

【治疗要点】

1. 根据患牙牙周病变的程度和牙周治疗的预后来决定是否保留

患牙。如牙周病变严重，治疗预后差，则可直接拔除患牙止痛。

2. 如尝试保留患牙，需做根管治疗。

3. 同时进行牙周系统治疗。必要时考虑截根术，保留患牙。

六、牙髓钙化

牙髓钙化可发生于各年龄段牙齿的牙髓，但发生率随年龄增长而增加。牙髓钙化分为两种形式：一种是结节性钙化，即髓石；另一种是弥漫性钙化。其发病机制仍不甚清楚。可能诱发牙髓钙化的病因包括局部病理性因素（龋坏、外伤、磨损、牙髓慢性炎症、牙周病等）、医源性因素（正畸、盖髓术、活髓切断术等）和其他（全身因素及遗传因素，可见于牙本质发育不良、牛牙症等牙齿）。

【诊断要点】

1. 症状

（1）一般无自觉症状。

（2）极少数病例发生自发性放射性疼痛，与温度刺激无关，可与体位相关。

（3）常有外伤等病史或活髓切断等治疗史。

2. 检查

（1）多为完整牙冠，有治疗史者可见充填体，有时可有牙冠变色。

（2）牙髓活力测验迟钝，但仍有活力。

（3）叩诊同正常对照牙。

（4）X线片示根尖周影像无明显异常，髓腔内有团块状阻射影像即为髓石；而弥漫性钙化则表现为髓腔及根管的影像狭窄、模糊不清，甚至完全消失。

【鉴别诊断】

1. 急、慢性牙髓炎或根尖周炎　有明显临床症状的急、慢性牙髓炎或根尖周炎在X线片检查时发现同时合并牙髓钙化的，应以引起临床症状的牙髓疾病作为临床诊断。

2. 牙髓坏死

（1）也常有牙冠变色及正畸、外伤等病史。

（2）牙髓活力测验无反应。

（3）X 线片示根尖周影像无明显异常，通常髓腔及根管没有严重钙化。

【治疗要点】

1. 对于无临床症状及根尖周透射影的牙髓钙化患牙，观察即可，无须治疗。

2. 对于可疑为疼痛病源牙的牙髓钙化患牙，需排除其他原因引起的自发性反射性疼痛疾病后，并经根管治疗疼痛症状得以消除，方能确诊。

3. 牙髓钙化会导致根管治疗困难，需利用 CBCT、显微镜、三维导航等技术建立冠方通路；也可以根据牙位选择显微根尖手术或意向性牙再植术。

七、牙髓坏死

牙髓坏死常由各型牙髓炎发展而来，也可因外伤、正畸治疗、长期咬合创伤，修复治疗时对牙体组织的过度预备产热以及使用某些修复材料（如硅酸盐水门汀、复合树脂）所致的化学刺激或微渗漏感染而引起。

【诊断要点】

1. 症状

（1）无自觉症状。

（2）可有自发痛史、外伤史、正畸史或充填、修复史等。

2. 检查

（1）牙冠可存在深龋洞或其他牙体硬组织疾患，或有充填物、深牙周袋等。也可见有完整牙冠者。

（2）牙冠变色，无光泽。

（3）牙髓活力测试无反应。

（4）叩诊同正常对照牙或不适。

（5）牙龈无根尖来源的窦道。

（6）X线片示根尖周影像无明显异常。

【鉴别诊断】

1. 慢性根尖周炎

（1）有瘘型慢性根尖周炎可在牙龈上发现根尖来源的窦道。

（2）X线片表现为根尖周骨质影像密度减低或根周膜影像模糊、增宽。

2. 牙髓钙化

（1）也常有牙冠变色及正畸、外伤等病史。

（2）牙髓活力测试迟钝，但仍显示有活力。

（3）X线片示根尖周影像无明显异常，髓腔及大部分根管钙化严重，甚至影像消失。

【治疗要点】

1. 年轻恒牙做根管治疗、牙髓再血管化或根尖屏障术。

2. 发育完成的恒牙做根管治疗。

3. 可自髓腔做内脱色治疗，也可配合冠修复。

八、牙内吸收

正常的牙髓组织变为肉芽组织，其中的破牙质细胞（从循环系统中的单核细胞分化而来）从髓腔内部开始吸收牙体硬组织，使髓腔壁变薄，严重者可造成病理性牙折。牙内吸收的原因不明，多发生于受过外伤的牙齿、再植牙及做过活髓切断术或盖髓术的牙齿。

【诊断要点】

1. 症状

（1）多无自觉症状，也可出现自发性阵发痛、放散痛和温度刺激痛等牙髓炎症状。

（2）常有外伤、牙再植及做过活髓切断术或盖髓术的病史。

2. 检查

（1）内吸收发生在髓室时，牙冠可见透粉红色的区域或暗黑色区。发生在根管内时牙冠颜色无变化。

（2）牙髓温度测试反应可正常，也可表现为迟钝或敏感。

（3）叩诊同正常对照牙或不适。

（4）X线片显示髓腔及根管内有局限性不规则的膨大透影区域（图1-24），严重者可见吸收区穿通髓腔壁，甚至出现牙根折断线。

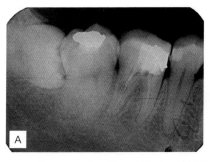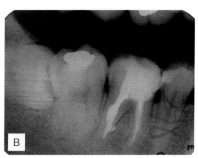

图1-24 右下第一磨牙不完善根管治疗，远中根管中段根内吸收，
热牙胶充填术前（A）及术后（B）X线片

【鉴别诊断】

1. 牙外吸收

（1）无临床症状，无牙冠变色。

（2）可有外伤史或正畸、牙再植、牙内漂白等治疗史，也可以继发于殆创伤、牙周炎、邻牙压迫、颌骨囊肿或肿瘤等。某些造成体内钙代谢紊乱的系统病，如甲状旁腺功能减退或亢进、钙质性痛风、Paget病等，也可以造成牙外吸收。也有原因不明的特发性牙外吸收，表现为多个牙广泛且迅速进展的外吸收。

（3）X线片表现：牙根表面深浅不一的虫蚀状缺陷。炎症性吸收：周围有X线透影区；置换性吸收时，牙周膜间隙消失，牙槽骨直接与根面附着，呈骨性愈合。

（4）严重的进行性根外吸收，牙根全面吸收导致冠脱落，如再植牙发生的根外吸收（图1-25）。

【治疗要点】

1. 显微镜下彻底去除肉芽性牙髓组织。

2. 根管治疗。

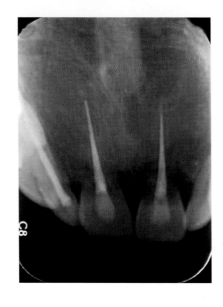

图 1-25　上中切牙全脱位再植术后 14 年，替代型根外吸收导致牙根完全吸收，骨内仅余根充物

3. 根管壁穿通者，用MTA或iRoot BP等生物陶瓷材料修补穿孔。

4. 根管壁吸收严重、硬组织破坏过多、松动度大的患牙应予以拔除。

（雍颹）

第五节　根尖周病

根尖周病是指发生于根尖周围组织的炎症性疾病，又称根尖周炎，多为牙髓病的继发病。牙髓中的感染物质可以通过根尖孔或侧副根管孔，引起根尖或根周围组织炎症。根据症状的急缓分为急性根尖周炎和慢性根尖周炎。按急性炎症的发展过程可分为四个阶段，即浆液期、根尖脓肿阶段、骨膜下脓肿阶段及黏膜下脓肿阶段。

引起根尖周炎的主要原因有以下三个方面。第一，细菌感染是引起根尖周病最常见的原因。牙髓坏死后，以厌氧菌为主的多种细菌通过牙体途径、牙周逆向途径以及血行摄菌作用定植在髓腔内。

细菌及其毒素可波及根尖周围组织。第二，非生物性刺激因素，如在根管治疗过程中，医源性损伤可造成根尖周组织的炎症性反应，包括机械刺激、热损伤和化学刺激。第三，急剧的外力施加于牙体、长期的咬合创伤以及正畸施力过大、过快等，均可导致根尖部的血管撕裂、扭曲或遭受压迫，造成局部组织缺血、坏死，最终表现为炎症反应。

一、急性根尖周炎

【临床表现】

主要为不同程度的疼痛和肿胀。临床可查到导致根管感染的病因，如患牙可见龋坏、充填体或其他牙体硬组织疾患，也可能有深牙周袋存在；牙髓多已坏死，表现为牙冠变色，牙髓诊断性试验无反应。X线检查中，急性根尖周炎患牙根尖周组织影像无明显异常表现，而慢性根尖周炎急性发作病例的根尖周组织影像则出现透射影。

1. 急性根尖周炎浆液期

（1）症状：初期无自发痛或只有轻微钝痛，有时咬紧患牙反而稍感舒服。病变继续发展，出现自发性、持续性的钝痛，咬合痛，影响进食。患者能明确指出患牙部位。

（2）检查：患牙叩痛（＋）~（＋＋），扪压根尖部有不适或疼痛。牙龈无明显异常，可有Ⅰ度松动。

2. 急性根尖周炎根尖脓肿阶段

（1）症状：患牙出现自发性、剧烈且持续的跳痛，伸长感加重，以致咬合时首先接触患牙引起剧痛。

（2）检查：患牙叩痛（＋＋）~（＋＋＋），Ⅱ~Ⅲ度松动。根尖部牙龈潮红，但无明显肿胀，扪诊感轻微疼痛。相应的颌下淋巴结或颏下淋巴结可有肿大及压痛。

3. 急性根尖周炎骨膜下脓肿阶段

（1）症状：患牙的持续性、搏动性跳痛更加剧烈，疼痛达到最高峰。自觉患牙浮起、松动，轻触亦感觉疼痛难忍。可伴有体温升高、身体乏力等全身症状。

（2）检查：患者面容痛苦，体温可升高到 38 ℃，白细胞增多。患牙叩痛（+++），Ⅲ度松动，牙龈红肿，移行沟变平，压痛明显，扪诊有深部波动感。严重者相应的颌面部软组织肿痛。患牙所属区域淋巴结可出现肿大和扪痛。

4. 急性根尖周炎黏膜下脓肿阶段

（1）症状：患牙自发性胀痛，咬合痛减轻，肿胀达黏膜下，全身症状缓解。

（2）检查：患牙叩痛（+）~（++），Ⅰ度松动。根尖区黏膜的肿胀已局限，呈半球形隆起，扪诊波动感明显，脓肿较表浅而易破溃。

【诊断要点】

1. 患牙咬合痛，能定位；有深及牙髓的牙体疾病、既往牙体或牙髓治疗史、深牙周袋等；患牙松动，轻叩即引起明显疼痛；对牙髓诊断性试验无反应。

2. 由患者疼痛及红肿的程度进一步分辨出患牙所处的炎症阶段。

3. 急性根尖周炎与慢性根尖周炎急性发作的区别：X 线片上根尖部是否有低密度影像。前者无，后者有。

【鉴别诊断】

1. 急性牙周脓肿　患牙都有深牙周袋，一般无牙体疾病；患牙自发痛及叩痛程度较轻；脓肿部位近龈缘；牙髓活力基本正常；X 线片示牙槽骨垂直或水平吸收。

2. 口腔颌面部间隙感染　根尖周炎和冠周炎等牙源性感染是其主要病因。局部黏膜的红肿比急性根尖周炎的范围更大，皮肤出现红、肿、热、痛，可有张口受限、吞咽困难等功能障碍。轻者无明显全身症状，重者有发热、畏寒、头痛、全身不适，甚至伴发败血症、中毒性休克等严重并发症；白细胞总数升高。

3. 急性中央性颌骨骨髓炎　主要发生在下颌骨体。起病急，全身中毒症状非常明显，高热可达 39~40 ℃，血象中白细胞计数升高并可出现核左移。局部表现比急性根尖周炎更广泛，除颌面部肿胀、皮温高、颌骨疼痛等典型的炎症表现外，还可出现下唇麻木、多数牙松动、牙周溢脓、张口困难等症状和体征，严重者并发败血症或颅内感染。

【治疗要点】

1. 开髓，清除根管内容物，疏通根管，引流根尖炎症渗出物。

2. 评估患牙的可保留性。

3. 如患牙可保留，浆液期患牙根管预备后封抑菌、抗炎、消毒药，最终完成根管治疗。

4. 根尖脓肿期，患牙在髓腔封药后短暂开放引流（24～48小时），之后予以根管治疗。

5. 骨膜下脓肿期和黏膜下脓肿期，患牙在髓腔封药的同时需做脓肿切开引流，急性症状缓解后行根管治疗。如患牙不能保留，则开放髓腔，急性症状缓解后拔除。

6. 适当调𬌗，全身应用抗生素和非甾体抗炎止痛药，必要时给予全身支持疗法。

二、慢性根尖周炎

【临床表现】

1. 症状　患牙可在咀嚼时有不适感，或因牙龈起脓包而就诊。患牙既往可有疼痛发作史，多有牙髓病史、反复肿痛史或牙髓治疗史。

2. 检查　患牙可查及深龋洞或充填体，以及其他牙体硬组织疾患。牙冠变色，龋洞内探诊无反应，牙髓诊断性试验无反应，叩诊无明显异常或仅有不适感。有窦型慢性根尖周炎患牙根尖部牙龈可查及窦道口。X线片显示患牙根尖区骨质变化的影像。骨破坏性慢性根尖周炎表现为根尖周骨组织透射影，根尖周致密性骨炎表现为根尖部骨质局限性的致密阻射影像。

【诊断要点】

1. 患牙牙髓无活力，病史和其他临床表现可作为辅助参考依据。

2. 如果有窦道，自窦道口插入牙胶拍摄诊断丝示踪X线片确定窦道来源。

3. 骨破坏性慢性根尖周炎，X线片可见围绕患牙根尖部的透射区。

4. 根尖周致密性骨炎，患牙一般没有任何自觉症状，只在 X 线检查时看到根尖部骨质局限性的致密阻射影像。

5. 根管治疗时根管内流出淡黄色清亮囊液，涂片镜检见胆固醇结晶是根尖周囊肿的诊断依据之一。

【鉴别诊断】

1. 解剖重叠影　上颌骨的切牙孔和上颌窦、下颌骨的颏孔和下颌神经管等在 X 线片上可能与邻近牙根形成重叠影像，干扰对根尖周病变的正确诊断。临床上测试牙髓活力反应正常，可根据 X 线片上根周骨硬板影像的连续性，或采取偏移投照改变透射区和根尖的关系进行鉴别。

2. 颌骨中的骨破坏性病损　牙周病损、肿物或一些系统性疾病，病变在根尖 X 线片上的透射影也可与其邻近的根尖相重叠。主要鉴别点是检查牙髓活力，非牙髓源的根尖区病损所涉及的患牙牙髓活力正常。应拍摄更大范围的 X 线片（如曲面体层片），以进一步确定病变的性质。必要时行 CBCT 检查辅助诊断。

【治疗要点】

1. 首选根管治疗。

2. 有窦型慢性根尖周炎患牙在根管预备后，需行根管封药，彻底清除根管系统的感染，待窦道口呈现闭合趋势后再行根管充填。

3. 较大的根尖病变，尤其是根尖周囊肿患牙，在完善根管治疗的基础上有时需做根尖手术。

4. 根尖周致密性骨炎的患牙如果有牙髓炎或牙髓坏死，经完善的根管治疗后，X 线片的影像可恢复正常。

5. 根管治疗后，择期进行牙冠的修复，可根据剩余牙体组织的量选择复合树脂直接粘接修复、嵌体修复，或全冠、桩核冠修复。

6. 无法完成根管治疗、根尖周病变顽固不愈或牙体组织破坏严重而不足以修复的患牙，予以拔除。

（朱文昊）

第二章

口腔软组织疾病

第一节　牙龈病

牙龈病是指一组发生于牙龈组织的病变，包括牙龈组织的炎症及全身疾病在牙龈的表现。牙龈病一般不侵犯深层牙周组织。1999年的新分类法将牙龈病分为菌斑引起的牙龈病（如龈缘炎、青春期龈炎、妊娠期龈炎、药物性牙龈肥大等）和非菌斑引起的牙龈病（如病毒、真菌等引起的牙龈病及全身疾病在牙龈的表现、遗传性病变等）。后者是强调这些牙龈病有较明确的直接原因或全身性的影响因素，实际上菌斑对这些牙龈病的发生、临床表现、治疗等还是有一定影响的。

一、慢性龈炎

慢性龈炎是指位于游离龈和龈乳头的慢性炎症，是菌斑性牙龈病中最常见的疾病，又称边缘性龈炎或单纯性龈炎（图2-1）。

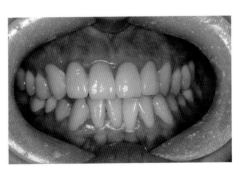

图 2-1　慢性龈炎

【诊断要点】

1. **症状** 患者常因刷牙或咬硬物时牙龈出血就诊，甚至有时出现自发性牙龈出血，或有口臭，牙龈局部痒、胀、不适等。

2. **体征**

（1）牙龈色、形、质改变，如牙龈呈暗红色，龈缘变厚，龈乳头圆钝肥大，质地松软脆弱。

（2）由于牙龈组织水肿或增生，龈沟的探诊深度可达 3 mm 以上，但无附着丧失。

（3）龈沟探诊出血。

（4）龈沟液量增多，有些患者还可出现牙周溢脓。

【鉴别诊断】

1. **与早期牙周炎鉴别** 有无附着丧失和牙槽骨吸收是鉴别慢性龈缘炎和牙周炎的要点。

2. **与血液病引起的牙龈出血鉴别** 以牙龈出血为主诉的患者需注意与血液系统疾病鉴别，血液检查有助于诊断。

3. **与坏死性溃疡性龈炎鉴别** 坏死性溃疡性龈炎疼痛症状明显，有特征性的龈乳头和龈缘坏死。慢性龈炎无自发痛。

【治疗要点】

1. 口腔卫生指导，控制菌斑。

2. 通过洁治术清除菌斑及牙石，消除造成菌斑滞留和刺激牙龈的局部因素，如纠正食物嵌塞或去除不良修复体等。

3. 炎症较重时可配合局部用药，如 1%～3% 过氧化氢液、碘制剂、漱口液等。

4. 炎症消退后，牙龈纤维增生不能恢复正常牙龈形态者，可采用牙龈成形术或牙龈切除术进行治疗。

5. 定期复查复治，维持疗效。

二、青春期龈炎

发生于青春期少年的慢性非特异性牙龈炎。菌斑是青春期龈炎的主要病因，青春期性激素水平变化使牙龈的炎症加重（图 2-2）。

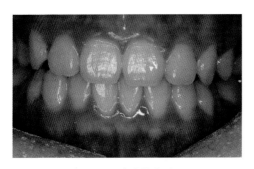

图 2-2　青春期龈炎

【诊断要点】

1. 患者处于青春期前后，牙龈炎症反应明显。

2. 可有牙龈增生的临床表现。

3. 口腔卫生状况一般较差，可有错𬌗、正畸矫治器、不良习惯等因素存在。

【治疗要点】

同慢性龈炎。由于激素的作用以及患者的年龄特点，往往难以实现理想的菌斑控制，牙龈炎症不易消退。

三、妊娠期龈炎

女性在妊娠期间，由于激素水平升高，原有的牙龈慢性炎症加重，分娩后病损可自行减轻或消退。妊娠期还可能形成牙龈瘤样改变（实质为炎症性肉芽组织而非肿瘤），称为妊娠期龈瘤或孕瘤（图 2-3）。

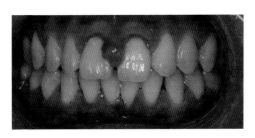

图 2-3　妊娠期龈瘤
北京大学口腔医院杨刚医生提供。

【诊断要点】

1. 患者一般在妊娠前即有不同程度的慢性龈炎，妊娠后炎症加重。

2. 龈缘和龈乳头呈鲜红或暗红色，松软而光亮，或呈现显著的炎性肿胀、肥大，有龈袋形成，易出血。龈缘附近牙面有菌斑、牙石堆积。

3. 妊娠期龈瘤常发生于单个牙间乳头，通常始发于妊娠第 3 个月，迅速增大，一般直径不超过 2 cm，色泽鲜红光亮或暗紫，极易出血，有蒂或无蒂。妊娠期龈瘤较大时常妨碍进食，或因被咬破而感染。

【鉴别诊断】

1. 长期口服避孕药的妇女可有类似妊娠期龈炎的症状，诊断时应详细询问病史。

2. 与牙龈瘤鉴别　牙龈瘤的临床表现与妊娠期龈瘤十分相似，可发生于非妊娠期的妇女和男性患者，有些病变表面有溃疡和脓性渗出物，一般可找到局部刺激因素。

【治疗要点】

1. 口腔卫生指导，控制菌斑。

2. 对妊娠期龈炎患者，应去除局部刺激因素，操作轻柔，减少疼痛和出血。炎症较重者，可用1%过氧化氢溶液和生理盐水冲洗，袋内尽量不放药，选用安全的含漱剂。

3. 对妊娠期龈瘤患者，尽量用保守疗法。对于一些体积太大而妨碍进食或出血严重的妊娠期龈瘤，可酌情考虑做简单的手术切除。手术时机应尽量选择在妊娠期第 4~6 个月内，以免引起流产或早产。

4. 治疗后强化口腔卫生指导，以维持疗效。

四、牙龈瘤

牙龈瘤是指发生于牙龈乳头的炎症反应性瘤样增生物。它来源于牙周膜及牙龈的结缔组织，并无肿瘤的生物学特征和结构，故非真性肿瘤，但切除后易复发（图 2-4）。

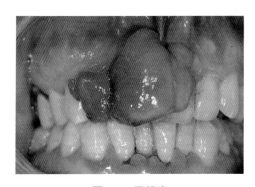

图 2-4 牙龈瘤
北京大学口腔医院杨刚医生提供。

【诊断要点】

1. 临床表现

（1）女性患者较多，多发生于唇、颊侧的龈乳头，舌、腭侧较少见。

（2）一般为单颗牙发生。瘤样增生物呈球形或椭圆形，有蒂者如息肉状，无蒂者基底宽，大小不一。

（3）生长较慢，无自觉症状。

（4）病程较长者可出现牙槽骨吸收，牙齿松动、移位。

（5）纤维型龈瘤质地坚韧，颜色粉红，不易出血；肉芽肿型龈瘤色暗红，质地较软，触之易出血；血管型龈瘤颇似血管瘤，损伤后极易出血，妊娠期龈瘤多为此型。

2. 病理检查 根据病理可分为三型：肉芽肿型、纤维型和血管型。

【鉴别诊断】

与牙龈的恶性肿瘤鉴别：恶性肿瘤生长迅速，表面呈菜花样溃疡，牙槽骨破坏。活检即可明确诊断。

【治疗要点】

牙周基础治疗后手术切除。

五、牙龈纤维瘤病

牙龈纤维瘤病为罕见的弥漫性的牙龈纤维性增生，又称家族性或特发性牙龈纤维瘤病。有明显的遗传倾向，通常为常染色体显性

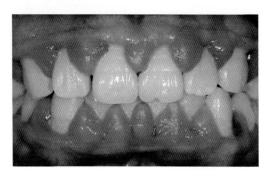

图 2-5　牙龈纤维瘤病
北京大学口腔医院王宪娥医生提供。

遗传，患者可有或无家族史（图 2-5）。

【诊断要点】

1. 幼年即可发病，最早发生在乳牙萌出后，可波及全口牙龈。多见于儿童，也可见于成人。

2. 牙龈广泛而严重的纤维性增生，波及龈缘、龈乳头和附着龈，质地坚韧，色泽粉红。增生的牙龈覆盖部分或全部牙冠，牙齿可能被推挤移位。

3. 替牙期儿童可有萌牙困难。

4. 可有家族史。

【鉴别诊断】

1. 药物性牙龈增生　该病患者有服药史而无家族史，牙龈增生主要累及龈缘和龈乳头，一般覆盖牙冠 1/3 左右，不波及附着龈，牙龈增生程度相对较轻。药物性牙龈增生者伴发慢性龈炎者较多，而牙龈纤维瘤病偶有轻度炎症。

2. 增生性龈炎　该病主要侵犯前牙的牙间乳头和龈缘，增生程度相对比较轻，覆盖牙冠一般不超过 1/3，多数伴有炎症，局部刺激因素明显。患者无长期服药史及家族史。

【治疗要点】

1. 控制菌斑，消除炎症。

2. 手术切除增生的牙龈并修整外形，但易复发，复发后可再次手术。

六、药物性牙龈肥大

因长期服用某些药物，如抗癫痫药苯妥英钠、免疫抑制剂环孢素，以及钙通道拮抗剂如硝苯地平、维拉帕米等而引起的牙龈纤维性增生和体积肥大（图 2-6）。

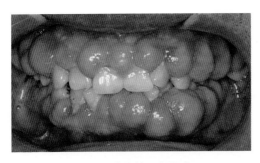

图 2-6 药物性牙龈肥大
北京大学口腔医院乐迪医生提供。

【诊断要点】

1. 临床表现

（1）唇（颊）侧和舌（腭）侧的龈缘和龈乳头实质性肥厚，龈乳头常呈球状或结节状突起并互相靠近或相连，严重时附着龈也明显增厚。增生的牙龈可部分或全部覆盖牙冠，甚至将牙齿挤压移位。

（2）增生的牙龈质地坚韧，略有弹性，呈淡红色，探之不易出血。

（3）长期的牙龈形态改变使局部失去自洁作用，导致菌斑、牙石堆积，可伴发牙龈炎症。

2. 患者有长期服用上述药物史。

【鉴别诊断】

牙龈纤维瘤病：有家族史，无服药史，幼年即可发病。可同时累及牙龈缘、龈乳头和附着龈。牙龈纤维瘤病的增生程度较药物性牙龈肥大重。

【治疗要点】

1. 指导患者严格控制菌斑。

2. 去除局部刺激因素，如行洁治、刮治，局部用药，消除导致菌斑滞留的因素。一些症状较轻的病例，经上述处理后，牙龈增生可明显好转，甚至痊愈。

3. 增生严重并影响美观和口腔自洁作用的病例，可在炎症控制后做牙龈切除术或牙龈成形术，恢复牙龈的生理外形。

4. 在诊疗中评估，必要时与相关的专科医师协商，停用引起牙龈增生的药物，更换其他药物。

5. 需长期服用苯妥英钠、环孢素和钙通道拮抗剂等药物者，用药前和服药后应定期进行口腔检查，消除局部致病因素，减少本病的发生。

七、急性坏死性溃疡性龈炎

急性坏死性溃疡性龈炎是指发生于龈缘和龈乳头的急性炎症和坏死，又称奋森龈炎或战壕口。按照牙周病的新分类法命名，本病与坏死性溃疡性牙周炎合称为坏死性牙周病（图 2-7）。

【诊断要点】

1. 起病急，多有明显的诱因。

2. 常以牙龈自发性出血和明显疼痛为主诉。

3. 有龈乳头和龈缘坏死表现。

4. 有特殊的腐败性口臭。

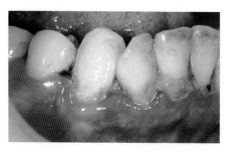

图 2-7　急性坏死溃疡性龈炎
北京大学口腔医院王宪娥医生提供。

5. 坏死区底部涂片检查可见大量梭形杆菌和螺旋体。

【鉴别诊断】

1. 慢性龈炎 病程长，为慢性过程，无自发痛。一般无自发性出血，牙龈无坏死，无特殊的腐败性口臭。

2. 疱疹性龈（口）炎 为单纯疱疹病毒感染所致，好发于6岁以下儿童。起病急，开始有1~2天发热的前驱期。牙龈充血水肿，波及全部牙龈而不局限于边缘龈和龈乳头。典型的病变表现为牙龈和口腔黏膜发生成簇状小水疱，溃破后形成多个小溃疡或溃疡互相融合。假膜不易擦去，无组织坏死，无腐败性口臭。病损可波及唇和口周皮肤。

3. 急性白血病 该病患者的牙龈组织中有大量不成熟的白细胞浸润，使牙龈有较大范围的明显肿胀、疼痛，并可伴有坏死。有自发性出血和口臭，全身有贫血和衰竭表现。血象检查白细胞计数明显升高并有幼稚白细胞，这是诊断该病的重要依据。当梭形杆菌和螺旋体大量繁殖时，可在白血病的基础上伴发坏死性溃疡性龈炎。

4. 艾滋病 患者由于细胞免疫和体液免疫功能低下，常由各种细菌引起机会性感染，可合并坏死性牙周病。

【治疗要点】

1. 口腔卫生指导，控制菌斑。建议患者立即更换牙刷，以防止再感染。

2. 轻轻去除坏死组织，病情允许时初步去除大块龈上牙石。

3. 用1%~3%过氧化氢溶液局部擦拭、冲洗，反复含漱。

4. 必要时服用抗厌氧菌药物，如甲硝唑等。

5. 采取支持疗法，加强营养，积极治疗全身疾病。

6. 急性期过后，积极治疗原已存在的牙周病，防止复发。

八、白血病的牙龈病损

有些白血病患者因牙龈肿胀、疼痛而首先到口腔科就诊。这种牙龈肿胀并非原发于牙龈本身的病变，而是由于大量不成熟的、无功能的白细胞在牙龈组织中浸润和积聚，使牙龈发生肿胀、坏死。由于牙龈的肿胀、出血，局部自洁作用差，大量菌斑积聚，加重了牙龈的炎症。白血病患者的口腔表现多种多样，怀疑该病时，应做初步的血常规和血涂片检查，并请内科医师会诊（图2-8）。

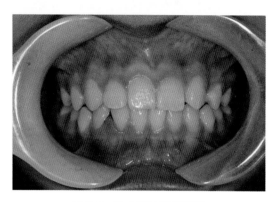

图 2-8　白血病的牙龈病损
北京大学口腔医院杨刚医生提供。

【诊断要点】

1. 临床表现

（1）白血病的牙龈病损可波及龈乳头、龈缘和附着龈，常为全口性病损。

（2）牙龈肿大，颜色暗红或苍白，质地松软脆弱。

（3）龈缘处可有坏死、溃疡，并有假膜覆盖，口臭明显。

（4）有明显的出血倾向，龈缘常有血块或渗血，不易止住，口腔黏膜可有出血点或瘀斑。

（5）可有衰弱、消瘦、低热等全身症状。

（6）血常规及血涂片检查见血细胞数目及形态异常。

2. 实验室检查　血细胞分析、血涂片检查发现白细胞形态和数目异常，骨髓检查可明确诊断。

【鉴别诊断】

1. 表现为牙龈肿大的牙龈病损应注意与牙龈的炎症性增生、药物性牙龈增生和牙龈纤维瘤病鉴别。

2. 以牙龈出血为主要表现的牙龈病损应与慢性龈炎和血液系统

其他疾病鉴别。

【治疗要点】

1. 口腔卫生指导，控制菌斑。

2. 及时转血液科确诊和治疗，口腔科治疗应与内科医师密切协商。

3. 口腔科以保守治疗为主，切忌做活检或行手术治疗。

4. 遇出血不止时，可局部用药物或压迫止血，全身注射或服用止血剂的效果不太确切。

5. 龈沟冲洗、上药，漱口液含漱。

6. 一般不做洁治术，若全身情况允许，必要时可做简单洁治去除大块牙石。动作应轻柔，避免组织损伤，注意出血情况，酌情处理。

九、急性龈乳头炎

急性龈乳头炎指牙龈乳头因机械或化学刺激出现的局限的急性非特异性炎症（图2-9）。

【诊断要点】

1. 自发性胀痛。

2. 龈乳头发红肿胀，探诊时触痛明显，易出血。

3. 有龈乳头受到机械或化学刺激的病史，有时局部可见嵌塞的食物等刺激物。

4. 患牙可有轻度叩痛。

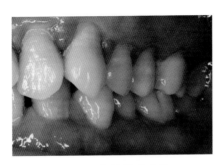

图 2-9 急性龈乳头炎

5. 有时疼痛表现为明显的自发痛和中度的冷热刺激痛，需与牙髓炎鉴别。

【鉴别诊断】

牙髓炎：具有典型的疼痛症状，有引起牙髓病变的牙体损害或其他病因，温度测试极为敏感。

【治疗要点】

1. 去除嵌塞的食物、充填体悬突、鱼刺等局部刺激因素。

2. 去除菌斑、牙石，局部冲洗、上药，缓解急性炎症。

3. 急性炎症消退后彻底去除病因，如消除食物嵌塞的原因、治疗邻面龋、修改不良修复体等。

（赵静仁）

第二节　牙周炎

牙周炎是由牙菌斑中的微生物所引起的慢性感染性疾病。长期存在的慢性牙龈炎向深部牙周组织发展，导致牙周支持组织的炎症和破坏，如牙周袋形成、进行性附着丧失和牙槽骨吸收，最后可导致牙齿松动和被拔除。它是导致成年人牙齿缺失最主要的原因。

一、慢性牙周炎

慢性牙周炎是牙周炎最常见的一型。年龄越大，患病率越高，病情越严重。

【病因】

1. 菌斑生物膜和牙石　牙菌斑生物膜的形成和堆积是慢性牙周炎发生的始动因子，其形成过程大致可分为三个基本阶段：获得性薄膜形成，细菌黏附、聚集和共集，菌斑生物膜成熟。唾液或龈沟液中的矿物盐逐渐沉积钙化形成牙石，根据部位不同分为龈上和龈下牙石。流行病学调查表明，牙石量与牙周炎呈明显的正相关。牙石为菌斑的进一步积聚和矿化提供理想的表面，其主要危害仍旧来自于菌斑；此外，牙石的多孔结构也容易吸收大量的细菌毒素，同时妨碍口腔卫生措施的实施。

2. 局部促进因素　包括解剖因素、牙齿位置异常、拥挤和错殆畸形、不良修复体和不良正畸治疗、创伤性殆、食物嵌塞、口腔不良习惯等。

3. 全身促进因素　包括遗传因素、性激素影响、吸烟、某些与牙周病相关的全身系统病（如糖尿病）以及精神压力。

【临床表现】

1. 牙周袋不小于 3 mm，并有炎症，多有牙龈出血。

2. 临床附着丧失。

3. 牙周袋探诊后有出血。

4. 牙槽骨有水平型或垂直型吸收。

5. 晚期有牙齿松动或移位。

6. 有伴发病变和症状，包括根分叉病变、牙周脓肿、牙龈退缩、根面敏感、根面龋、食物嵌塞、牙髓 - 牙周联合病变、继发性咬合创伤和口臭（图 2-10）。

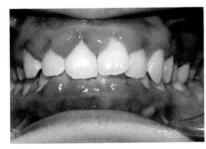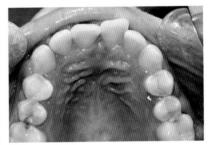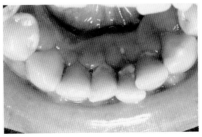

图 2-10　慢性牙周炎患者的牙龈肿胀增生

【诊断要点】

1. 多为 35 岁以上的成年人，也可见于儿童或青少年。

2. 有明显的菌斑、牙石及局部刺激因素，且与牙周组织的炎症和破坏程度一致。

3. 根据累及的牙位数，可进一步分为局限型（≤30% 位点）和广泛型（>30% 位点）；根据牙周附着丧失（attachment loss, AL）的程度，可分为轻度（AL 为 1~2 mm）、中度（AL 为 3~4 mm）和重度（AL≥5 mm）。

4. 患病率和病情分别随年龄增大而升高和加重。病情一般缓慢进展，也可有快速进展的活动期。

5. 全身一般健康，也可有某些危险因素，如吸烟、精神压力、骨质疏松等。

【治疗要点】

1. 清除局部刺激因素。

2. 长期控制菌斑。

3. 全身和局部的药物治疗。

4. 手术治疗。

5. 建立平衡的𬌗关系。

6. 拔除不能保留的患牙。

7. 及时修复缺失牙。

8. 消除危险因素。

9. 维护期的牙周支持疗法。

二、侵袭性牙周炎

侵袭性牙周炎好发于 35 岁以下人群，特点是发病年龄小，牙周组织迅速破坏，菌斑刺激物与牙周组织的破坏程度不成比例。如果病损仅限于切牙和第一磨牙，称为局限型侵袭性牙周炎；如果病损广泛波及全口多数牙齿，称为广泛型侵袭性牙周炎。

【病因】

1. 菌斑微生物　国外大量研究表明伴放线聚集杆菌（Aa）是侵袭性牙周炎的主要致病菌，但在中国、日本和韩国，侵袭性牙周炎患者中此菌的检出率明显低于欧美国家，且检出的 Aa 多为低毒性的血清 C 株，而牙龈卟啉单胞菌（Pg）在这些患者中相对多见。

2. 全身因素 一些早期研究表明本病患者有外周血的中性粒细胞和（或）单核细胞的趋化和吞噬功能障碍，这种缺陷有可能带有家族聚集性。所以侵袭性牙周炎的发生通常存在家族聚集性。同时，一些基因多态性研究表明该病的发生可能与遗传基因有关，使宿主的防御力降低和对组织的破坏力增强。另外，牙齿发育中造成的牙根过细过短、牙骨质发育不良等牙根形态和结构异常也对疾病的快速进展有一定影响。

【临床表现】

1. 局限型侵袭性牙周炎

（1）患者发病年龄较小，可始于青春期前后，也可发生于乳牙列。女性多于男性。

（2）快速的牙周附着丧失和骨吸收。

（3）牙周组织破坏程度与局部刺激物的量不成比例。

（4）局限于第一磨牙或切牙的邻面有附着丧失，至少波及 2 个恒牙，其中一个为第一磨牙。其他患牙（非第一磨牙和切牙）不超过 2 个。

2. 广泛型侵袭性牙周炎

（1）主要发生于 30 岁以下的年轻人，也可见于 35 岁以上者。男性和女性发病无明显差异。

（2）全口牙龈有明显的炎症，呈鲜红色，并可伴有龈缘区肉芽性增殖，易出血，可有溢脓。多数患者有大量的菌斑和牙石，有些患者曾接受过不彻底的治疗；也可表现为龈上牙石不多，牙龈红肿不明显，但龈下牙石较多，且探诊后出血（图 2-11）。

（3）X 线片显示全口多数牙有骨质破坏，范围超过切牙和第一磨牙。

（4）患者受累的患牙数较多，通常累及全口大多数牙齿。

【诊断要点】

1. 早期出现牙齿松动和移位 在炎症不明显的情况下，患牙已

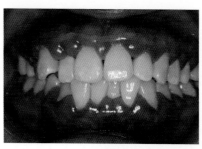
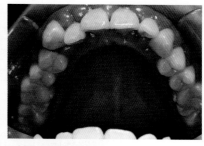
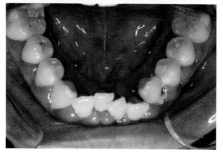

图 2-11　侵袭性牙周炎患者口内表现（34 岁年轻女性，广泛型侵袭
性牙周炎）

出现松动、咀嚼无力，多见于上前牙，后牙可出现不同程度的食物
嵌塞。

2. 家族聚集性　家族中常有多代、多人患本病，患者的同胞有
50% 的患病概率。

【治疗要点】

1. 早期治疗，清除感染。

2. 应用抗菌药物。

3. 调整机体防御功能。

4. 其他综合治疗。

5. 定期维护，防止复发。

三、牙周脓肿

牙周脓肿是发生于牙周袋壁的局限性化脓性炎症，有急性与慢

性之分。牙周脓肿不是独立疾病，可发生于各型牙周炎的晚期。

【病因】

1. 深牙周袋内壁的化脓性炎症向深部结缔组织扩散，而脓液无法从袋内排出时，导致牙周袋壁内的脓肿。

2. 迂回曲折、累及多个牙面的深牙周袋，脓性渗出物不易引流，特别是累及多根牙的根分叉和前牙畸形舌侧沟时。

3. 洁治或刮治时操作不当，将牙石碎片和细菌推入牙周袋深部组织，或软组织损伤后所致。

4. 深牙周袋的龈下刮治不彻底，袋口缩紧，但牙周袋底的炎症仍存在，并且得不到引流。

5. 牙髓治疗时根管或髓室底侧穿、牙根纵裂、牙骨质撕裂等，有时也可引起牙周脓肿。

6. 桩核修复后的牙齿，在根管桩附近的牙根侧壁发生侧穿或根裂，也可引起反复发作的牙周脓肿。

7. 机体抵抗力下降或有严重的全身疾患，如糖尿病等，易发生牙周脓肿。对多发性或反复发作牙周脓肿的患者，应注意排除全身疾病如糖尿病的可能性。

8. 一些毒力较强的牙周致病微生物在袋内定植和增殖，使感染加重和扩散。

【诊断要点】

牙周脓肿一般为急性过程，并且可自行破溃排脓和消退，但若不积极治疗，或反复急性发作，可成为慢性牙周脓肿。

1. 急性牙周脓肿

（1）发病突然，在患牙的唇颊侧或舌腭侧牙龈形成椭圆形或半球状的肿胀突起。牙龈发红、水肿，表面光亮。

（2）脓肿的早期，炎症浸润广泛，组织张力较大，疼痛较剧烈，可有搏动性疼痛。因牙周膜水肿而使患牙有"浮起感"，叩痛、松动明显。

（3）脓肿的后期，脓液局限，脓肿表面较软，扪诊可有波动感，疼痛稍减轻，此时轻压牙龈可有脓液从袋内流出，或脓肿自行从表面破溃，肿胀消退。急性牙周脓肿患者一般无明显的全身症状（图 2-12）。

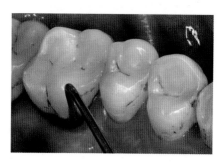

图 2-12　右上第一磨牙腭侧牙周脓肿

2. 慢性牙周脓肿

（1）常因急性期过后未及时治疗，或反复急性发作所致。

（2）一般无明显症状，可见牙龈表面有窦道开口，开口处可以平坦，须仔细检查才可见有针尖大的开口；也可呈有肉芽组织增生的开口，压时有少许脓液流出。叩痛不明显，有时可有咬合不适感。

【鉴别诊断】

牙周脓肿与牙槽脓肿的鉴别见表 2-1。

【治疗要点】

1. 急性牙周脓肿

（1）止痛，防止感染扩散以及使脓液引流。

（2）在脓肿初期脓液尚未形成前，可清除大块牙石，冲洗牙周袋，将防腐收敛药或抗菌药引入袋内，必要时全身给予抗生素或采用支持疗法。

（3）当脓液形成出现波动时，可根据脓肿的部位及表面黏膜的厚薄，选择从牙周袋内或牙龈表面引流。前者可用尖探针从袋内壁刺入脓肿，后者可在表面麻醉下用尖刀片切开脓肿达深部，以使脓液充分引流。

表 2-1　牙周脓肿与牙槽脓肿鉴别表

	牙周脓肿	牙槽脓肿
感染来源	牙周袋炎症或感染	牙髓病或根尖周病变
牙周袋	有	一般无
牙体情况	一般无龋	有龋病或非龋性疾病，或有修复体
牙髓活力	有	无
脓肿部位	局限于牙周袋壁，较近龈缘	范围较弥散，中心偏龈颊沟
疼痛程度	先肿后痛，相对较轻	先痛后肿，较重
牙松动度	松动明显，肿胀消退后仍松动	松动较轻，但也可十分松动
叩痛	相对较轻	明显疼痛
X 线表现	牙槽骨有破坏，可见骨下袋	根尖周围有骨质破坏，也可不明显
病程	相对较短，3～4 天可自愈	相对较长，脓液排出 5～6 天
预后	不佳	相对好

（4）切开后用生理盐水彻底冲洗脓腔，然后敷抗菌防腐药物。应嘱患者在切开引流后的数日内用盐水或0.12%氯己定溶液等含漱。

2. 慢性牙周脓肿　可在洁治的基础上直接进行牙周手术，根据不同情况，做脓肿切除术或翻瓣术彻底清除根面的菌斑和牙石。

（余婧婷）

第三节 种植体周病和状况

种植体周病是发生在口腔种植体周围软、硬组织的感染性（炎症性）疾病，临床上分为种植体周黏膜炎和种植体周炎两类。2017年11月，由美国牙周病学会和欧洲牙周联盟共同举办了牙周病和种植体周病国际分类研讨会，会议首次制定了种植体周病和状况的国际统一分类。种植体周病和状况的分类包括：种植体周健康、种植体周黏膜炎、种植体周炎、种植体周软硬组织缺损。目前普遍认为种植体周黏膜炎和种植体周炎的主要病因是菌斑生物膜。已有的研究显示，有足够的证据证明不良口腔卫生、重度牙周炎病史、缺乏定期维护是种植体周病的促进因素，吸烟和糖尿病是潜在的危险因素。种植体周病是一种常见的种植体生物学并发症。多项研究认为种植体周黏膜炎发病率较高，不同研究报告的种植体周炎患病率不同，往往与其临床诊断标准的差异有关。

一、种植体周健康

已经行使功能的种植体的周围黏膜无肉眼可见的炎症，无红肿，轻探诊无出血和溢脓。

二、种植体周软硬组织缺损

指牙齿缺失后的骨改建导致的牙槽突或牙槽嵴高度和宽度的丧失，临床上往往和种植体周黏膜炎、种植体周炎合并诊断。

三、种植体周黏膜炎

已经行使功能的种植体的周围黏膜发生的炎症性病变，没有造成支持骨的丧失。

【诊断要点】

1. 主观症状

（1）刷牙、咬物或触碰时种植体周软组织出血，但有时这些症状不明显。

（2）有时可有溢脓，极少情况下会有脓肿形成伴有肿痛不适。有时会有异味。

（3）通常不伴有明显疼痛。

2. 临床检查

（1）种植体周黏膜有充血、水肿或增生等表现，有时不明显。

（2）种植修复体表面或种植体与基台连接处对接菌斑或牙石。

（3）轻力探诊（＜0.25 N）可导致出血，这是最重要的特点。严重时可有溢脓。

（4）探诊深度增加，可达 4~5 mm，较基线增加更具有诊断价值。

四、种植体周炎

已经行使功能的种植体的周围组织发生的破坏性炎症过程，导致种植体周黏膜出现炎症和支持骨丧失（图 2-13）。

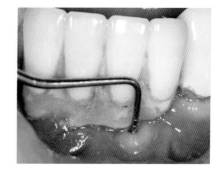

图 2-13　种植体周探诊出血伴溢脓
北京大学口腔医院朱卫东医生提供。

【诊断要点】

1. 主观症状

（1）出现与种植体周黏膜炎类似的软组织红肿、出血症状。

（2）可伴有疼痛。

（3）往往会有溢脓，有时会有脓肿形成。严重者会出现种植体松动。

2. 临床检查

（1）具有种植体周黏膜炎的临床表现。

（2）探诊深度较以往增加。

（3）影像学检查提示最初骨改建之外存在骨水平改变。

（4）种植体周炎叩诊有时可为低钝叩诊音。如有松动，标志种植失败。

（5）缺乏基线资料时，轻探诊出血和（或）溢脓，探诊深度≥6 mm，X线片显示骨丧失≥3 mm，可以诊断种植体周炎（图 2-14）。

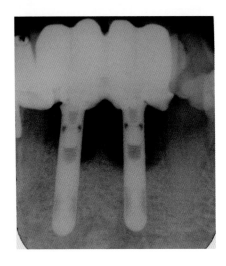

图 2-14　X 线片显示种植体周围明显的骨吸收
北京大学口腔医院朱卫东医生提供。

【鉴别诊断】

鉴别要点：种植体周黏膜炎发生在种植体周炎之前；种植体周炎具有种植体周黏膜炎的所有症状；种植体周炎的探诊深度会进一步加深，探诊出血加重和（或）有溢脓；种植体周炎的 X 线片或 CBCT 显示有进展性骨丧失；临床检查和影像学参数需要结合，探诊深度增加、探诊出血或种植体周围骨丧失等指标单独出现不足以诊断种植体周炎。

【治疗要点】

1. 治疗决策　根据种植体周病的诊断及疾病严重程度制订治疗计划，菌斑控制是治疗核心。具体可参考探诊深度、菌斑指数、探诊出血和骨吸收程度等指标确定采用非手术治疗和手术治疗，目的在于及时治疗早期病变，防止种植体周组织炎症和骨吸收进展。种植体周黏膜炎及骨吸收 ≤ 2 mm 的种植体周炎病例多采用非手术治疗，骨吸收 > 2 mm 的病例采用手术治疗。

2. 非手术治疗

（1）机械清除菌斑：可采用纯钛/瓷制手用洁治器、橡皮抛光杯、钛刷、碳纤维超声刮治器、气压喷砂治疗。以上手段同时配合氯己定龈下冲洗。

（2）局部用缓释抗菌药：包括含四环素的缓释膜、甲硝唑凝胶和盐酸米诺环素软膏。

（3）全身用抗生素：奥硝唑、甲硝唑或阿莫西林联合应用甲硝唑。

（4）其他治疗技术

1）Er: YAG 激光：切除增生牙龈组织，去除种植体周围肉芽组织，去除种植体表面污染。

2）光动力疗法：利用光敏剂选择性与细菌结合，光照下吸收能量产生活性氧来杀灭细菌。

3）修复体调改与咬合治疗：修复体外形不利于菌斑控制的需要调改；殆接触应调改为最小点接触，并去除非正中咬合接触；有不良习惯（如夜磨牙或紧咬牙）者需要制作殆垫。

3. 手术治疗

（1）切除性手术：针对软组织增生或有深袋的种植体周黏膜炎位点，切除炎症肉芽组织和部分增生牙龈，术中同时清理污染的基台表面。种植体周炎形成一壁或二壁骨缺损时，采用骨切除术或骨成形术治疗，术中去净种植体颈部领圈状袋内上皮和炎症肉芽组织，配合对暴露种植体表面进行机械或化学药物清洁处理，或磨改种植体表面螺纹和粗糙面，采用根向复位瓣技术缝合。

（2）再生性手术：种植体周炎形成三壁、四壁骨缺损或骨壁裂时，可用骨替代物＋屏障膜的再生重建手术技术（GBR）治疗，同样需要在 GBR 前去净炎症肉芽组织等病原刺激物并做种植体表面去污化处理。

（3）手术中种植体表面处理：术中对病损区种植体的污染表面进行净化非常重要，主要有以下几种方法。

1）柠檬酸、氟化亚锡、盐酸四环素、氯己定、EDTA 等化学处理方法。

2）手工、超声刮治器和喷砂等机械处理方法。

3）光动力或激光处理等其他方法。

4）种植体表面改形术仍有争议。

【预后】

1. 种植体周病的治疗应建立在终生维护及定期回访的基础上，必须重视患者的口腔卫生宣教，以形成良好自我维护的自觉性。

2. 上述治疗可以使探诊出血、探诊深度等临床指标得到改善，但尚未发现可以完全消除种植体周围感染的方法，并且没有发现哪种种植体表面处理方法更优越。

3. 引导性骨再生技术可以有不同程度的骨量增加，但可能只是充填骨缺损而不是重新形成骨结合。

4. 当前有关种植体周围感染的治疗尚无统一的指南，治疗多是建立在经验基础上，预后不明确。

（孔宇）

第四节　口腔黏膜疾病

一、复发性阿弗他溃疡

复发性阿弗他溃疡又称复发性口腔溃疡，是最常见的口腔黏膜溃疡性损害。溃疡可发生于口腔黏膜任何部位，具有周期性反复发作和自限性的特点。患病率约为 20%。按溃疡的大小、深浅及数目不同可分为轻型、疱疹样、重型三型。

【诊断要点】

1. 临床表现　典型表现为圆形或椭圆形的溃疡，具有"红、黄、凹、痛"的特征，即溃疡周围有窄的红晕，表面覆盖黄白色假膜，中央凹陷，疼痛明显。

（1）轻型复发性阿弗他溃疡（图 2-15）

1）最常见，约占复发性阿弗他溃疡的 80% 以上。

2）溃疡周期性反复发作，有自限性，间歇期因人而异。

3）好发于黏膜上皮角化较差的区域。

4）溃疡直径多为 5 ~ 10 mm，数目小于 10 个，界限清楚，具有

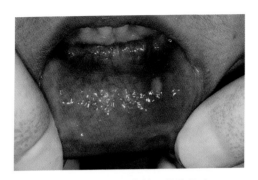

图 2-15　轻型复发性阿弗他溃疡

"红、黄、凹、痛"的特征。

　　5）一般溃疡 10 ~ 14 天可自愈，愈合后不留瘢痕。

　　（2）疱疹样复发性阿弗他溃疡（又称口炎型口疮，图 2-16）

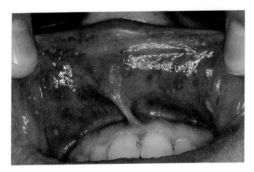

图 2-16　疱疹样复发性阿弗他溃疡

　　1）有口腔溃疡反复发作史。

　　2）溃疡小，数目多，可达十几个或几十个不等。

　　3）溃疡散在分布于口腔内，或融合成片，不成簇。

　　4）溃疡周围黏膜充血，唾液增多，疼痛明显。相应部位淋巴结可能肿大。

　　5）有时伴有头痛、低热等症状。

　　（3）重型复发性阿弗他溃疡（又称腺周口疮、复发性坏死性黏膜腺周围炎，图 2-17）

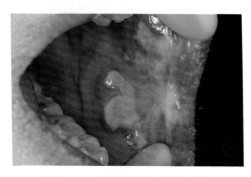

图 2-17　重型复发性阿弗他溃疡

1）患者有口腔溃疡反复发作史。

2）溃疡数目少，多为单发，2 个以上少见，可伴有轻型口疮。

3）溃疡直径多在 1 cm 以上，深达黏膜下层，周围黏膜水肿，边缘隆起，溃疡中央凹陷，呈弹坑状。

4）病损持续时间长，可达一至数月，愈合后留有瘢痕。

5）疼痛剧烈，有时伴有相应部位淋巴结肿大。

2. 组织病理学检查

（1）溃疡表面可有纤维素性渗出形成膜，有坏死组织覆盖，有密集的炎症细胞浸润，以中性粒细胞和淋巴细胞为主。

（2）腺周口疮病变可侵及黏膜下层，腺管扩张，上皮增生，腺小叶结构可消失，为淋巴细胞取代。

【鉴别诊断】

1. 急性疱疹性龈口炎　疱疹样复发性阿弗他溃疡需与急性疱疹性龈口炎相鉴别。急性疱疹性龈口炎多发于婴幼儿，伴有发热、淋巴结肿大等全身症状。口腔病损可发生于牙龈、上腭等角化黏膜，有助于与疱疹样复发性阿弗他溃疡鉴别。

2. 创伤性溃疡　溃疡发生有明显的机械刺激因素，如残冠、残根、尖锐牙缘、牙尖、不良修复体、婴儿牙齿萌出边缘创伤等。溃疡发生部位及外形与刺激物形状相一致，如及时去除刺激，黏膜可恢复正常。

3. 癌性溃疡　多见于中老年人，好发于舌缘、舌腹、口角区内侧、软腭复合体等部位，溃疡深，呈菜花状。周围及基底有硬结，边缘不整齐，触诊基底硬。溃疡持续不愈，呈进展性加重。病理检查可明确诊断。

【治疗要点】

总体原则：寻找诱因，去除可能的致病因素，减轻局部症状，促进溃疡愈合，尽量延长间歇期，缓解病情。对于轻型复发性阿弗他溃疡，以局部治疗为主，可局部应用糖皮质激素类药物。对于症状较重或发作频繁的复发性阿弗他溃疡患者，可采用局部和全身联合用药的方法。

1. 药物治疗

（1）全身治疗

1）补充维生素：维生素 C 每次 0.1 ~ 0.2 g，每日 3 次；复合维生素 B，每次 1 片，每日 3 次。

2）免疫制剂：包括糖皮质激素、沙利度胺、转移因子、左旋咪唑、胸腺素等。

3）维酶素：每次 1 g，每日 3 次。

（2）局部治疗

1）消毒防腐药物：0.1% 依沙吖啶溶液、0.12% 氯己定溶液、西吡氯铵含漱液、聚维酮碘含漱液等，以及西地碘片、地喹氯铵含片、溶菌酶片。

2）止痛药物：达可罗宁、利多卡因、苯佐卡因等溶液或凝胶表面涂布麻醉。疼痛明显时，于饭前使用。

3）局部用糖皮质激素：曲安奈德口腔糊剂、醋酸地塞米松软膏等。

4）皮质激素局部封闭：腺周口疮经久不愈者可用地塞米松注射液加等量 2% 利多卡因注射液在溃疡基底部注射，每周 1 次。

2. 其他治疗

（1）物理疗法：病损区用激光、红外光照射，可以止痛、促进溃疡愈合。

（2）超声雾化治疗：适用于溃疡散在且多发、病情较重的患者。

【预后】

复发性阿弗他溃疡具有自限性，预后良好。

二、口腔扁平苔藓

扁平苔藓是一种细胞免疫介导的慢性炎症性皮肤黏膜病，皮肤和黏膜可单独或同时发病。长期糜烂的口腔扁平苔藓有潜在恶变风险，世界卫生组织将其列入癌前状态。扁平苔藓是常见的口腔黏膜病，患病率约为 1.01%（0.49%～1.43%），好发于 30～50 岁的中年女性。

【诊断要点】

1. 临床表现

（1）口腔黏膜病损：女性多于男性，30 岁以上多见。口腔病损多见于颊黏膜及前庭沟，其后依次为舌、唇、牙龈。病损常呈对称性，表现为针尖大小的灰白色丘疹，进而组成细的角化条纹，称为 Wickham 纹。病情反复迁延，难以自愈。

根据病损表现，分为以下几种类型。

1）网纹型：灰白色条纹，交织成网状，是扁平苔藓的基本病损。临床上无症状，偶尔有粗糙感（图 2-18）。

2）斑块型：此型多见于吸烟患者，好发于舌背。灰白色丘疹融合成斑块状，病损呈圆形或椭圆形，多不高于黏膜表面（图 2-19）。

3）萎缩型：上皮萎缩变薄，有充血性红斑，易形成糜烂面。

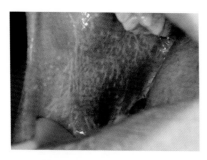

图 2-18　网纹型扁平苔藓

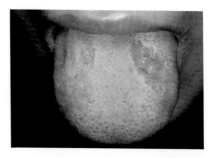

图 2-19　斑块型扁平苔藓

常出现于灰白色角化网纹周围。常常发生于附着龈，也可见于颊部黏膜。患者对刺激性食物敏感，出现烧灼感、刺激性疼痛等自觉症状。

4）水疱型：疱为透明或半透明，周围伴有斑纹或丘疹，疱破后形成糜烂面。可发生于颊、唇、前庭沟及翼下颌韧带等处黏膜。

5）糜烂型：病损破溃形成糜烂面，表现为不规则淡黄色假膜，边缘充血发红，有轻度水肿，周围环绕灰白色网纹。患者可有自发性疼痛感（图 2-20）。

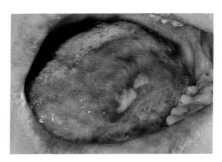

图 2-20 糜烂型扁平苔藓

（2）口腔黏膜以外的病损

1）皮肤表现：典型皮损为紫红色多角形扁平小丘疹，边界清楚，扁平微凹，上覆鳞屑或痂皮，表面有白色角质薄膜，周围伴灰白色细纹，即 Wickham 纹，触之稍硬。皮疹可发于全身各处，但以四肢屈侧、前臂和腕部多见。皮肤损害多有自限性，一般有阵发性痒感，亦有无自觉症状者。

2）指（趾）甲表现：甲床变薄，甲板起皱呈纵嵴状，甲板末端游离边缘裂开。

2. 组织病理学检查　如病损发生在危险区，斑块型、萎缩型和反复糜烂的病损建议做病理检查。

典型病理表现为上皮过度角化不全、基底细胞液化变性及基底膜下方固有层中大量淋巴细胞带状浸润。棘层、基底层或固有层内可见嗜酸染色的胶样小体。

【鉴别诊断】

1. 口腔白斑病　发生于舌背的斑块型扁平苔藓需要与口腔白斑病鉴别。前者呈灰白而透蓝色，微凹，质地较软，平滑而润泽，有时病损如云雾状；而白斑多为白色或白垩色斑块，周缘界限清楚，触之稍硬且粗糙。活体组织检查亦有助于两者的鉴别诊断。

2. 慢性盘状红斑狼疮　慢性盘状红斑狼疮以病损中央黏膜盘状萎缩面、周缘细短放射条纹为特征性表现，常发生于下唇唇红黏膜（图 2-21）。两者组织病理学表现不同，免疫病理学检查有助于鉴别诊断。

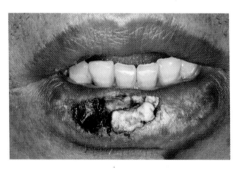

图 2-21　慢性盘状红斑狼疮

【治疗要点】

总体原则：根据病损的严重程度、临床类型和患者的症状选择治疗措施。对无症状的网纹状病损可以不予治疗，进行观察随访。对有症状的病损可选择局部治疗或全身治疗，目的是消除充血，促进糜烂愈合，缓解疼痛等不适症状。

1. 全身治疗

（1）损害局限且无症状者可不用药，仅观察随访。

（2）损害局限但有症状者以局部用药为主。

（3）损害较严重者采用局部和全身联合用药。全身用药以免疫调节治疗为主，可用药物包括：糖皮质激素、羟氯喹、雷公藤、昆明山海棠、硫唑嘌呤、甘草酸、氯苯砜等。

（4）注意控制继发感染，特别是真菌感染。

（5）加强心理疏导，缓解精神压力，必要时可建议患者进行心理咨询及治疗。

2. 局部治疗　治疗原则：消除局部刺激因素，消除感染性炎症。

（1）首先应去除各种机械和化学刺激，如烟、酒、辛辣食物、牙石、尖锐牙尖、龋洞、不良修复体及银汞合金充填材料等。

（2）其次调整咬合，修整不良修复体，减少锐利牙尖及边缘对病损黏膜的刺激。保持口腔卫生。若怀疑损害的发生与患者长期服用某种药物有关，可建议换用其他药物。

（3）糖皮质激素：用于局部病损严重、长期糜烂不愈者，有助于消除糜烂、充血、炎症，促进愈合。如 0.1% 曲安奈德乳膏等。

（4）免疫抑制剂：强效激素治疗无效者可局部使用免疫抑制剂，如环孢素、他克莫司、吡美莫司等钙依赖性磷酸酶抑制剂。

（5）维 A 酸类：作为临床辅助用药，用于消除扁平苔藓白色角化病损。

（6）中药粉剂：促进糜烂面愈合，例如养阴生肌散。

【预后】

定期随访，防止癌变。病情缓解后，一般每 3～6 个月复查 1 次；如果持续稳定，每年复查 1 次；如果病情复发或加重，应及时复诊。

三、口腔白斑

口腔白斑是一种癌前病变。口腔白斑指主要为白色的、不能被擦去、临床和组织病理学上不能被诊断为其他任何病变的口腔黏膜病变。患病率为 1.5%～4.3%。白斑表现为口腔黏膜上发生的白色斑块，质地紧密，界限清楚，并稍高于黏膜表面。根据临床表现不同，白斑被分为均质型、疣状型、颗粒型和溃疡型。

【诊断要点】

1. 临床表现

（1）好发于 50 岁以上男性。

（2）可发生于口腔任何部位，以颊黏膜最多见，其后依次为舌、唇黏膜。某些类型具有比较特定的部位，如颗粒型白斑多见于口角联合区。发生于口底和舌侧缘的白斑容易癌变。

（3）均质型白斑多表现为稍高于黏膜表面、略粗糙呈皱纹纸状的白色斑块（图 2-22）。一般无症状或有发涩感。

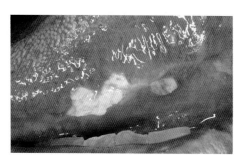

图 2-22　均质型白斑

（4）疣状型白斑表现为厚而高起、表面有刺状或结节状突起的白色斑块。质地较硬，有粗糙感。

（5）颗粒型白斑损害表现为发红的黏膜面有细小颗粒样白色角化病损，高出黏膜面，表面不平，似绒毛样。患者多有刺激痛，往往伴发念珠菌感染。

（6）溃疡型白斑是在白色斑块上出现溃疡，常有明显的疼痛。

2. 组织病理学检查

（1）上皮过度正角化或过度角化不全。颗粒层明显，棘层增厚，上皮钉突较大。结缔组织中有数量不等的炎症细胞浸润。

（2）根据上皮增殖和紊乱的程度，可以分为上皮单纯增生和异常增生，后者有较大的恶变倾向。

3. 特殊检查　包括脱落细胞检查和甲苯胺蓝染色法，详见诊断技术篇。

【鉴别诊断】

1. 白色角化症　伴有明显的机械或化学刺激因素。白色角化斑块边缘不清晰，去除刺激因素后白色斑块可逐渐变浅消失。组织病理学检查不伴有上皮异常增生。

2. 白色水肿 白色水肿多见于颊黏膜，表现为黏膜增厚发白，但很柔软，弹性正常。口镜牵拉后，白色病损可以减轻或消失。

【治疗要点】

总体原则：对口腔白斑目前尚无特效治疗方法。治疗原则是卫生宣教，消除局部刺激因素，监测并预防癌变。

1. 全身治疗 主要是维生素 A 及维 A 酸、维生素 E、番茄红素、β 胡萝卜素等。

2. 局部治疗

（1）口腔卫生宣教。

（2）去除刺激因素：戒烟、戒酒，戒除咀嚼槟榔的习惯，少食酸、辣、麻、烫等刺激食物。

（3）去除残根、残冠、不良修复体。

（4）对伴白念珠菌感染的病损可配合抗真菌治疗。

3. 其他治疗 对于上皮重度异常增生病损、发生于癌变危险区的白斑，以及疣状型、颗粒型、溃疡型等非均质型白斑，需要采用手术切除、激光、冷冻等方法去除。术后必须定期复查。

【预后】

所有白斑病例，无论是否完全切除，均应每 3～6 个月复查 1 次，并进行长期的追踪观察。

四、口腔念珠菌病

口腔念珠菌病主要是由念珠菌感染引起的口腔黏膜急性、亚急性、慢性炎症。口腔念珠菌病临床上常分假膜型念珠菌病、急性红斑（萎缩）型念珠菌病、慢性红斑（萎缩）型念珠菌病和慢性增殖型念珠菌病四型。

（一）假膜型念珠菌病

【诊断要点】

1. 临床表现（图 2-23）

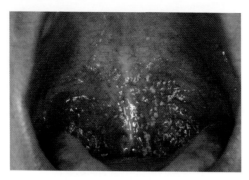

图 2-23　急性假膜型念珠菌病

（1）好发于接受糖皮质激素治疗者、人免疫缺陷病毒（HIV）感染者、免疫缺陷者、婴幼儿及身体衰弱的患者。

（2）病程为急性、亚急性，少数可表现为慢性。

（3）病损可发生在口腔黏膜任何部位，表现为白色绒状假膜，用力可将假膜擦去，下方为充血的基底。

（4）自觉症状为口干、烧灼不适、轻微疼痛，小儿表现为哭闹不安。

2. 实验室检查

（1）取白色假膜做 10% KOH 或 10% NaOH 涂片，直接镜检，在显微镜下可见大量的念珠菌菌丝和孢子（详见诊断技术篇）。

（2）涂片固定后做革兰氏染色或做 PAS（过碘酸希夫染色）。

（3）唾液培养与念珠菌鉴定。

3. 组织病理学检查　病损表面有大量菌丝，可有上皮增生，上皮之间出现广泛的炎性渗出物，有菌丝穿过上皮浅层。可见中性粒细胞游出，在上皮浅层聚集形成特征性的微小脓肿。

4. 特殊检查　检测患者血清及唾液中抗念珠菌荧光抗体。血清抗念珠菌 IgG 抗体滴度 > 1∶16，唾液抗念珠菌 IgG 抗体滴度 > 1∶1，可作为辅助诊断依据。

【治疗要点】

总体原则：抗真菌药物控制真菌；改善口腔环境使之偏碱性，

不利于念珠菌生长；去除可能的易感因素，如提高免疫力、补充营养等。

1. 全身治疗

（1）制霉菌素片每片 50 万 IU，每次 1 片，一天 3 次，口含化。

（2）氟康唑等三唑类抗真菌药物，首剂量 200 mg/d 口服，以后 100 mg/d 维持，连续 2 周，但停药后 1～2 周真菌检查阴性方可认为治愈。

（3）检查有无内分泌紊乱、免疫功能异常及营养素缺乏，及时诊断治疗。

2. 局部治疗

（1）小儿喂养用具要清洁并消毒，注意防止因喂养工作人员而引起的交叉感染。

（2）2%～4% 碳酸氢钠溶液擦洗口腔，每日 3～4 次。

（3）0.05% 或 0.12% 氯己定溶液漱口。

【预后】

本型病程较短，经过抗真菌治疗后，一般 1 周至数周可痊愈，不易复发。

【预防】

1. 应注意合理应用抗生素、糖皮质激素及免疫抑制剂，特别是口腔局部用药。

2. 注意口腔微生态平衡和口腔卫生。

（二）急性红斑（萎缩）型念珠菌病（抗生素口炎）

【诊断要点】

1. 临床表现（图 2-24）

（1）患者多有短期内服用大量抗生素或糖皮质激素史，或为 HIV 感染患者。

（2）口腔黏膜充血，形成广泛的红色斑块，边缘不整齐。好发于舌、颊及上腭黏膜。严重时舌背黏膜呈鲜红色并有舌乳头萎缩。

（3）患者疼痛明显，并有口干、烧灼感，少数有麻木感。

2. 实验室检查　主要为微生物学检查（涂片、培养）。在红斑

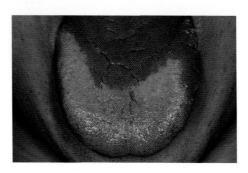

图 2-24　急性红斑型念珠菌病

区直接做涂片检查有时查不到念珠菌菌丝，如果与假膜型念珠菌病同时发生，则可见念珠菌菌丝。

【鉴别诊断】

1. 疱疹性口炎　假膜为黄色及棕色，易擦去；患者疼痛症状明显；假膜涂片无菌丝及孢子。

2. 一期、二期梅毒　无特征性白色假膜，有深而明显的浸润；涂片暗视野检查可见密螺旋体，血清学诊断证实。

3. 多形红斑　黄棕色渗出假膜范围广，较易去除；局部疼痛明显，皮肤可有靶形红斑；假膜涂片及真菌培养阴性。

【治疗要点】

总体原则：治疗原则同假膜型念珠菌病，以局部治疗为主。

1. 全身治疗

（1）制霉菌素片每片 50 万 IU，每次 1 片，一天 3 次，口含化。

（2）氟康唑首剂量 200 mg/d 口服，以后 100 mg/d 维持，连续 2 周，但停药后 1～2 周真菌检查阴性方可认为治愈。

2. 局部治疗

（1）停止使用诱发的药物。

（2）碱性漱口液含漱，如 2%～4% 碳酸氢钠溶液含漱。

【预后】

本型病程较短，经过抗真菌治疗后，一般 1 周至数周可痊愈，不易复发。

【预防】

1. 应注意合理应用抗生素、糖皮质激素及免疫抑制剂，特别是口腔局部用药。

2. 注意口腔微生态平衡和口腔卫生。

（三）慢性红斑（萎缩）型念珠菌病（义齿性口炎）

【诊断要点】

1. 临床表现

（1）好发于佩戴义齿的患者。患者多有晚上不摘义齿的习惯。

（2）慢性病程，持续数月至数年，可复发。

（3）可有轻度口干和烧灼感。

（4）临床表现为义齿承托区黏膜广泛发红，呈鲜红色界限明显的红斑。当义齿基托组织面与承托区黏膜不密合时，可导致红斑表面创伤，形成颗粒（图 2-25）。

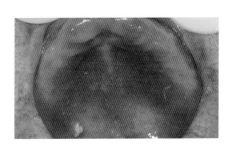

图 2-25　慢性红斑型口腔念珠菌病

（5）舌背丝状乳头萎缩，舌背发红。常伴有口角炎，导致张口疼痛。

2. 实验室检查　义齿基托的组织面及舌背病损区涂片可见念珠菌菌丝及孢子。

【治疗要点】

总体原则：以局部用药为主，并且注意口腔卫生。

1. 药物治疗

（1）全身治疗

1）制霉菌素片每片 50 万 IU，每次 1 片，一天 3 次，口含化。

含化时应将义齿摘下。

2）氟康唑首剂量 200 mg/d 口服，以后 100 mg/d 维持，连续 2 周，但停药后 1~2 周真菌检查阴性方可认为治愈。

（2）局部治疗

1）戴义齿的患者应注意义齿的清洁，睡觉前应将义齿取下清洗，浸泡在 2%~4% 碳酸氢钠溶液或 0.12% 氯己定溶液中。

2）治疗局部创伤。义齿固位不好引起创伤的应重衬或重新修复。

3）口角炎可局部应用咪康唑制剂。

2. 其他治疗　对于腭部结节状增生组织，在抗真菌治疗后，可选择手术切除。

【预后】

经过抗真菌治疗后，一般 1 周至数周可痊愈，不易复发。但是部分慢性感染者病程较长，可持续数月至数年。

【预防】

注意口腔微生态平衡、口腔卫生和义齿卫生。

（四）慢性增殖型念珠菌病（慢性肥厚型念珠菌口炎）

【诊断要点】

1. 临床表现（图 2-26）

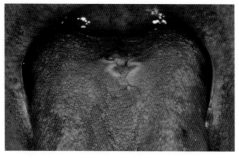

图 2-26　慢性增殖型念珠菌病

（1）常发生于吸烟或口腔卫生差的患者。有些患者发病与全身疾病有关，如血清铁低下、内分泌失调等。

（2）念珠菌白斑：病损好发于口角联合区，表现为黏膜上白色斑块、伪白斑样增生及角化病变。有时形成小的溃疡，红斑之间有白色角化斑块交错存在。患者自觉有口干、烧灼感及轻微疼痛感。

（3）念珠菌性肉芽肿：多见于舌背、上腭。临床表现为口腔黏膜上发生结节状或肉芽肿样增生。

2. 实验室检查　病损区涂片检查可见菌丝。

3. 组织病理学检查　可见念珠菌菌丝侵入上皮浅层，上皮有增生或异常增生。在不全角化层中，白细胞聚集形成微小脓肿。淋巴细胞及浆细胞在固有层密集，结缔组织中也有慢性炎症浸润，并可见血管扩张、胶原纤维水肿断裂等表现。

4. 特殊检查　检测患者血清及唾液中抗念珠菌荧光抗体。血清抗念珠菌 IgG 抗体滴度 > 1∶16，唾液抗念珠菌 IgG 抗体滴度 > 1∶1，可作为辅助诊断依据。

【治疗要点】

总体原则：抗真菌药物控制真菌；改善口腔环境使之偏碱性，不利于念珠菌生长；去除可能的易感因素，如提高免疫力、补充营养等。

1. 全身治疗

（1）制霉菌素片每片 50 万 IU，每次 1 片，一天 3 次，口含化。

（2）氟康唑首剂量 200 mg/d 口服，以后 100 mg/d 维持，连续 2 周，但停药后 1～2 周真菌检查阴性方可认为治愈。

（3）伊曲康唑抗菌谱较广，口服后可在皮肤和黏膜维持较高浓度，100～200 mg/d，用药 2 周。

（4）全身支持疗法，补充多种维生素。

（5）疗程相对长。

2. 局部治疗

（1）对于吸烟的患者，应嘱其戒烟。

（2）调整全身情况，如缺铁者应补充铁。积极治疗全身疾病。

（3）碱性漱口液含漱，如 2%～4% 碳酸氢钠溶液含漱。

【预后】

有恶变的可能性，应足够重视，密切随访，防止癌变。

五、慢性唇炎

慢性唇炎又称为慢性非特异性唇炎，是发生于唇部的非特异性炎症性疾病，不具有特殊病理变化。病因不明，可能与唇红缺乏皮脂腺，易受自身及环境因素影响出现干燥及炎症有关。发病诱因包括局部物理、化学、机械刺激，部分反复发作、迁延不愈的患者也与烦躁、焦虑等精神因素有关。

【诊断要点】

1. 病史

（1）是否在寒冷季节加重。

（2）是否有咬唇、舔唇、撕皮等不良习惯。

（3）发病是否与进食辛辣刺激性食物或可疑过敏食物有关。

（4）发病是否与冷风、日晒等环境因素有关。

2. 临床表现

（1）病情特点为反复发作，时轻时重。

（2）典型表现为唇红干燥、脱屑，可伴有皲裂（图 2-27）。

（3）局部可伴有明显的痒感和灼痛感。

（4）少数患者继发感染时可伴有渗出、脓痂或持续性肿胀。

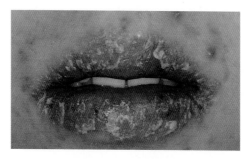

图 2-27 慢性唇炎

3. 实验室检查

（1）短期内好转、较少复发者无须行实验室辅助检查。

（2）症状反复或长期不愈者需排查念珠菌及金黄色葡萄球菌感染。

（3）怀疑与过敏因素相关者可行斑贴试验或过敏原检测。

4. 组织病理学检查　表现为非特异性炎症，上皮内细胞排列正常或有水肿，固有层淋巴细胞、浆细胞浸润，血管扩张充血。黏膜上皮角化不全或呈过角化，也可有剥脱缺损。

【鉴别诊断】

1. 干燥综合征　除唇部干燥、脱屑外，同时伴有口干、眼干等其他症状及血清免疫学异常的表现。

2. 光化性唇炎　与日光曝晒有关，好发于户外工作者。可出现唇红部色素脱失、唇红缘界限消失，甚至出现白色斑块，患者多无痒感。

3. 慢性盘状红斑狼疮　好发于唇部，表现为中央萎缩凹陷的红斑样病损，周围有呈放射状排列的白色短条纹。病损可超出唇红缘累及皮肤，唇红与皮肤界限不清或消失。

4. 多形红斑　该病起病急骤，有自限性。发生于唇部的多形红斑易形成厚的血痂，轻触易出血，同时伴有口内黏膜水疱、糜烂、渗出。皮肤典型表现为靶形红斑。

【治疗要点】

治疗原则：首先避免各种刺激因素，如改变舔唇、咬唇、撕皮等不良习惯，戒烟酒、忌食辛辣食物，避免风吹和寒冷刺激，避免日光直晒，保持唇部湿润。在去除刺激因素的基础上，症状轻微者可不予药物治疗，仅用唇膏或凡士林保湿即可；症状严重者可酌情给予抗炎、抗感染治疗。

1. 药物治疗

（1）局部湿敷：是治疗慢性唇炎的有效手段。可使用浸透 0.1% 乳酸依沙吖啶溶液或 3% 硼酸溶液的棉片湿敷，每日 1~2 次，每次 15~20 分钟。

（2）局部使用抗炎药物：湿敷后可局部涂擦糖皮质激素软膏，例如曲安奈德软膏、氟轻松乳膏等。对于糖皮质激素治疗效果不佳的患者，也可选择钙调磷酸酶抑制剂，如他克莫司软膏、吡美莫司软膏。

（3）抗感染治疗：继发念珠菌或球菌感染者，给予相应抗感染药物，如 2% 硝酸咪康唑乳膏、克霉唑乳膏、金霉素眼膏等。

（4）局部封闭：对于糜烂严重、其他治疗方法效果不佳者，可采用曲安奈德或地塞米松局部封闭，每周 1 次。但应注意反复局部注射引起唇部硬结的可能性。

2. 其他治疗

（1）心理干预：一般情况下局部对症治疗以及使用唇膏保湿可达到较好的治疗效果，但对于有强迫行为（例如反复舔唇、咬唇等）的患者，必要时需要心理干预，甚至部分心理疾病患者以慢性唇炎为首发症状。

（2）微波治疗：目前临床较少用。局部湿敷联合微波治疗适用于慢性糜烂的患者，有助于促进局部血液循环、加快药物吸收，改善治疗效果。

【预防】

预防措施包括去除上述局部刺激因素、唇部保湿、心理干预等。

六、光化性唇炎

光化性唇炎又称光线性唇炎、日光性唇炎，是唇部过度日光照射导致的唇炎。分急性和慢性两型，慢性光化性唇炎是一种口腔黏膜潜在恶性病损，可转变为鳞状细胞癌。

【诊断要点】

1. 病史

（1）是否有长期户外工作、日晒史。

（2）病情是否在夏季加重。

2. 临床表现（图 2-28）

（1）下唇好发，上唇及口角部位极少受累。

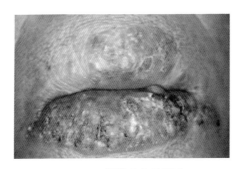

图 2-28 慢性光化性唇炎

（2）急性光化性唇炎：表现为唇红充血、红斑、水疱、糜烂，病损表面渗出结痂。全身症状较轻。发病前一般有明确的日光曝晒史。

（3）慢性光化性唇炎：表现多样。初期可表现为唇红干燥、脱屑、皲裂。病情迁延可导致唇红色素脱失、灰白色斑纹、唇红缘界限不清甚至黏膜局限性增厚。该型有一定癌变危险。

3. 组织病理学检查　黏膜上皮角化层增厚、过角化，棘层增厚，固有层血管扩张，伴少量淋巴细胞浸润。慢性光化性唇炎病损可见固有层内胶原纤维嗜碱性改变，部分病变会出现不同程度的上皮异常增生。

【鉴别诊断】

1. 慢性盘状红斑狼疮　典型病损为黏膜盘状萎缩面，周缘放射状细短白色条纹。

2. 扁平苔藓　发生在下唇者以白色网状条纹为主要特点，可伴有口内黏膜病损。

3. 慢性非特异性唇炎　干燥脱屑样病损应与慢性非特异性唇炎鉴别，后者无日光曝晒史，患者可有不良习惯，秋冬季好发。

【治疗要点】

治疗原则：该病与长期日晒有关，因此需避免日晒及紫外线刺激。同时积极治疗，定期随访，预防癌变。

1. 药物治疗

（1）氟尿嘧啶：每日 1～2 次涂擦，可连续用药 2～4 周。如出现糜烂、溃疡，则停止用药。约 50% 的患者该药治疗有效。

（2）咪喹莫特：一种免疫调节剂，具有抗病毒和抗肿瘤作用。约 45% 的慢性光化性唇炎患者该药治疗有效，但用法、用量尚待进一步规范。

2. 其他治疗

（1）物理疗法：可使用液氮冷冻疗法、二氧化碳激光照射、光动力疗法等。

（2）手术治疗：对怀疑癌变或已经癌变患者应尽快手术，但应注意对唇红切除缘的修补。

【预后】

慢性光化性唇炎属于口腔黏膜潜在恶性病损，约有 10% 的概率发生恶性转变，患者需长期随访。

【预防】

避免午间强烈日光直晒，戴宽边帽，使用含抗紫外线成分（如对氨基苯甲酸）的唇膏，局部涂擦遮光剂（如氧化锌、5% 二氧化钛软膏）等。

（魏攀　邢海霞）

第三章

口腔颌面部炎症

第一节 智齿冠周炎

智齿冠周炎是指第三磨牙萌出不全或阻生时，牙冠周围软组织发生的炎症。常发生于 18～30 岁智齿萌出期的青年，下颌智齿冠周炎多见。临床症状表现为智齿周围软组织肿胀、充血、糜烂或盲袋溢脓，急性期疼痛明显，常伴不同程度的张口受限、吞咽困难等。病情重者可伴有发热、畏寒、食欲减退等全身症状。

【诊断要点】

1. 临床表现

（1）症状：智齿冠周炎常以急性炎症形式出现。初期患者自觉患侧磨牙后区胀痛不适，咀嚼、吞咽、开口活动时疼痛加重。如病情继续发展，局部可呈自发性跳痛，或沿耳颞神经分布区出现放散痛。当炎症侵及咀嚼肌时，可引起不同程度的张口受限，甚至牙关紧闭。炎症病情重者，可出现不同程度的发热、畏寒、食欲减退等。慢性智齿冠周炎临床上多无明显症状，仅有局部轻压痛等，但当患者全身抵抗力降低时，可致炎症急性发作。

（2）体征：口腔检查多见第三磨牙萌出不全，牙冠周围软组织红肿，龈瓣边缘可伴糜烂，牙龈盲袋内可挤压出脓性分泌物（图3-1）。病情严重者可累及舌腭弓、咽侧壁、咀嚼肌，导致张口困难，可伴同侧颌下淋巴结肿大、压痛。智齿冠周炎可蔓延至邻近组织器官或筋膜间隙，向磨牙后区扩散可形成骨膜下脓肿，在咬肌前缘与颊肌后缘间薄弱处突破形成面颊瘘；沿下颌骨外斜线向前可在第一磨牙颊侧骨膜下形成脓肿或破溃成瘘；亦可沿下颌支内外侧扩散，引起咬肌间隙、颊间隙、翼下颌间隙等间隙感染。X线检查能发现阻生智齿的阻生形态及与周围解剖结构的位置关系。

2. 实验室检查　急性化脓性智齿冠周炎常伴不同程度的白细胞总数升高、中性粒细胞比例上升等。

【鉴别诊断】

1. 下颌第一磨牙根尖周病变　下颌智齿冠周炎合并下颌第一

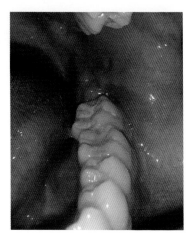

图 3-1　左下智齿冠周炎

磨牙颊侧前庭沟处牙龈瘘口时，应与下颌第一磨牙根尖周病变相鉴别。前者第一磨牙临床检查无确切病损，X线片也无根尖周病变，但有智齿阻生及红肿病史；后者第一磨牙多伴有牙体牙髓疾病及根尖周组织破坏。

2. 第三磨牙区牙龈恶性肿瘤　该区域恶性肿瘤常伴发炎症，可见以增生为主的实质性浸润包块。X线片可见局部骨组织溶解性破坏。

【治疗要点】

治疗原则：急性期以消炎、镇痛、切开引流、增强全身抵抗力为主；转入慢性期后，应尽早拔除阻生智齿。

1. 局部治疗　智齿冠周炎的治疗以局部处理为重点，局部以清除龈袋内食物残渣、坏死组织、脓液为主。常用冲洗液包括生理盐水、1%~3%过氧化氢溶液、1∶5000高锰酸钾溶液、0.1%氯己定溶液等，冲洗后可用探针蘸2%碘酒、碘甘油导入盲袋消炎。如若脓腔形成，则需切开引流清除脓液，放置引流条。

2. 全身治疗　根据局部炎症程度及全身反应，选择抗菌药物及全身支持疗法。

3. 智齿处理 多数情况下，对于牙位不正、无足够萌出空间、无咬合的智齿，应尽早拔除，防止冠周炎复发。如若智齿萌出空间足够且位置正常，可在局部麻醉下切除冠周龈瓣，消除盲袋。

【预后】

急性智齿冠周炎如未能彻底控制，则可转为慢性，反复发作，甚至遗留瘘管。若炎症继续扩散，则可引起邻近筋膜间隙感染、咽喉部肿痛等。

第二节 干槽症

干槽症又称为牙槽骨骨炎、纤维蛋白溶解性牙槽骨骨炎、局限性骨髓炎等，多发生于下颌后牙，以下颌智齿发生率最高，研究报道其发生率达 4%～10%，是下颌智齿拔除后常见并发症之一。干槽症病因至今不明，组织病理学上表现为牙槽骨壁骨炎或局限性骨髓炎，目前认为与手术创伤过大、局部血运较差、拔牙创感染和血凝块纤维蛋白溶解等有关。干槽症发生的危险因素包括拔牙手术的复杂程度、口腔卫生状况、吸烟、系统性疾病（免疫系统缺陷性疾病、糖尿病等）以及用药（激素、口服避孕药等）等。

【诊断要点】

1. 临床表现

（1）症状：拔牙 2～3 天后出现剧烈疼痛，向耳颞部、颌下区或头顶部放射，一般止痛药物不能缓解。有学者将干槽症分为腐败型和非腐败型两种。腐败型干槽症腐臭味明显，腐臭味是血凝块中纤维蛋白溶解的结果，这些血凝块大多来源于软组织出血，而不是牙槽窝骨壁出血；非腐败型干槽症由于牙槽窝内没有血凝块形成，也就不存在纤维蛋白溶解，所以没有腐臭味。

（2）体征：口腔检查见拔牙创内无正常血凝块，牙槽窝空虚，牙槽骨壁暴露，有灰白色假膜及腐败坏死物质，创口周缘略红肿。

腐败型干槽症伴明显臭味，用探针可直接触及骨面并有锐痛。颌面部无明显肿胀，张口无明显受限，颌下淋巴结可伴肿大、压痛（图3-2）。

2. 实验室检查　可能伴随白细胞数量升高。

【鉴别诊断】

1. 拔牙后疼痛　疼痛随时间推移逐步缓解，一般止痛药可协助缓解症状，无腐臭味道。

2. 拔牙后感染　牙龈及软组织红肿，可存在溢脓，检查拔牙窝内可能有残余牙片、牙槽突局部骨折、游离骨片和牙石等。

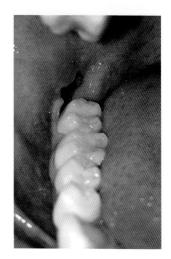

图 3-2　右下第三磨牙干槽症

【治疗要点】

治疗原则是彻底清创及隔离外界对牙槽窝的刺激，促进肉芽组织的生长。

1. 腐败型干槽症处理方法　局部麻醉后，用3%过氧化氢溶液棉球反复擦拭去除腐败坏死物质，直至牙槽窝清洁、干净、无臭味。然后用生理盐水冲洗牙槽窝，将碘仿纱条依次叠放，严密填满牙槽窝。为避免纱条松脱，可缝合两侧牙龈，10天后去除碘仿纱条。

2. 非腐败型干槽症处理方法　局部麻醉下用生理盐水冲洗牙槽窝，用棉球蘸干牙槽窝后填入蘸取少量丁香油的碘仿纱条或治疗干槽症的可吸收膏剂即可。

【预防】

1. 严格无菌操作。

2. 合理设计，减少手术造成的软硬组织创伤。

3. 使用涡轮钻增隙，代替敲击增隙。

4. 采用局部软组织瓣封闭创面。

5. 使用抗生素。

第三节 颌骨骨髓炎

颌骨骨髓炎是由细菌感染或物理、化学因素导致的颌骨炎症病变，累及骨膜、骨皮质、骨髓以及骨髓腔内的血管和神经等。按颌骨骨髓炎的致病原因及临床病理特点，可分为化脓性颌骨骨髓炎、特异性颌骨骨髓炎，以及物理、化学因素引起颌骨坏死后的继发感染等。临床上以化脓性颌骨骨髓炎最为多见，处理不当常导致颌骨坏死、颜面畸形和功能障碍等。

一、化脓性颌骨骨髓炎

此为最常见的颌骨骨髓炎类型，多发生于青壮年，16～30岁发生率最高，男性多见，主要发生于下颌骨。感染来源主要是牙槽脓肿、牙周炎及智齿冠周炎等牙源性感染，此外也有损伤性感染、血源性感染等。

【诊断要点】

1. 临床表现

急性期：发病急剧，局部病源牙疼痛，迅速向周围扩散，局部剧烈跳痛，软组织充血肿胀，可继发急性蜂窝织炎。因咀嚼肌受侵，常出现不同程度的张口受限。下牙槽神经受累时，可有患侧下唇麻木。全身症状明显，包括发热、寒战、疲倦无力、食欲缺乏等。

慢性期：全身症状轻，体温正常或有低热；消瘦、贫血，机体呈慢性消耗状态。局部肿胀，常伴瘘管溢脓，甚至排出小块死骨，肿胀区域牙齿多松动。当机体抵抗力降低或引流不畅时，可急性发作。

根据牙源性化脓性颌骨骨髓炎的临床病理特点，分为中央性颌骨骨髓炎和边缘性颌骨骨髓炎。

（1）中央性颌骨骨髓炎：病变始发于颌骨中央的骨松质和骨髓，多在急性化脓性根尖周炎、根尖脓肿基础上发生。炎症先在骨髓腔内发展，再由颌骨中央向外扩散，逐步累及骨密质、骨膜。下颌骨多发，可能与血供单一、骨板致密等解剖因素有关。

（2）边缘性颌骨骨髓炎：病变始发于颌骨周围的骨膜和骨密质，多见于青年人，好发在下颌支、下颌角区，最常见由智齿冠周炎引起的间隙感染所致。急性期不易被发现，常被颌周间隙感染症状所掩盖。慢性期腮腺咬肌区出现弥漫性肿胀，有压痛，呈凹陷性水肿，并有张口受限，可形成长期溢脓瘘管。

2. 实验室检查　白细胞总数升高，中性粒细胞比例增大。

3. 特殊检查　一般发病后约 10 天，X 线片显示骨质有斑点状透光区；晚期 X 线片可见显著的骨质破坏，大块死骨形成或多数游离碎小死骨块出现。若为病程较长的年轻患者，在死骨周围常可见到新骨形成，此种现象称为"包壳"。

【鉴别诊断】

1. 中央性颌骨骨髓炎应注意与中央型颌骨癌相鉴别。后者多发生于下颌骨，侵犯下牙槽神经可以导致下唇麻木，侵犯牙槽突可导致牙齿松动、脱落，突破骨皮质后可以在相应部位出现肿块。

2. 边缘性颌骨骨髓炎需与骨化纤维瘤区别。后者多发生于青年人，下颌多见，常单发，女性更常见。X 线片上表现为颌骨局限性膨胀，病变向四周发展，界限清楚，密度降低，可见不等量和不规则的钙化影像。

【治疗要点】

1. 急性期以全身应用抗生素、局部切开引流及拔除病源牙为主。重症患者表现出衰竭、全身中毒严重、贫血时，除一般支持疗法外，可以考虑少量多次输血，增强全身抵抗力。

2. 慢性期应以死骨刮除、病灶牙拔除为主，彻底消除病灶，改善机体状况。

二、放射性颌骨坏死或骨髓炎

头颈部恶性肿瘤应用放射治疗已日趋普及，放射线辐射引起的颌骨坏死或颌骨骨髓炎是头颈部大剂量放疗后的一种严重并发症，常以慢性坏死及感染为主要特征。临床表现为局部红肿、疼痛、吞咽困难、开口受限、咀嚼及语言障碍，面部软组织瘘管经久不愈、死骨暴露，严重者甚至造成病理性骨折等，给患者的身心带来巨大痛苦。下颌骨发病率远较上颌骨高，病变区域主要位于下颌体部及下颌角区，这可能与下颌骨接受放疗剂量较高、皮质骨成分较多及血供局限等有关。放射性颌骨坏死的发生与射线种类、个体耐受性、照射方式、局部防护，特别是照射剂量和分次照射方案等均有关系。

【诊断要点】

1. 临床表现　放射性颌骨坏死病程发展缓慢，往往在放疗后数月乃至十余年后才出现症状。颌骨及周围软组织经放射线辐射后，颌骨骨质发生进行性坏死，周围软组织损伤，表现为开口受限，照射区域皮肤色泽、质地改变，牙龈红肿，牙齿松动、脱落，牙槽骨外露以及死骨排出。颌面部可见软组织炎性肿胀、流脓、窦道形成、局部麻木、颌骨骨质暴露等，常常伴有明显臭味。随着病情加重，患者可能出现吞咽困难、开口受限、咀嚼及语言障碍、面部软组织瘘管溢脓不愈，严重者甚至发生病理性骨折，从而引起咬合紊乱。患者全身衰弱、消瘦、贫血，呈慢性消耗性状态。

2. 影像学检查　X线片可见病变区域密度不均匀变化，骨小梁增粗，呈网格样改变。随病变发展，骨稀疏区域可增大，骨小梁结构消失，有死骨形成，甚至出现病理性骨折。

【鉴别诊断】

1. 颌骨恶性肿瘤术后复发　根据既往肿瘤病史、病理类型、转移特点等综合判断。

2. 药物相关性颌骨坏死　药物相关性颌骨坏死主要与双膦酸盐类药物有关，患者有使用此类药物历史，全身可能有骨质疏松、乳腺癌等病史。

3. 慢性化脓性骨髓炎　病史较长，存在病灶牙，可能有化脓史。

【治疗要点】

1. 保守治疗　全身应用抗生素及支持疗法，局部保持引流通畅。

（1）口腔护理：每天用生理盐水或3%过氧化氢局部冲洗2～3次。

（2）高压氧治疗。

（3）药物治疗：包括抗炎药物、止痛药物以及抗菌药物等。

2. 手术治疗　根据骨坏死的程度与范围，可有多种手术方式，包括病灶刮除术、下颌骨边缘性切除术、下颌骨节段性切除术和"手术切除＋血管化组织瓣修复术"等。

（黄进伟）

第四节　口腔颌面部间隙感染

间隙感染也称蜂窝织炎，指口腔、颌骨周围、颜面及颈上部肌肉、筋膜、皮下组织中的弥散性急性化脓性炎症。如果感染局限，则称为脓肿。

【诊断要点】

1. 颌面部间隙感染临床表现的共同特点

（1）全身反应：反应轻重与机体的反应性和致病菌数量、毒力有关。轻者全身无明显反应，重者有发热、畏寒、头痛、全身不适等症状。如伴中毒性休克、败血症、脓毒血症等严重并发症，则出现相应症状。

（2）局部表现：红、肿、热、痛，皮肤紧绷发亮，捏不起皱褶，触之发硬、有触痛，有可凹陷性水肿，并伴功能障碍如开口或吞咽困难、呼吸道梗阻等。

2. 各间隙感染的特点

（1）眶下间隙感染

1）感染灶多为上颌前牙及双尖牙。

2）以尖牙凹为中心，眶下区弥漫肿胀、发亮、发红，可波及下眼睑。

3）相当于上颌患牙前庭沟处变浅、红肿、有压痛，如脓肿形成则有波动感。

（2）颊间隙感染

1）感染多来自病源牙如下颌第三磨牙冠周炎和上、下磨牙根尖周炎，也可为颊部淋巴结腺源性感染。

2）颊部皮肤红肿、光亮，颊黏膜肿胀。

（3）咬肌间隙感染

1）常由下颌第三磨牙冠周炎或第一、二磨牙根尖周炎所致。

2）以下颌角为中心肿胀，皮肤发红、光亮、疼痛；有的肿胀中心略靠上。

3）重度开口困难。

4）由于咬肌强大，脓肿形成后不易扪及波动感。一旦有深部脓肿形成指征，穿刺可帮助诊断。

5）感染长期存在得不到引流可并发下颌升支边缘性骨髓炎。

（4）翼下颌间隙感染

1）感染多为下颌磨牙感染扩散所致，尤以第三磨牙冠周炎为多，偶见医源性局部麻醉时针头污染所致。

2）下颌角内后有轻度疼痛及浸润块。

3）中度开口困难。

4）翼下颌皱襞处红肿、压痛。

（5）咽旁间隙感染

1）多来自第三磨牙冠周炎或扁桃体炎。

2）患侧咽部疼痛及吞咽困难。

3）下颌角内侧肿胀及压痛。

4）开口轻度或中度困难。

5）患侧软腭、舌与咽腭弓红肿，悬雍垂水肿并偏向健侧。

（6）下颌下间隙感染

1）常为下颌第三磨牙冠周炎或下颌磨牙感染扩散而来。由淋巴结炎所致腺源性感染多见于儿童。也可由下颌下腺导管结石引起的急性下颌下腺炎扩散所致。

2）下颌下区红肿、压痛。

3）轻度开口困难。

4）患侧舌下区黏膜轻度水肿、充血。

（7）咽峡前间隙感染

1）下颌第三磨牙冠周炎所致或见于拔除智齿后 3～5 天。

2）吞咽疼痛、进食困难。

3）开口受限。

4）下颌角前内侧肿胀、压痛。

5）咽峡前部红肿、压痛明显。

（8）颞间隙感染

1）主要是牙源性感染通过邻近间隙扩散而来，也可由耳源性感染、颞部外伤或疖肿感染所致。

2）颞部肿胀或伴上、下眼睑及耳上部肿胀。

3）开口困难。

（9）颞下间隙感染

1）多来自上、下磨牙感染，个别病例是在上颌结节或圆孔、卵圆孔麻醉时将外界感染原带入所致。

2）颧弓部肿胀，严重病例可见颞、颊、腮腺区肿胀。

3）开口受限，下颌运动偏向患侧。

4）上颌磨牙区或上颌结节颊侧黏膜皱襞红肿、压痛明显。

（10）舌下间隙感染

1）来自下颌前牙根尖周炎、下颌磨牙根尖周炎、牙周炎或下颌下腺导管结石感染。

2）一侧舌下区红肿，舌体被抬高，推向对侧。双侧舌下区感染者形成"二重舌"。

3）舌运动受限致发音不清或吞咽困难。

（11）颏下间隙感染

1）来自下前牙感染或颏下淋巴结炎。

2）颏下区皮肤红肿，下颌骨下缘外形消失。

（12）口底蜂窝织炎：是口腔颌面部最严重的感染。感染同时波及下颌下、颏下、舌下间隙和上颈部。可以是化脓性的，也可以是腐败坏死性的，后者多由腐败坏死性细菌特别是无芽孢厌氧菌引起。其临床表现如下：

1）口底与颈部广泛性红肿、炎症浸润、压痛及可凹陷性水肿。如为腐败坏死性感染，触之呈木板样或有捻发音，切开见肌肉坏死。

2）常有吞咽疼痛，张口受限，呼吸困难。

3）全身症状严重，高热、寒战；有的患者体温不高，白细胞计数正常。

4）患者可发生败血症、中毒性休克或窒息等严重并发症。

（13）坏死性筋膜炎：是一种少见的坏死性软组织感染，如不及时诊断和处理，患者往往死于败血症与脓毒血症。致病菌多为暴发性 A 族链球菌，且常为混合性细菌感染。具体表现为：

1）起病急骤，患者寒战、高热。

2）局部病变迅速发展，累及皮肤、皮下脂肪、浅筋膜和深筋膜，但不侵犯肌肉。

3）开始时皮肤红肿，类似蜂窝织炎或丹毒，随后由于营养血管栓塞，皮肤苍白，有时出现青紫、坏死，周围有广泛的潜行性皮炎。

3. 实验室检查　白细胞总数及白细胞分类中性粒细胞比例增多，可有核左移或细胞中毒颗粒。

4. 特殊检查

（1）对于波动感不明显的肿胀，当临床高度怀疑脓肿形成时，局部穿刺可以帮助判断脓肿是否形成。

（2）对于抗炎效果不显著的感染，可以进行细菌培养，明确致病菌类型及敏感的抗生素。

【治疗要点】

1. 全身治疗

（1）全身支持疗法：给予充足营养，静脉输液补充维生素 C、维生素 B。注意防治中毒性休克。

（2）抗感染治疗：给予有效、足量的抗生素，在细菌培养及药敏结果出来之后根据感染致病菌选择抗生素。化脓性感染一般为链球菌、葡萄球菌感染。青霉素 G 对链球菌敏感，耐药菌株很少。腐败坏死性蜂窝织炎多为无芽孢厌氧菌感染。林可霉素及克林霉素

（氯林可霉素）对革兰氏阳性菌有强大抗菌作用，对厌氧菌也有效。

2. 局部治疗

（1）药物治疗：对于蜂窝织炎，可早期外敷如意金黄散或六合丹，以促使病灶消散、吸收或局限。

（2）脓肿切开引流：不同间隙感染切开引流的部位和方法不同（详见治疗技术篇第二十三章"牙槽外科治疗技术"第八节"脓肿切开引流"）。

（3）气管切开术：腐败坏死性口底蜂窝织炎可因广泛肿胀致呼吸道梗阻而使患者死亡，早期及时切开引流能缓解窒息。如已出现呼吸困难或窒息症状，应立即行气管切开术。

3. 治疗严重并发症　腐败坏死性蜂窝织炎及坏死性筋膜炎可致感染中毒性休克、败血症、脓毒血症，一旦发生应积极抢救。

【预后】

绝大多数间隙感染及时治疗后预后良好，个别感染严重、全身并发症严重者可导致死亡。

（陈慧敏）

第四章

口腔颌面部损伤

第一节　口腔颌面部软组织损伤

口腔颌面部软组织损伤包括擦伤、挫伤、裂伤、刺伤、切割伤及咬伤等，可发生在唇、颊、舌、腭、睑、鼻及腮腺等部位。单纯软组织伤居多，可同时伴发颌面部骨组织伤。面部为人的显露部位，创伤将不同程度地影响外形及功能；此处血运丰富，组织抗感染及愈合能力强；同时有深部骨组织腔窦创伤者则易感染；邻近呼吸道的创伤可引起呼吸障碍；眶下、颏部及耳前腮部软组织伤可同时发生眶下、颏及面神经损伤，还可同时发生表情肌和咬肌创伤。

一、擦伤

擦伤主要发生在面部突出部位，如颧、鼻、额、耳及颏等处，可与挫伤同时发生；伤区创面不规则，有点状或片状出血，表面渗血或渗液，常附有泥沙等异物；疼痛明显，常伴烧灼感。

【诊断要点】

1. 有与粗糙物摩擦致伤史。

2. 皮肤创伤局限在表皮或真皮内，有血及血浆、组织液渗出。

3. 疼痛。

【治疗要点】

1. 用生理盐水或 1.5% 过氧化氢液清洁表面。

2. 涂以消毒药物或抗生素油膏后任其暴露，多自行干燥结痂并愈合。

3. 若创面感染，可用 10% 高渗盐水抗生素液或 0.1% 依沙吖啶液湿敷，待感染控制后再暴露创面。

【预后】

一般伤后不会留下明显瘢痕；但如果擦伤深达真皮层，将会形成较明显的瘢痕（可行瘢痕切除术）。

二、挫伤

挫伤是机体受钝器撞击或摔跌，皮下和深部组织遭受瞬间冲击、挤压，造成皮下组织水肿、血肿和肌纤维断裂的一种损伤。局部皮肤可有瘀斑、肿胀及疼痛。

【诊断要点】

1. 有钝器打击或硬物撞击史。

2. 受伤局部肿胀，皮下淤血。

3. 局部疼痛或同时有颞下颌关节、眼或牙及牙槽突相应症状。

4. 必要时可拍 X 线片，检查是否有深部骨创伤。

【治疗要点】

1. 挫伤早期以局部冷敷辅以加压包扎为主，后期以热敷、理疗促进吸收为主。

2. 如血肿较大或已液化，可在无菌条件下穿刺抽吸后加压；若血肿影响呼吸或进食，也可切开后去除血凝块。

3. 为预防和治疗感染，可使用抗生素。

4. 对颞下颌关节挫伤可采用关节减压法，即两侧磨牙间垫高并加颅颌弹性绷带，使关节减压及止痛；关节腔内渗血肿胀严重者，可穿刺抽血。

5. 对有视力障碍、牙及牙槽突创伤者，应及时行专科处理。

三、裂伤

裂伤涵盖撕裂伤、挫裂伤，甚至撕脱伤。一般创缘不整齐，撕脱创面大者多有组织缺损；皮肤撕裂常伴有肌肉、神经、血管及骨损伤；大面积撕脱可伴失血或创伤性休克；伤口易发生感染；如伤及面神经可致面瘫，伤及唾液腺导管可发生涎瘘。

【诊断要点】

1. 有强大外力损伤史。

2. 有创缘不整齐的开放性伤口。

3. 必要时可拍 CT 或 X 线片，检查是否有深部骨创伤。

【治疗要点】

1. 1.5% 过氧化氢液、生理盐水交替冲洗清创，如有明显出血，应电凝或结扎止血。

2. 撕脱较大的游离组织应争取保留，有条件者可立即通过显微外科行再植，或将其修成全厚皮片或断层皮片移植；若有较大组织缺损，或血管、神经及骨骼直接暴露时，也可切取带蒂或游离皮瓣移植修复。

3. 如有休克症状，应及时抗休克。

4. 应用抗生素。

5. 伴神经、唾液腺或导管损伤者处理同后文"切割伤"。

四、刺伤

一般伤口小，而伤道多较深，也可为贯通伤。由于伤道深度及方向不同，可同时发生邻近器官的创伤，如眼、耳道、鼻腔、牙、腮腺、舌及口底等创伤。伤道疼痛，伤口可有渗血或渗液。

【诊断要点】

1. 有明确的尖锐物体刺入的外伤史。

2. 可见皮肤或黏膜小伤口。

3. 局部疼痛。

4. 有条件者可拍 CT、X 线片或行 B 超检查，检查是否有深部骨创伤或异物存留。

【治疗要点】

1. 伤口一般开放，如有明显出血，可做填塞或压迫包扎止血。

2. 小伤口不做缝合处理；较大伤口经清创后，初期缝合并放置引流；超过 48 小时或污染严重者，清创后应放置引流。

3. 深在的伤道应用 1.5% 过氧化氢液、抗生素液反复冲洗。

4. 如证实有异物存留，应予取出；如异物位于深部，且与重要组织有关，应权衡利弊综合考虑。

5. 应用抗生素预防感染。

6. 常规肌内注射破伤风抗毒素 1500 U。

五、切割伤

一般伤口边缘整齐，多较清洁且无组织缺损。伤口深度不一，如切断血管可有不同程度的出血；如损伤颌面部知名神经，可出现面瘫或感觉、运动功能障碍；如腮腺受损可发生涎瘘。

【诊断要点】

1. 有刀或利刃器械外伤史。

2. 可见整齐的刀割样伤口。

3. 有明显出血。

4. 有条件时可拍 CT 或 X 线片，检查是否有深部骨创伤。

【治疗要点】

1. 1.5% 过氧化氢液、生理盐水清创，检查深部伤口是否有异物存留；如有明显出血，应电凝或结扎止血。

2. 伤后 48 小时内做初期缝合，放置引流；超过 48 小时或有感染者，清创刮除表面污秽组织直至有新鲜出血创面后做间距较大的松散缝合。

3. 全身和局部应用抗生素。

4. 肌内注射破伤风抗毒素 1500 U。

5. 同时发现有神经损伤者应做神经吻合；如有腮腺导管断裂应力争吻合，并应内置硅胶或塑胶管引至口腔，待愈合 2 周后拔除；唾液腺腺体损伤应做缝扎，以免发生涎瘘。

六、咬伤

症状与裂伤大致相同，其创面均污染，易感染；可见动物或人的牙咬痕。

【诊断要点】

1. 有明确的动物或人咬伤史。

2. 伤口不规则，有污染。

3. 有条件时可拍 CT 或 X 线片，检查是否有深部骨创伤。

【治疗要点】

1. 用 3% 过氧化氢液及大量生理盐水反复冲刷。

2. 肌内注射破伤风抗毒素 1500 U。

3. 创面可用抗生素湿敷，可全身应用抗生素。

4. 伤口小者可开放不缝合，用聚维酮碘（碘伏）、碘仿或其他消毒抗菌纱布覆盖；伤口大者可做大间距缝合，勿缝合过紧，并放置引流装置。

5. 如有组织缺损，可采用皮片或皮瓣修复；若污染严重，可延期修复。

6. 耳廓、鼻端及舌体断裂离体者，如组织完整，可试行原位再植（6 小时内）；无再植条件者，可将离体组织冷冻保存后转院，或待伤口愈合后再延期修复。

7. 犬咬伤应注射狂犬病疫苗。

（李锴）

第二节 牙槽突骨折

牙槽突骨折多发于上、下颌骨前牙区，可单发，也可与上、下颌骨其他部位骨折同时发生。

【诊断要点】

1. 有明确的颌骨及颌周损伤史。

2. 骨折区唇与牙龈肿胀、撕裂和出血。

3. 骨折片异常活动，摇动一颗牙可联动一组牙。

4. 可伴有牙齿松动、移位和脱位。

5. X 线片上可见骨折线。

【治疗要点】

1. 局部麻醉下将移动的骨折片复位，同时处理并复原移位、脱位的牙齿。

2. 选择恰当的方法，如采用牙弓杆、釉质粘接剂、钢丝等进行固定。

第三节　颌骨骨折

一、上颌骨骨折

上颌骨是面部中心骨骼，附于颅底，呈支架结构，致伤后常伴发邻位结构和颅脑的损伤。

【诊断要点】

1. 低位骨折　骨折线沿梨状孔底部、牙槽突根部、颧突根部、翼上颌裂分布（图 4-1）。临床表现为伤区疼痛、肿胀，鼻出血，牙龈黏膜撕裂及骨异常动度。根据单侧、部分骨折和双侧、整体骨折，出现不同类型的折块移动，可呈患侧牙齿早接触、健侧开𬌗，或呈后牙早接触、前牙开𬌗等不同的错𬌗。

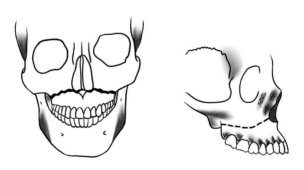

图 4-1　低位骨折示意图

2. 中、高位骨折　骨折线常涉及鼻根区、眶底、眶下缘、颧额缝、上颌骨侧壁、翼板、颧弓（图 4-2）。临床常表现为上颌后退、

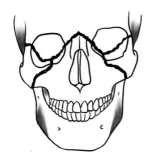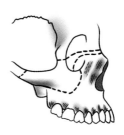

图 4-2　中、高位骨折示意图

下沉，前牙开殆，面部塌陷畸形，眶下神经分布区感觉异常。同时可以出现张口受限、眶周淤血、眼球内陷、眼球运动障碍、复视、鼻根扭曲或塌陷、嗅觉丧失、脑脊液漏、颅底骨折等。

3. 影像学诊断　通过鼻颏位、眼眶正位、颅底位、头颅侧位等普通 X 线片可以明确骨折线部位。但在确定折块移位方面仅能提供参考，对于复杂类型的骨折需进一步做 CT 检查，或直接手术探查。

【治疗要点】

1. 多数低位骨折通过颌间弹力牵引可使骨折复位，然后颌间固定 3~4 周可达到临床愈合。

2. 多数中、高位骨折发生折块移位，并伴有颜面畸形和功能障碍时，需切开复位、修补缺损，建立骨支架支柱结构，纠正复视、恢复功能，解除肌肉嵌顿和神经压迫。经复位后的骨折用小型接骨板做坚固内固定。

3. 腭中线或中线旁骨折的治疗以矫正关系、关闭腭裂隙为原则，可以采用颌间牵引或正畸矫正器复位。如有困难，可做开放复位和内固定。

4. 上颌骨骨折应同时考虑颅脑损伤、眶内容物损伤，并尽早予以相应的治疗。

二、下颌骨骨折

【诊断要点】

1. 髁突骨折表现为张口受限，耳前疼痛、肿胀。如出现外耳道出血，应警惕颅中窝骨折的存在。单侧骨折时，下颌向患侧偏移；双侧骨折且有移位时，下颌升支抬高，出现后牙早接触、前牙开𬌗。

2. 下颌角骨折表现为严重的张口受限及局部疼痛、肿胀。单侧骨折发生移位时，一般前段折块向下、向患侧移位，后段折块向上前旋转抬高；双侧骨折移位时可能出现前段折块后移。

3. 牙齿承托区骨折包括颏部正中、正中旁及体部骨折（图4-3）。骨折后张口受限不明显，除伤区疼痛、肿胀外，还可出现牙龈黏膜撕裂、牙齿损伤。前牙区双发骨折或粉碎性骨折可以造成牙弓变窄，舌后坠而影响呼吸。

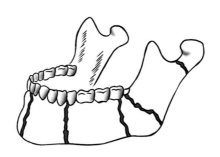

图 4-3　下颌骨骨折好发部位示意图

4. 影像学诊断应注意从三维角度观察骨折移位，通常选择下颌曲面体层片、横断𬌗片、下颌开口后前位片等。

【治疗要点】

1. 下颌骨骨折治疗以复位、恢复骨折前𬌗关系、固定实现骨性愈合、早期训练恢复功能为总原则。

2. 儿童骨折，因恒牙萌出过程中能自行调整𬌗关系，所以复位要求不严格，但儿童骨骼血运丰富、代谢旺盛、愈合快，应早期复位，固定时间相对较短；老年人无牙殆骨折，复位要求也不严格，但固定时间相对较长。儿童骨折应尽量少用切开复位及内固定，必须使用时应注意勿损伤恒牙胚；老年人骨折固定力求稳定。

3. 髁突脱帽骨折和线性骨折、下颌角肌肉附丽区无移位骨折、牙齿承托区线性单发骨折无须复杂固定，仅采用头颅绷带制动即可。髁头骨折和髁颈移位性骨折一般采用保守治疗，用颌间牵引固定矫正殆关系。

4. 双发或多发骨折且有移位，尤其是一处位于下颌角或颏部，牙齿非承托区（如下颌角、升支）移位性骨折，以及髁颈和髁颈下脱位性骨折，应切开复位并做坚固内固定。双侧髁突骨折并有移位者，至少一侧应切开复位并内固定。

5. 骨折线上牙齿的处理应按拔牙一般原则进行，当考虑到拔牙可能继发新的创伤时，在不影响骨折复位的前提下，可以暂行保守处理，待骨折愈合后再拔牙。

三、颧骨和颧弓骨折

颧骨和颧弓位于颜面正侧方最突出的位置，最易受到打击致伤。

【诊断要点】

1. 颧骨和颧弓骨折移位可以造成颜面隆突和凹陷畸形。

2. 颧骨折块向内下移位及颧弓塌陷可压迫喙突，导致张口受限。

3. 颧骨眶外壁和眶下缘骨折移位可能产生复视、眼球内陷和外眦角变形。

4. 颧骨骨折还可能造成眶周瘀斑、鼻腔出血、眶下神经支配区麻木。

5. X 线片诊断取鼻颏位和颧弓轴位，可明确骨折部位。

【治疗要点】

1. 颧骨和颧弓骨折无明显移位者可采用保守治疗，无须复位固定。

2. 凡出现颜面畸形、张口受限、复视等眼科症状者，均需早期手术，做复位固定，并视情况做眶底修补。

四、鼻骨骨折

【诊断要点】

1. 鼻骨粉碎或移位致外鼻塌陷、扭曲畸形。

2. 鼻黏膜撕裂致鼻出血。

3. 鼻中隔折断、移位致两侧鼻腔大小不对称、鼻道狭窄甚至阻塞。

4. 鼻骨骨折还可能出现或伴发鼻根和眶周瘀斑、嗅觉丧失、脑脊液鼻漏等。

5. 拍摄鼻骨正、侧位 X 线片可以明确骨折及移位情况。

【治疗要点】

以恢复功能和外观为目的。复位应早期进行，视情况采用闭合复位和（或）开放复位，并做填塞固定。

（陈慧敏）

第五章

牙列疾病

第一节　牙列缺损

　　牙列缺损是指在上颌或下颌的牙列内有数目不等的牙缺失，同时仍余留不同数目的天然牙。牙列缺损的修复方法主要包括固定局部义齿、可摘局部义齿、固定-活动义齿、种植义齿和覆盖义齿等。固定局部义齿是靠粘接剂或固定装置与基牙或种植体连接在一起，从而恢复缺失牙的解剖形态和生理功能的修复体，由固位体、桥体和连接体组成。可摘局部义齿是利用余留天然牙和义齿所覆盖的黏膜、骨组织作支持和固位，用人工牙恢复缺失牙的形态和功能，用基托材料恢复缺损的牙槽嵴、颌骨及周围软组织形态，患者能够自行摘戴的修复体，由固位体、连接体、基托和人工牙等部件组成。固定-活动义齿是指以附着体或套筒冠为主要固位形式的固定-活动联合义齿。种植义齿是将替代天然牙根的种植体植入颌骨，获取类似于牙固位支持的修复体，由种植体、基台和上部结构组成。覆盖义齿是指义齿基托覆盖在天然牙已治疗的牙根或者种植体上，并由它们支持的可摘局部义齿。五种修复方式的适应证不同，共同解决多种形式的牙列缺损问题。

　　【临床表现】

　　1. 咀嚼功能降低。

　　2. 可能导致余留牙的倾斜、移位，对颌牙伸长。

　　3. 可能导致颞下颌关节疾病。

　　4. 剩余牙邻接关系的破坏导致食物嵌塞。

5. 部分牙周组织废用性萎缩或患有其他牙周疾病。

6. 影响美观和发音等功能（图 5-1）。

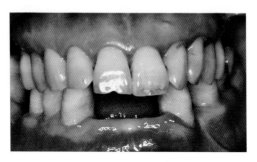

图 5-1　下颌牙列缺损

【诊断要点】

1. 缺失牙情况

（1）缺失牙的数目：牙列中 1 颗牙或数颗牙缺失，单颌至少存留 1 颗牙。

（2）缺牙位置：可发生于上、下牙列的任何部位。

（3）近远中距离：表现为过大、正常或过小，甚至消失。

（4）𬌗龈距离：表现为过大、正常或过小。

2. 剩余牙槽嵴情况：修复时拔牙窝应愈合良好，牙槽形态基本正常，无骨尖、骨突等增生物，无口腔黏膜疾病。

3. 基牙情况：修复前基牙应较稳固，牙冠外形正常，无龋齿及明显牙体缺损。

4. 余留牙情况：修复前余留牙冠应无明显伸长、下垂及过度倾斜，无Ⅲ度以上松动，无不良修复体。

5. 𬌗关系：修复前𬌗关系应基本正常，颞下颌关节功能基本正常。

【治疗要点】

1. 固定局部义齿修复（图 5-2）　固定局部义齿通常用于修复牙列中个别牙或少数牙的连续缺失，或者少数牙的间隔缺失。修复

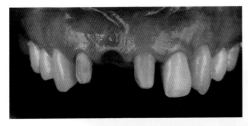
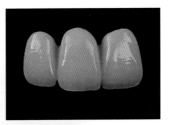
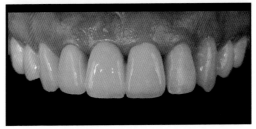

图 5-2 右上中切牙缺失，上颌固定桥修复
北京大学口腔医院刘中宁医生提供。

体通过粘接剂或固定装置固定于基牙或种植体上，患者不能自行摘戴。基牙选择应综合考虑患者缺牙的数量、部位，余留牙牙体及牙周组织状况，缺牙区咬合关系及牙槽嵴情况，口腔卫生状况，患者年龄及其对修复体的要求。固定局部义齿的𬌗力主要由桥基牙承担。要求基牙有足够的支持负重能力、良好的固位作用，各基牙间能够取得共同就位道。

固位体应有良好的固位形、抗力形，能够恢复桥基牙的形态和功能，双端固定桥两端的固位力应基本相当。桥体能够恢复缺失牙的形态和功能，桥体𬌗面大小和形态应与基牙的支持和固位力相适应，桥体龈端大小适宜，接触式桥体应与黏膜密合而不压迫黏膜，悬空式桥体要便于清洁。连接体外形圆钝、高度光洁并有足够的强度。

2. 可摘局部义齿修复（图 5-3） 可摘局部义齿适应证广泛，可用于修复各种类型的牙列缺损，包括伴有软、硬组织缺损的牙列缺损。可摘局部义齿依靠卡环和基托固位，支托、卡环应与基牙密合，具有良好的固位及稳定作用，患者可自行摘戴。基托边缘圆

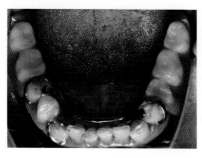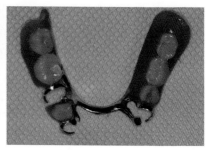

图 5-3　下颌牙列缺损，可摘局部义齿修复

钝，厚度适中，伸展适度，磨光面高度抛光，组织面光滑。大小连接体应有一定强度，不进入软组织倒凹，不压迫硬区。𬌗关系正确，无早接触及𬌗干扰，恢复咀嚼功能和美观。

3. 固定 - 活动联合义齿修复　固定 - 活动联合义齿应同时遵循可摘局部义齿和固定局部义齿修复的原则。义齿的固位主要靠摩擦力、机械制锁作用或磁性固位体的吸力，患者可自行摘戴。包括机械式附着体义齿、磁性附着体义齿和套筒冠义齿。

（1）机械式附着体义齿的修复原则：机械式附着体义齿的应用范围较广，包括杆卡、球帽、按扣式附着体。机械式附着体义齿的可摘部分通过附着体连接，可由患者自行摘戴。要求基牙健康稳固或已经过完善的牙体牙髓和牙周治疗。机械式附着体义齿在临床制取模型时应选用硅橡胶类印模材料，以保证印模的精度。机械式附着体义齿的制作要求较高，必须使用平行研磨仪，以保证附着体之间的共同就位道，以及附着体阴性和阳性结构之间的密合度。

（2）磁性附着体义齿的修复原则：磁性附着体由一对互相吸引的永磁体或永磁体 - 可磁化的软磁合金构成，目前多用后者。永磁体安放在义齿基托内，可磁化的合金则铸造成根帽，粘接在牙根上。一副义齿可有 1~4 个单位的磁性附着体，基牙可为任何牙齿，以尖牙和双尖牙使用最多。原则上要求基牙根长 10 mm 以上，松动度Ⅰ度以内，牙槽骨吸收在根长的 1/3 以内，经过完善的根管治疗，无牙周炎症。

对于磁性附着体与卡环共同固位的可摘局部义齿，一般情况下，卡环与附着体的总数以 3 ~ 4 个为宜，不宜过多；同时应根据缺牙区的位置、范围和余留牙根的位置，从整体上考虑义齿的支持，使义齿的支持力分布更为合理（图 5-4）。

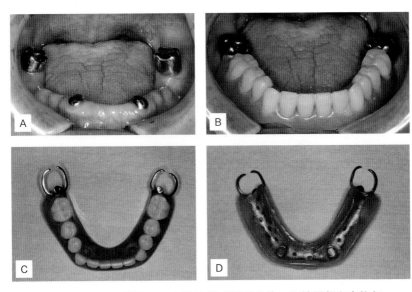

图 5-4 下颌牙列缺损，双侧下尖牙磁性附着体＋可摘局部义齿修复
北京大学口腔医院李思雨医生提供。
A. 义齿戴入前口内照；B. 义齿戴入后口内照；C. 义齿𬌗面观；D. 义齿组织面观。

（3）套筒冠义齿的修复原则：套筒冠修复体是含有两层经过研磨的高度密合的内、外冠的修复体，制作工艺要求和费用较高，牙体预备量大，因此须慎重选择其适应证。主要用于修复口内余留牙较少的复杂牙列缺损及颌骨缺损。

套筒冠的内冠对基牙有保护作用，内冠的外表面应高度抛光，容易清洁，防止龈缘炎的发生。套筒冠有良好的固位力，比较美观。义齿基牙位置以尽量分散为好。套筒冠固位体可设计为非缓冲型或缓冲型：非缓冲型套筒冠固位体的内、外冠之间紧密嵌合，用于牙周支持组织条件好的基牙；缓冲型套筒冠固位体的内、外冠之间存在一定间隙，用于牙周支持组织条件略差的基牙。

4. 种植义齿修复（图 5-5） 种植义齿可用于修复不同缺牙部位和缺牙数量的牙列缺损。根据固位方式可分为固定式种植义齿和可摘式种植义齿。

种植义齿修复要求缺牙区有理想的骨质和骨量，包括经手术解决其骨量不足的问题，以获得良好的初期稳定性。胶原纤维形成的龈袖口应紧密包绕种植体穿龈部分，形成良好的软组织封闭。应注意正确恢复缺失牙的形态和功能，咬合设计合理，能够保证义齿良好的固位、支持和稳定（图 5-6）。

5. 覆盖义齿修复 覆盖义齿适用于口腔内余留牙少，不能支持固定义齿修复，且基牙条件差，无法直接用作可摘义齿基牙的情况。覆盖义齿保留牙根及牙槽嵴高度，支持、稳定作用好，能提高

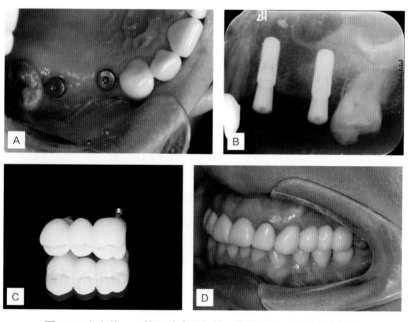

图 5-5 左上第一、第二前磨牙和第一磨牙缺失，种植义齿修复
北京大学口腔医院钱锟医生提供。
A. 种植体植入后口内照；B. 种植体植入后 X 线片；C. 种植体固定桥修复体；
D. 种植体固定桥戴入后口内照。

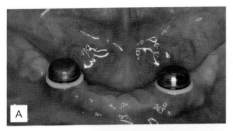
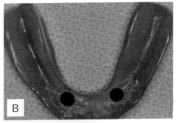
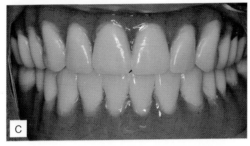

图 5-6 下牙列缺失，种植体和黏膜支持的下颌覆盖总义齿修复

A. Locator 基台戴入后口内照；B. 下颌覆盖总义齿组织面观；C. 总义齿戴入后口内照。

义齿修复后咀嚼功能的恢复程度，但是基牙易龋坏或患牙周炎，因此选择时要权衡利弊。

覆盖基牙的选择应综合考虑牙周情况、牙体牙髓情况而定；其中牙周健康状态与覆盖基牙的作用及寿命密切相关，是决定牙齿能否作为覆盖基牙的决定性因素。覆盖基牙较理想的数目是单颌 2~4 颗，较理想的位置是牙弓的前后、左右均有基牙且位于咬合力最大的位置。

覆盖基牙可采用的附着体种类较多，应按照各类附着体的适应证合理选择。

义齿𬌗力应由覆盖基牙和牙槽骨共同承担，避免基牙早接触。

（葛雯姝）

第二节　牙列缺失

牙列缺失是指由各种原因导致的上颌和（或）下颌天然牙的全部缺失。最常见的病因是龋病及牙周病，此外还有外伤和发育异常等。牙列缺失的患者失去了咀嚼功能，发音功能也受到影响；患者面部失去了牙齿的支撑，出现面容苍老的改变，进而影响患者的心理状态，甚至社交活动。

【临床表现】

1. 口腔功能下降　牙列缺失使咀嚼功能遭到严重破坏，患者一般仅能进软食、流食；影响发音功能，尤其是唇齿音。

2. 牙槽嵴形态改变　牙列缺失后上下颌骨的改变主要是牙槽嵴的萎缩。牙槽嵴的吸收速度与缺牙原因、缺牙时间、骨质致密程度及全身健康和骨质代谢有关。上颌牙槽嵴吸收呈向上向内的趋势，使上颌骨的外形逐渐缩小。下颌牙槽嵴吸收的方向与上颌骨相反，呈向前下和向外的趋势，结果使下颌弓逐渐变大。上下颌骨间的关系易失去协调，甚至可表现出下颌前突、下颌角变大等。剩余牙槽嵴的吸收是一个慢性进行性和不可逆的过程，将持续终身。

3. 软组织改变　由于张力平衡遭到破坏，肌肉失去正常的张力和弹性；亦由于组织的萎缩，黏膜有时变薄变干，失去正常的湿润和光泽。随着牙槽骨高度降低，前庭沟及口底变浅，口腔内空间增大，舌体没有牙和牙槽嵴的限制而变得肥大（图 5-7）。唇颊部因失去硬组织的支持，向内凹陷，上唇丰满度消失，面部皱褶增加，鼻唇沟加深，口角下陷，面下 1/3 距离变短，面容明显呈衰老状。

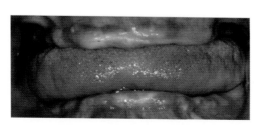

图 5-7　牙列缺失的临床表现

【诊断要点】

1. 牙槽嵴萎缩的程度 通常分为轻、中、重三种。轻度和中度萎缩对义齿的固位影响不大，而重度萎缩者则需要通过人工牙减径和选择非解剖式牙等措施来减小𬌗力。在可能的情况下建议患者选择种植全口义齿。

2. 颌弓形态和大小 颌弓形态一般分为方形、卵圆形和尖圆形三种和大、中、小三类，义齿修复要按其种类排列人工牙。检查时尤其要注意上下颌弓形态是否协调，两侧吸收是否一致。

3. 上下颌弓的位置关系 包括水平关系和垂直关系。水平关系一般有三种情况：正常的位置关系、下颌前突的位置关系和上颌前突的位置关系。颌间距离是指上下颌弓嵴顶间的垂直距离。由于牙槽嵴吸收的程度不同，颌间距离也有大小不同，可分三类：较大、适中和较小。

4. 腭穹隆的形状及软硬腭的连接 腭穹隆的形状可分为高拱形、中等形和平坦形。软硬腭的连接情况与后堤区宽窄有关，一般水平连接者，后堤区较大，边缘封闭作用好；呈垂直向连接者，后堤区较小，边缘封闭作用较差。

5. 黏膜与唾液 黏膜厚度适中则能与义齿基托紧密吻合；黏膜过薄则与义齿基托不易较好地吻合，常产生疼痛。唾液分泌量过少不利于义齿固位，而分泌量过多有时也影响下颌义齿固位。

6. 旧义齿情况 对于曾使用过旧义齿者，需详细了解使用情况，以便制作新义齿时改进。

【治疗要点】

1. 牙列缺失的修复原则为恢复咀嚼功能，改善发音，维护颞下颌关节的正常功能，恢复正常面容。要注意根据组织缺损情况、患者自身的特点及对修复体的要求，设计符合其个体需要的修复形式。

2. 全口义齿基本有两种类型：常规全口义齿和种植全口义齿。常规全口义齿是指以黏膜及其下方的牙槽骨支持的全口义齿，而种植全口义齿是指由种植体支持或固位的全口义齿。在种植义齿问世前，常规全口义齿是无牙颌修复的唯一方法。近年来，随着种植修复技术的日趋完善，种植全口义齿已成为可在临床推广的成熟方法。它能够明显改善义齿的固位和稳定，提高患者的口腔功能和舒适度，减少义齿压痛，具有良好的修复效果。

3. 选择不同修复治疗手段时应考虑的问题

（1）患者的要求：由于种植义齿价格较贵、制作过程复杂、戴用义齿后的口腔卫生维护要求较高，需和患者充分沟通后进行选择。

（2）患者的口腔条件：对于下颌牙槽嵴低平、用常规全口义齿难以满足咀嚼食物的要求者，口腔黏膜对义齿基托材料过敏者，以及不适应全口义齿的基托覆盖者，可选择种植义齿。

（3）患者的全身状况：患者的年龄及全身状况要符合种植手术的适应证，并能承受种植手术及反复多次就诊的需要。

4. 治疗的时机　一般拔除牙齿后的初期，牙槽嵴形态变化大，故全口义齿的常规修复需要在最后一颗牙齿拔除后约 3 个月开始。一些患者不能耐受全口无牙期间的等待，可以先进行即刻全口义齿或过渡义齿修复。即刻全口义齿是在口内余留天然牙拔除前制作，在拔牙后即刻戴入的全口义齿。优点是可以避免因缺牙而影响患者的面部形态美观、发音和咀嚼功能，不妨碍患者的社交活动和工作。利用患者余留天然牙的正中咬合关系，易于取得即刻全口义齿正确的颌位关系。

（葛雯姝）

第六章

口腔颌面部肿瘤

第一节　口腔颌面部囊肿

一、皮脂腺囊肿

皮脂腺囊肿为皮脂腺排泄管阻塞而形成的潴留性囊肿。

【诊断要点】

1. 常见于面部。囊肿顶部与皮肤粘连，中央有一小色素点，此点可作为与皮样、表皮样囊肿鉴别的主要依据。

2. 内容物为乳白色粉粒状或油脂状。

3. 可继发感染，少数可恶变为皮脂腺癌。

【治疗要点】

手术摘除。注意切除与囊肿粘连的皮肤。

二、皮样、表皮样囊肿

皮样、表皮样囊肿为胚胎发育时期遗留于组织中的上皮细胞发展而形成的囊肿。皮样囊肿还可因损伤或手术植入上皮细胞而形成，囊内可含有毛发、牙齿。表皮样囊肿囊壁无皮肤附件。

【诊断要点】

1. 多见于儿童及青年，好发于口底部，生长缓慢。

2. 触诊有面团样感觉，与四周无粘连，呈圆形。

3. 穿刺可抽出乳白色豆渣样内容物。

【鉴别诊断】

根据囊肿发生部位与甲状舌管囊肿、鳃裂囊肿、口外型舌下腺囊肿等鉴别。

【治疗要点】

手术摘除。

三、甲状舌管囊肿（瘘）

甲状舌管囊肿为胚胎时甲状舌管退化不全的残留上皮发育而来的先天性囊肿。

【诊断要点】

1. 多见于 1 ~ 10 岁儿童。

2. 可发生于颈正中线自舌盲孔至胸骨切迹的任何部位，但以舌骨上下最为常见。

3. 生长缓慢，圆形、质软，无粘连。位于舌骨以下者可随吞咽及伸舌动作而移动。

4. 可反复发生感染破溃，或因误诊为脓肿而切开引流后形成甲状舌管瘘。

5. 穿刺可抽出透明或微混浊的黄色液体。

6. 对甲状舌管瘘行碘油造影可显示瘘管的方向。

【鉴别诊断】

注意与舌异位甲状腺鉴别。后者常位于舌根部，呈瘤状突起，表面紫蓝色，质地柔软。患者有典型的"含橄榄"语音，病变较大时有不同程度的吞咽及呼吸困难。核素 I^{131} 扫描可见有核素浓集。

【治疗要点】

行囊肿摘除术与瘘管切除术。

四、鳃裂囊肿（瘘）

鳃裂囊肿为胚胎鳃裂残余组织所形成的囊肿。

【诊断要点】

1. 好发年龄为 20 ~ 50 岁。

2. 囊肿位于颈部侧方。发生于下颌角水平以上及腮腺区者，常为第一鳃裂来源；发生于颈中上部者，多为第二鳃裂来源；发生在下颌部者，多为第三、四鳃裂来源。其中以第二鳃裂来源者最为多见，多位于舌骨水平，胸锁乳突肌上 1/3 前缘附近。

3. 囊肿质地柔软，有波动感。无搏动感为与颈动脉瘤鉴别的要点之一。

4. 穿刺可抽出黄绿色或棕色的清亮液体，含或不含胆固醇结晶。

5. 囊肿穿破后可长期不愈，形成鳃裂瘘；也有先天未闭合者，称为原发性鳃裂瘘。鳃裂瘘可同时有内外两个瘘口。第一鳃裂内瘘口在外耳道，第二鳃裂内瘘口通向咽侧扁桃体窝，第三、四鳃裂内瘘口则通向梨状隐窝或食管上段。碘油造影可明确瘘管走向及开口部位。

【鉴别诊断】

鳃裂囊肿要与腮腺囊肿（囊液有淀粉酶）、囊性水瘤（囊液为淋巴液）、甲状腺转移癌（可抽出棕色液）等鉴别。

【治疗要点】

手术摘除囊肿或切除瘘管。

五、牙源性颌骨囊肿

牙源性颌骨囊肿由成牙组织或牙演变而来。临床上分为根端囊肿、始基囊肿、含牙囊肿和角化囊肿。

【诊断要点】

1. 颌骨内有一含液体的囊性肿物，逐渐增大可使颌骨膨隆造成面部畸形。骨质受压变薄时，触诊有压乒乓球样感。

2. 根端囊肿系龋坏致根尖周肉芽肿演变而成，囊肿区域有失活牙齿（牙已拔除者称为残余囊肿）。

3. 成釉器发育的早期阶段，星形网状层发生变性，液体渗出蓄积形成的囊肿称为始基囊肿。牙冠和牙根形成之后，在缩余釉上皮和牙冠面之间出现液体渗出而形成的囊肿称为含牙囊肿。二者均有缺牙。

4. 角化囊肿源于原始的牙胚或牙板残余。

5. 穿刺可见草黄色液体，内含胆固醇结晶；角化囊肿内容物为乳白色角化物或皮脂样物质。

6. 角化囊肿如伴有皮肤基底细胞痣、肋骨畸形、小脑镰钙化、蝶鞍融合者，可诊断为颌骨角化囊肿综合征。

7. X线片见圆形或卵圆形透光阴影（可为单房或多房）。根尖周囊肿为单房阴影，根尖在囊腔内；始基囊肿为单房或多房阴影，不含牙；含牙囊肿为单房或多房阴影，含牙，牙冠在囊腔内；角化囊肿为单房或多房阴影，一般不含牙，常表现为沿颌骨长轴生长。

【鉴别诊断】

应特别注意与成釉细胞瘤等牙源性肿瘤鉴别（详见本章第二节中"九、成釉细胞瘤"内容）。

【治疗要点】

1. 手术摘除囊肿。囊腔内的牙根据具体情况拔除或行根管治疗。

2. 角化囊肿易复发、可恶变，手术不应过于保守。骨腔可用苯酚（石炭酸）烧灼或冷冻处理。多次复发者应行颌骨部分切除术并立即植骨。

第二节　口腔颌面部良性肿瘤及瘤样病变

一、色素痣

色素痣来源于上皮基底层能产生黑色素的色素细胞。组织学上分为三型：交界痣、皮内痣和复合痣。其临床重要性在于有些可发生恶变，故应予识别。

【诊断要点】

1. 交界痣为扁平、棕黑或蓝黑色的色素斑，边界清楚或模糊，体积较小，表面光滑无毛。当交界痣出现明显增大，色变深黑，有痛感或痒感，出血、破溃，周边有卫星状黑色素小结时，应考虑恶变。

2. 毛痣、雀斑样痣一般为皮内痣，很少恶变。

3. 复合痣因含有多种组织而得名，如皮脂腺痣、纤维痣、脂肪痣、乳头瘤样痣等。儿童期的痣大多属此类型，少数见于成人。大部分病变微突出于皮肤，少数呈乳头瘤样改变，一般无毛发。

4. 口腔黏膜内的痣甚少，而以黑色素斑为多。如为黑色素痣，则以交界痣及复合痣多见。

【治疗要点】

1. 影响面容或疑有恶变时，应手术切除。

2. 手术应在痣边界以外的正常皮肤上做切口。

二、牙龈瘤

牙龈瘤来源于牙周膜或颌骨牙槽突的结缔组织。一般认为是机械刺激与慢性炎症的增生物，无肿瘤特有的结构，但有肿瘤的外形和生物学行为，切除后易复发。根据病理组织结构不同，可分为纤维型、肉芽肿型及血管型三种。

【诊断要点】

1. 女性多见，多发生于青年及中年人。牙齿可有松动或被压移位。

2. 多位于牙龈乳头部，有蒂或无蒂，唇颊侧较舌腭侧多见。

3. 局部可有残根、牙石、不良修复体等刺激因素存在。妇女怀孕期间容易发生。

4. 纤维型、肉芽肿型、血管型依次因血管分布的多寡而致瘤体颜色表现为苍白色、粉红色、紫红色。

5. X线检查可见骨吸收与牙周膜增宽阴影。

【鉴别诊断】

注意与牙龈癌区别（详见本章第三节中"二、牙龈癌"内容）。

【治疗要点】

手术切除，并去除慢性刺激因素。

三、神经纤维瘤

神经纤维瘤来源于神经内膜、神经束膜、神经外膜及神经鞘细胞。多发者称为神经纤维瘤病或称芮克林病（von Recklinghausen disease）。口腔颌面部神经纤维瘤常发生于第五或第七对脑神经。

【诊断要点】

1. 多见于青年人，生长缓慢。

2. 颜面部神经纤维瘤的主要特征是表面皮肤有大小不一、不隆起的棕色斑，也称咖啡牛奶斑。

3. 皮肤内有质地较硬的多发性瘤结节，沿皮下神经分布，呈念珠状或丛状。如来自感觉神经，可有明显触痛。

4. 结缔组织可呈异样增生，导致皮肤松弛下垂，造成颜面畸形、功能障碍。

5. 肿瘤质地柔软，但无压缩感。

6. 颌骨受侵时，可引起颌骨发育畸形。

7. 神经纤维瘤病为全身显性遗传疾病。病变可累及皮肤、周围神经、中枢神经、骨骼、肌肉及内分泌器官，约 10% 可发生恶变。

8. 皮肤上的咖啡色或棕色斑块直径大于 1.5 cm、有 5 个以上时，即可确定为神经纤维瘤病。

【治疗要点】

1. 手术切除。

2. 小而局限的肿瘤可一次完全切除；巨大的神经纤维瘤可做部分切除，以纠正畸形、改善功能。

3. 巨大病变一次切除时，要有充分准备。因病变弥漫、无清楚的边界且组织脆、血运丰富，术中极易出血，需充分备血，必要时行低温麻醉。手术操作宜采用锐性切除，配以电刀。

四、神经鞘瘤

神经鞘瘤也称施万瘤，来源于神经鞘。头颈部神经鞘瘤主要发生于脑神经，其次是周围神经，交感神经最少见。

【诊断要点】

1. 多见于中年人。

2. 肿瘤呈圆形或卵圆形，周界清楚，质韧。

3. 来自感觉神经者常有压痛或放射痛，来自颈交感神经者可出现颈交感神经综合征（Horner征），来自迷走神经者可出现声嘶等症状。

4. 肿瘤越大越易出现黏液性变，此时瘤体柔软如囊肿，穿刺可抽出血样液体，但经久不凝，此点可与血管瘤鉴别。

5. 肿瘤可沿神经轴向侧方移动，但不易沿长轴上下活动。

6. 位于颈动脉三角区的肿瘤可将颈动脉向外侧推移，触诊有搏动，应与颈动脉瘤区别。B超、颈动脉造影及MRI检查有助于二者的鉴别。

7. 位于腮腺区的肿瘤易诊为混合瘤。术中发现肿块与面神经能分离时，应考虑此瘤，不可轻易切除面神经。

【治疗要点】

手术切除，术式应根据肿瘤部位、大小而定。周围神经来源者，可将肿瘤完整切除；发生于重要神经干者，应沿纵轴细心分离，不要贸然切除神经，导致后遗症。

五、血管瘤与血管畸形

（一）血管瘤

婴幼儿血管瘤是婴儿最常见的良性肿瘤，女婴发病率较高。有三个明显的发展阶段，即快速增殖期、退化期和退化末期。增殖期过后，血管瘤进入退化期，在儿童阶段逐渐消退。Bowers报道约50%的血管瘤在5岁时可消退。而血管畸形则无自发消退的病史，一生都在缓慢生长变大。

【诊断要点】

1. 血管瘤可累及浅表皮肤或黏膜，也可为深部占位性病变，有时二者同时存在。浅表血管瘤早期可表现为浅红的斑痣，进入快速增殖期则表现为典型的深红斑块，在过去被称为草莓状血管瘤。病变累及深部组织时，表现为团块伴有皮肤或黏膜表面浅蓝或紫色斑块，类似静脉畸形。

2. 80%的患儿为单发病变，其余为多发病变。

3. 彩色多普勒超声可观察内部血流，与其他一些不富含血流的包块性疾病相鉴别。

4. 大约有 70% 的血管瘤患儿在 7 岁时瘤体可完全退化，有些患儿瘤体退化可延缓到 10～12 岁。退化的标志是颜色由红色变为黄色，变软，表面皮肤松弛出现皱褶。

【治疗要点】

1. 对于婴幼儿血管瘤，因其自发消退的特性，任何治疗都基于早期明确诊断。对于没有临床并发症、病变无过快生长者，可采取保守观察。但是头颈部大范围的血管瘤病变会留下面部浅瘢痕，适当早期干预有利于改善外形，最后达到较理想的美容效果。

2. 过去激素类药物一直作为治疗血管瘤的一线用药。2008 年以来普萘洛尔被发现对血管瘤有较好的治疗作用，并且对退化期血管瘤有效。抗肿瘤药物平阳霉素治疗血管瘤在国内应用较为广泛。其他治疗药物还有干扰素等，但由于其临床并发症较重，只在其他药物控制不佳时使用。

3. 激光主要用于皮肤或黏膜浅表血管瘤的治疗。

4. 手术治疗适用于有严重梗阻、溃疡及巨大血管瘤药物控制无效的患儿。

（二）微静脉畸形

微静脉畸形过去被称为毛细血管瘤或鲜红斑痣，在临床和组织学上都属于真性畸形，由乳头丛内毛细血管后微静脉组成，病因不清，在出生时就存在。微静脉畸形发病率为 0.3%，男女比为 1∶1，83% 发生在头颈部。

【诊断要点】

1. 病变扁平，呈粉红色。可累及多个感觉神经支配区和三叉神经支配区，以第二支多见。病变的颜色随年龄的增长而逐渐加深，成年后病变可出现隆起或结节样改变，有时可发生巨大赘生物，易出血。

2. 常累及口腔黏膜、颌骨、牙龈、上下唇等，引起牙龈增生、颌骨肥大，但多不超越中线，严重者咬合关系紊乱。

【治疗要点】

近年来对微静脉畸形更多地采用激光治疗方法。目前治疗效果较理想的激光是脉冲染料激光（595 nm、585 nm）。

（三）静脉畸形

静脉畸形过去又称海绵状血管瘤，是胚胎时期血管形成过程中结构异常所致。它由扩张的静脉组成，伴有静脉数目增加，扩张的程度随年龄不断发展，大约90%在出生时就存在。静脉畸形目前在临床上分为4型：Ⅰ型为孤立型，无明显回流静脉；Ⅱ型有正常回流静脉；Ⅲ型回流静脉发育异常；Ⅳ型回流静脉扩张。Ⅰ、Ⅱ型静脉畸形在临床占大多数。

【诊断要点】

1. 好发于颊、颈、眼睑、唇、舌或口底部。

2. 位置深浅不一，如果位置较深，则皮肤或黏膜颜色正常；肿瘤表浅则呈现蓝色或紫色。

3. 肿瘤边界大多不甚清楚，扪之柔软，可以被压缩，有时可扪到静脉石。

4. 当头低位时，肿瘤充血膨大；恢复正常位置后，肿块亦随之缩小，恢复原状。该检查称为体位移动试验。

5. 穿刺可抽出可凝固的血液。

6. 一般无不适症状，生长到一定大小可引起受累部位畸形及功能障碍；若发生继发感染，可引起疼痛、肿胀、表面皮肤或黏膜溃疡，并有出血的危险。

【治疗要点】

静脉畸形的治疗方案选择取决于畸形血管的容积、解剖位置和深度。

1. 药物治疗　静脉畸形的药物治疗主要是硬化剂注射治疗，可作为单一的治疗方法，也可与手术、激光等联合治疗。该疗法主要适用于病变内子囊较密集的静脉畸形。

2. 激光治疗　对于舌部及口腔黏膜部位的Ⅰ、Ⅱ型表浅静脉畸形，Nd:YAG激光治疗可取得较好的治疗效果。

3. 手术治疗 手术治疗需要根据静脉畸形局部范围、深浅及患者的全身情况等因素综合考虑。

（四）动静脉畸形

动静脉畸形（arteriovenous malformation，AVM）属于先天性血管畸形。头颈部是 AVM 的好发部位，以颅内病变居多，颌面部发病率相对较低，可分为软组织 AVM、颌骨中心性 AVM 及混合型 AVM。AVM 的病理实质是动脉与静脉之间缺乏正常毛细血管网的连接，而由含大量微小动静脉瘘的畸形血管团代替，动脉血流经畸形血管团直接汇入静脉。

【诊断要点】

1. 患者常自幼发病，随年龄增长病变逐渐增大。

2. 早期病变可见皮肤着色、皮温升高；病变增大可扪及动脉搏动及皮肤震颤感，听诊可闻吹风样杂音。病变可累及多个解剖区域，引起严重的面部畸形，进一步发展可于患区出现溃疡，发生大出血，甚至导致心力衰竭。

3. 颌骨 AVM 发病率较低，下颌发生率高于上颌，多在 10～20 岁发病。临床表现为局部搏动、杂音、牙齿松动等，患者常常因为牙源性出血来诊，其危险性在于可引起致命的大出血。

4. B 超可见患区存在动脉血流信号。上颌骨 AVM 在普通 X 线片可表现为蜂窝状、囊腔状或蜂窝囊腔状透射改变。对于下颌病变，常可见下颌管明显增宽迂曲，颏孔增大。增强 CT 可观察软硬组织内畸形血管形态及范围。数字减影血管造影技术仍然是 AVM 影像诊断的金标准。

【治疗要点】

1. 栓塞治疗是高血流脉管畸形的首选治疗方法。

2. 口腔颌面部软组织 AVM 的治疗方法包括手术、硬化剂注射及血管内栓塞治疗等。

3. 对于存在明显面部畸形，单纯栓塞不能显著改善者，手术治疗仍然是重要的方法。

4. 颌骨 AVM 的治疗既要考虑血管结构，也应考虑患区牙齿的情况。病变区松动牙的处理不应过于保守，以避免术后感染或复发。术后定期拍片观察颌骨愈合情况。

六、淋巴管畸形

淋巴管畸形是在胚胎发育阶段的畸形，常见于儿童及青年。病变主要发生在黏膜层和黏膜下层，由淋巴管组成，管腔大小不等，多扩张成子囊，内含淋巴液。在黏膜表面呈现许多散在的孤立白色圆形结节，常与毛细血管畸形并存。

【诊断要点】

1. 微囊型多见于婴幼儿，好发在舌、颊、唇黏膜，皮肤少见。由衬有内皮细胞的淋巴管扩张而成。淋巴管内充满淋巴液，在皮肤或黏膜上呈现孤立的或多发性散在的小圆形囊性结节状或点状病损，无色、柔软，一般无压缩性，肿瘤边界不清楚。口腔黏膜的淋巴管畸形有时与血管畸形共存，出现黄、红色小疱状突起，称为血管淋巴管畸形。

2. 囊型又称为囊性水瘤，由数个大囊腔组成，是由颈部胚胎发育时颈囊发育畸形所致，主要发生于颈侧区。一般为多房性囊腔，彼此间隔，内有透明、淡黄色水样液体，不能压缩，周围有较厚的囊壁，囊壁由较厚的纤维组成，衬以单层扁平细胞。囊腔大小不一，表面皮肤色泽正常，呈充盈状态，扪诊柔软，有波动感。与深层血管畸形不同的是透光试验阳性，体位移动试验阴性。囊型淋巴管畸形可在头颈部潜在间隙中延伸，上可至颅底，下可达纵隔和胸腔，囊腔造影可帮助明确其真实波及范围。穿刺检查可抽出淡黄色透明淋巴液。

【治疗要点】

1. 淋巴管畸形可采用外科手术切除，对范围较大的肿瘤可分期切除。囊性水瘤宜争取早期手术。

2. 低温或激光治疗对毛细管型淋巴管畸形有一定的效果，但效果还不够理想。

3. 近年来采用平阳霉素对囊型淋巴管畸形进行瘤腔内注射，取得较好疗效。该疗法尤其适用于不易手术切除的儿童巨大型囊性水瘤，也可作为手术后残留瘤组织的补充治疗。

七、牙瘤

牙瘤是颌骨内较少见的牙源性肿瘤，在牙胚发育到牙本质和釉质形成阶段时发生。根据组织排列不同，分为混合性牙瘤和组合性牙瘤两类。二者临床表现基本相同。

【诊断要点】

1. 多发生于青年人，女性多于男性，男女之比为 1：2。

2. 生长缓慢、有自限性，一般无自觉症状，可发生于上下颌骨。疾病区可有乳牙滞留或缺牙现象。

3. 肿瘤生长可引起骨质膨隆或压迫神经产生疼痛、麻木等症状。如穿破黏骨膜，可发生继发感染。

4. X 线片可见骨膨胀，内有许多大小、形态不同的牙样结构（组合性牙瘤），或透射度似牙组织的一团影像（混合性牙瘤），在此影像与正常骨组织之间可见一条清晰的阴影包绕，系牙瘤的包膜。

【治疗要点】

手术摘除。

八、良性成牙骨质细胞瘤

良性成牙骨质细胞瘤又名真性牙骨质瘤或成牙骨质细胞瘤。与之相关的化牙骨质纤维瘤、根尖周牙骨质结构不良及巨大型牙骨质瘤过去被认为是牙骨质瘤，目前多认为是骨源性病变。

【诊断要点】

1. 多发生于青年人，男性多见，好发于下颌前磨牙和磨牙的根尖部，与牙根融合。

2. 受累牙牙髓活力测试正常，此点可与根尖周囊肿和根尖周肉芽肿相鉴别。

3. 肿瘤生长缓慢，一般无自觉症状；若肿瘤增大，可使牙槽骨膨胀，有时可伴有疼痛症状。常在出现神经症状、继发感染或拔牙时被发现。

4. X线片显示根尖周围有不透光阴影，密度同牙骨质，边界尚清。

【治疗要点】

手术摘除。肿瘤较小又无症状时，可观察。

九、成釉细胞瘤

成釉细胞瘤为最常见的一种颌骨牙源性肿瘤，有三种组织来源：牙板和成釉器的残余上皮及牙周组织中的上皮剩余，含牙囊肿和角化囊肿的衬里上皮，以及口腔黏膜上皮基底层。

【诊断要点】

1. 好发于青壮年，男女性发病无明显差异。

2. 80%～90% 发生于下颌骨（角部、体部、升支部），约 10% 发生于上颌骨。

3. 颌骨呈膨胀性缓慢生长。早期无自觉症状，以后可造成面部畸形，牙可松动移位，殆关系紊乱；晚期肿瘤侵入周围软组织时，可引起病理性骨折。

4. 颌骨 X 线片大多可见多房性阴影，边缘呈切迹状，分房大小不等，可含牙或不含牙；牙根侵蚀成锯齿状或截根状吸收。少数可为单房阴影。

5. 穿刺可抽出棕色液体。吸出液生化免疫检查示总蛋白质含量大于 4.8%，免疫球蛋白 G 大于 150 mg/10 ml。角化囊肿者小于上述指标。该生化检查不能区别非角化囊肿和成釉细胞瘤。

6. 位于软组织的成釉细胞瘤多发生于下颌磨牙区，无骨质破坏。

7. 肿瘤无包膜，剖面见有囊性和实性两种结构。

8. 内镜检查见囊壁凹凸不平，而颌骨囊肿的囊壁光滑。

9. 注意与牙源性钙化囊肿和牙源性钙化上皮瘤鉴别。

【治疗要点】

1. 手术治疗，切缘应在正常组织 0.5 cm 以上处。能保留下颌骨下缘者可行方块切除术：下颌骨无足够边缘者，应行下颌骨部分切除术。

2. 对年轻患者，尚可做保守性的彻底刮治术，术后长期复查，如有复发再行截骨术。

3. 软组织成釉细胞瘤行局部切除术即可。

十、骨化性纤维瘤

骨化性纤维瘤来源于颌骨内成骨性结缔组织。根据肿瘤中含纤维成分和骨质成分比例的多寡，可分别命名为骨化纤维瘤和纤维骨瘤。

【诊断要点】

1. 大多数在儿童期即已发病，生长缓慢，久之常造成面部畸形。

2. 上下颌骨均可发生，但以下颌骨较为多见。肿瘤质硬，界限多不清楚。

3. X线表现为骨质膨隆，骨小梁正常结构消失，同时伴有密度减低阴影与不同程度的钙化，有的呈毛玻璃状，有的呈棉絮状，有的近似骨瘤样，有的为多房状囊性阴影。

4. 临床上很难与骨纤维异常增殖症鉴别，诊断主要以组织学表现为依据。

【治疗要点】

1. 能全部切除且功能影响不大者，宜早期手术。

2. 不能全部切除或切除后功能影响较大者，宜在青春期后做部分切除，以改善部面畸形。

3. 肿瘤巨大、面部畸形严重者，可连同肿瘤做彻底截骨术。

第三节　口腔颌面部恶性肿瘤

一、唇癌

唇癌为发生于上下唇红缘和口角部的癌性病变，绝大多数为鳞状细胞癌，可在红白斑的基础上发生，也可见腺癌及基底细胞癌等。

【诊断要点】

1. 多见于下唇，以下唇中外 1/3 间的唇红缘黏膜多发。

2. 生长较慢，常无明显自觉症状。

3. 以外突型与溃疡型多见，可与白斑同时存在。

4. 淋巴结转移率较低，转移部位以颌下或颏下淋巴结常见。

5. 活体组织检查可确定诊断。

【治疗要点】

1. 早期病变、范围局限者可采用手术、放射、激光治疗，均可获得良好效果。

2. 病变直径超过 2.0 cm 者，手术切除原发灶后需行局部组织瓣修复。

3. 早期病例不做选择性颈淋巴结清扫术，可严密观察。病变范围较大者（T3、T4）可考虑行选择性颈淋巴结清扫术或放射治疗。临床诊断颈淋巴结转移者，应行颈淋巴结清扫术。

二、牙龈癌

牙龈癌为发生在上下颌游离龈、附着龈的癌性病变，多为鳞状细胞癌。磨牙后三角区癌性病变属颊黏膜癌范畴。

【诊断要点】

1. 多见于磨牙区，下颌较上颌多见。临床表现多为菜花样溃疡。

2. 早期症状为牙痛。肿瘤破坏牙槽突时则引起病变区牙齿松动。

3. 下颌牙龈癌侵犯颌骨、下牙槽神经时可致患侧下唇麻木。

4. 肿瘤侵犯咀嚼肌群，伴开口受限。

5. 可伴颈淋巴结转移，下颌牙龈癌较上颌牙龈癌转移率高。

6. X 线片表现为病变区溶骨性破坏，其周围有时可见骨密度升高的硬化表现。晚期病例可见病理性骨折。

7. 活体组织检查可明确诊断。

【治疗要点】

1. 原发癌的治疗

（1）早期病变（T1）：下颌牙龈癌病变仅限于牙槽突者，可行保留下颌骨下缘的颌骨矩形切除；病变超过根尖水平者，应行节段性下颌骨切除。上颌牙龈癌可行低位上颌骨切除。

（2）中等大小病变（T2、T3）：原则上应行半侧下颌骨切除或上颌骨次全切除。

（3）晚期病变（T4）：通过临床和影像学检查估计可彻底切除者，应行包括颌骨在内的扩大切除术。肿瘤切除后的组织缺损酌情用皮瓣修复。

2. 下颌骨部分或一侧切除者，酌情行钛接骨板连接缺损两端或使用斜面导板，保证下颌骨的连续性，以免下颌偏斜而发生咬合紊乱，并有利于恢复功能。

3. 颈淋巴结的处理　临床检查有肿大淋巴结者，应行颌颈联合根治术。未触及肿大淋巴结、原发病变者，可行选择性颈淋巴结清扫术。对中、晚期病变者应强调包括手术、化疗、放疗等的综合治疗。

三、舌癌

舌癌为发生在以轮廓乳头为界的舌前 2/3 的癌性病变，而舌后 1/3 即舌根部的癌性病变属口咽癌范畴。

【诊断要点】

1. 最常见的发生部位为舌侧缘中 1/3，其次为舌腹、舌背、舌尖等处，病变区表现为浸润性溃疡。

2. 随溃疡向深部浸润，疼痛逐渐加重，并向患侧外耳道、颞区放射。

3. 舌肌广泛受侵，因运动受限而致言语、吞咽功能障碍。

4. 晚期多向口底浸润，破坏下颌骨。

5. 常于早期出现颈淋巴结转移。

6. 活体组织检查可明确诊断。

【治疗要点】

1. 早期病变（T1）　溃疡范围局限、浸润较浅者（深度＜2.0 mm），可采用局部扩大切除或放射治疗。

2. 中等大小病变（T2、T3）　局部行扩大切除；波及口底与骨者，应酌情扩大切除范围，行颌骨矩形或节段性切除，遗留组织缺损者酌情采用皮瓣修复。颈淋巴结肿大者，应行根治性颈淋巴结清扫术。未触及肿大淋巴结但浸润深度超过 3.0 mm 者，也应行选择性颈淋巴结清扫术。

3. 晚期病变（T4）　原则上应行舌颌颈联合根治术。在肿瘤彻底切除的前提下，酌情选用皮瓣修复。中晚期病变者应辅以化疗、放疗。

四、口底癌

口底癌是发生在口底黏膜的癌性病变，病理类型主要为鳞状细胞癌。

【诊断要点】

1. 多发于舌系带两侧的前部区域和相当于第一磨牙位置的后部区域，常表现为溃疡和浸润并存。

2. 侵及口底肌肉、舌肌时，舌体运动受限。

3. 侵及舌神经时可致舌麻木；侵及舌下神经时伴患侧舌肌萎缩，伸舌时偏向患侧。

4. 侵及下颌骨时，X 线片表现为骨质破坏。

5. 淋巴结转移率较高，转移位置以颏下、颌下和颈上淋巴结多见。接近中线者可发生双侧颈淋巴结转移。

6. 活体组织检查可明确诊断。

【治疗要点】

1. 早期病变（T1）　病变范围小于 1.0 cm、浸润深度小于 2.0 mm 者，可行局部扩大切除。切除范围涉及下颌下腺导管者，应将其断端与口底黏膜缝合形成新的导管开口，以预防下颌下腺潴留性肿胀。

2. 中等大小病变（T2、T3）　按肿瘤外科手术原则行扩大切除术，并根据缺损范围行皮瓣修复术。切除颏舌肌、颏舌骨肌等口底肌肉时，应行气管切开术。颈淋巴结肿大者，应行淋巴结清扫术。病变在中线附近者，应行对侧舌骨上或双侧颈淋巴结清扫术。未触及肿大淋巴结但浸润深度在 3.0 mm 以上者，应行选择性颈淋巴结清扫术。

3. 晚期病变（T4） 原则上应行综合治疗，外科治疗包括原发灶扩大切除、根治性颈淋巴结清扫术、组织缺损的修复等。

五、颊黏膜癌

颊黏膜癌为发生在上下唇内侧黏膜、颊部黏膜、磨牙后区和上下龈颊沟的癌性病变，以鳞状细胞癌最为多见。

【诊断要点】

1. 病变区可见糜烂、溃疡及癌性浸润。

2. 病变区周围常伴有白斑、扁平苔藓。如为多灶中心癌，上述黏膜病变更为常见。

3. 侵犯肌肉、皮肤及颌骨者，可伴有开口受限。

4. 颈淋巴结转移率较高，最常见的转移部位是颌下和颈上深淋巴结。

5. 活体组织检查可明确诊断。

【治疗要点】

1. 原发灶的治疗 直径 1.0 cm 以下且表浅者，可行局部扩大切除，遗留创面可拉拢缝合或植皮。病变区直径大于 1.0 cm、浸润深度达肌层者，局部扩大切除后，应行皮瓣修复。侵犯颌骨者应视其受累情况，按肿瘤外科原则设计颌骨切除范围。

2. 颈淋巴结肿大者，应行根治性颈淋巴结清扫术。临床检查未见肿大淋巴结，但肿瘤浸润深度 3.0 mm 以上或原发灶为 T2 以上者，原则上应行选择性颈淋巴结清扫术。

3. 中、晚期病例，术前、术后应辅以化疗或放射治疗。

六、腭癌

腭癌包括硬腭癌与软腭癌。

【诊断要点】

1. 鳞癌以溃疡多见，腺癌则以肿块多见，可伴溃疡。

2. 侵及牙槽突可致牙齿松动，鼻腔、上颌窦受累可出现相应症状。软腭癌可伴有吞咽痛、重听、耳鸣等症状。

3. 淋巴结转移者以颈上深淋巴结为多见；接近中线或超过中线者，可见双侧淋巴结转移。

4. 活体组织检查可明确诊断。

【治疗要点】

1. 硬腭癌仅见腭骨或上颌窦底破坏者，可行低位上颌骨切除术。

2. 软腭癌局部扩大切除后所致组织缺损，可考虑舌瓣或其他组织瓣修复，术后辅以放射治疗。

3. 患侧有肿大淋巴结者，应行根治性颈淋巴结清扫术。病变位于软腭、临床未扪及肿大淋巴结者，可考虑选择性颈淋巴结清扫术或颈部放射治疗。

七、中央性颌骨癌

中央性颌骨癌是原发于颌骨内较为少见的上皮性恶性肿瘤。组织类型主要为鳞癌，其组织来源为牙胚成釉上皮的剩余细胞、面突融合时的残余胚胎上皮、牙源性囊肿衬里与成釉细胞瘤的恶变。此外，还可见腺癌，可能来源于异位的唾液腺组织和牙源性囊肿上皮的黏液上皮化生。

【诊断要点】

1. 中央性颌骨癌好发年龄为 40~60 岁，男性多于女性，好发部位为下颌骨的磨牙区，上颌骨少见。

2. 初期症状可为牙痛或颌骨局部疼痛，随后可出现下唇麻木。癌瘤继续发展可侵及并穿破骨皮质，使该处颊舌侧出现浸润性肿块，骨破坏严重者可出现病理性骨折。晚期肿瘤可穿破皮肤向外生长；若侵及牙槽突，可引起数个牙松动、移位、脱落，然后肿瘤可从脱落牙或因松动而拔牙的牙槽窝中突出。

3. 肿瘤可沿下牙槽神经管扩散或直接破坏骨皮质，侵入翼下颌间隙，累及咀嚼肌，引起张口困难。

4. 中央性颌骨癌的颈淋巴结转移率在 40% 左右，最常转移至颌下及颈深上淋巴结。

5. X 线片表现为早期病变局限于根尖下方，骨质呈虫蚀样改变，以后出现溶骨性破坏，受累的牙根也被吸收。通常无骨膜反应。

【治疗要点】

1. 一侧的中央性下颌骨癌应做半侧下颌骨切除术；接近或达中线者，术野应扩大至对侧的颏孔区；已侵及中线者，应扩大切除至对侧的下颌孔处，甚至切除全部下颌骨。

2. 中央性上颌骨癌应做一侧上颌骨切除术。肿瘤侵入上颌窦者，切除原则同上颌窦癌。

3. 应同时行同侧根治性颈淋巴结清扫术。如肿瘤累及中线，对侧宜行功能性颈淋巴结清扫术。

【预后】

中央性颌骨癌 5 年生存率在 30% 以下。

八、恶性黑色素瘤

恶性黑色素瘤常由口腔黏膜黑斑、皮肤交界痣或复合痣中的交界痣部分恶变而来，是一种高度恶性的肿瘤。

【诊断要点】

1. 多见于男性，男女比例约为 2∶1。

2. 发病年龄多在 40 岁以上。

3. 既往有黏膜黑斑或皮肤痣，可有局部刺激史。发生恶变时，病变迅速生长，伴溃疡出血。

4. 发生于口腔黏膜者，多见于牙龈、腭及颊部，为蓝黑色肿块，质软，伴溃疡，周围可见色素小结节。也有病变不呈黑色者，称为"无色素性恶性黑色素瘤"，但其具有恶性肿瘤的特征。

5. 发生于皮肤者呈深褐色，基底及其周围有浸润。

6. 早期可转移至区域淋巴结，并可远位转移至肺、肝和骨等器官。

7. 禁忌做活组织检查，以防肿瘤扩散及转移。小的病变可行切除活检。

【治疗要点】

1. 局部行肿瘤扩大切除术。因其侵袭性极强，极易复发，故应有足够的正常周界。

2. 颈淋巴结的处理 颈淋巴结无肿大、肿瘤小而表浅者，可严密观察。肿瘤厚度超过 2 mm 者，行选择性颈淋巴结清扫术。临床怀疑有淋巴结转移者，应行根治性颈淋巴结清扫术。位于中线附近的肿瘤，酌情考虑同期或分次行双侧颈淋巴结清扫术。

3. 术后辅以化疗，化疗药物可选用达卡巴嗪（抗黑瘤素，DTIC）、顺铂与氮芥等。

4. 免疫疗法可作为辅助治疗。

九、骨源性肉瘤

颌骨骨源性肉瘤属高度恶性肿瘤，占全部口腔颌面部恶性肿瘤的 2.1%，其发生可能与创伤和放射线损伤有关。下面主要讨论骨肉瘤、软骨肉瘤，并对骨纤维肉瘤、尤因肉瘤简要介绍。

【诊断要点】

1. 骨源性肉瘤发病年龄小，多发生于 20～40 岁年龄组，较长骨骨肉瘤好发年龄晚 10～20 岁；男性略多于女性；下颌骨发生率略高于上颌骨，下颌骨的好发部位为体部，上颌骨为牙槽突。

2. 早期可出现患区感觉异常、麻木或疼痛。病变发展迅速，呈进行性膨胀性生长。牙槽突和颌骨可破坏，表现为牙松动、移位甚至脱落，颌骨膨胀，面部畸形。眼眶、鼻腔等受累时，可出现相应的功能障碍。肿瘤继续发展穿破骨皮质，侵入软组织，可引起表面黏膜或皮肤的静脉扩张，局部温度升高，后期肿瘤易在口腔内破溃伴坏死性溢出或出血。肿瘤生长至晚期可呈巨大肿块，导致患者张口、进食障碍，呼吸困难，出现恶病质。

3. 颌骨骨源性肉瘤易发生血行性转移，但较长骨骨源性肉瘤少，转移率约为 21%，多出现于晚期。偶有淋巴结转移。

4. X 线片特征为病变区骨质呈不规则的溶骨性破坏，边缘不齐，骨小梁结构消失。

骨肉瘤

在颌骨骨源性肉瘤中最为常见。发病年龄多为 20～39 岁，其中以 30～39 岁年龄组最为常见。男性较女性多见。骨肉瘤可发生远处转移，转移率 30% 以上，肺、骨、肝及脑是常见转移部位；偶见区域淋巴结转移。X 线片表现为成骨型和溶骨型两类。

软骨肉瘤

根据其发生和发展过程可分为原发性和继发性，后者常由软骨瘤、骨软骨瘤恶变而来。按发生部位可分为中央型和周围型；前者指从骨髓内发生，后者指发生于骨或软骨表面。原发性软骨肉瘤多见于青少年，由软骨瘤恶变者多在 30 ~ 50 岁年龄组。男女性患病率差异不大。下颌骨好发部位为髁突、喙突、颏部及下颌角，上颌为前牙区好发。临床以肿胀和无痛性肿块为主要表现。肿瘤表面光滑，或可见凹凸不平的分叶状表现，质硬。发生在下颌髁突的软骨肉瘤常导致下颌偏斜，运动障碍，咀嚼疼痛。其转移率低于骨肉瘤。X 线片表现为骨密度减低，其间可见斑点状密度升高。

骨纤维肉瘤

发生于松质骨。以往曾被诊断的骨纤维肉瘤，现大多被认为是骨恶性纤维组织细胞瘤。临床表现与骨肉瘤相似。

尤因肉瘤

多见于管状骨，发生在颌骨者不到 3%，以下颌骨多见。患病年龄为 5 ~ 20 岁，男性多见。肿瘤生长迅速，病期短，常伴有面部红肿、中度发热、白细胞总数增加、红细胞沉降率（血沉）快、贫血、蛋白尿等。X 线片可显示与颌骨骨膜平行呈葱皮状排列的骨膜反应，但不如发生于长骨者多见。

【治疗要点】

1. 以根治性手术为主，根据肿瘤范围做一侧颌骨直至全颌骨及周围软组织的广泛切除。

2. 术后采用大剂量化疗。除非有淋巴结转移，一般不行颈淋巴结清扫术。

【预后】

颌骨骨源性肉瘤预后较发生于长骨者好，5 年生存率可达 40% 左右。

（陈慧敏）

第七章

儿童口腔疾病

第一节　牙齿的萌出和替换

儿童牙齿的萌出和替换是有规律的。牙齿萌出有一定的时间，并按一定的顺序进行，左右同名牙对称性萌出。临床上，由于各种因素的影响，牙齿萌出会发生异常。

一、牙齿萌出过早

牙齿萌出时间在不同个体之间会存在一定的差异，但可以根据正常牙齿萌出的平均年龄，确定一个时间范围，超出这个范围可判定为异常。

牙齿萌出过早是指牙齿萌出的时间超前于正常萌出的时间，萌出牙齿的牙根发育长度尚不足根长的 1/3。

二、乳牙早萌

出生时口腔内已萌出的牙齿称为诞生牙，出生后 30 天内萌出的牙齿称为新生牙，都属于乳牙的早萌现象。

【病因】

1. 原因不清，可能与种族或遗传有关。

2. 牙胚的位置距离口腔黏膜较近。

【临床表现】

1. 多见于下颌乳中切牙。

2. 多数是正常乳牙，少数是多生牙。

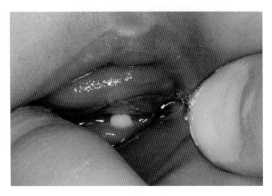

图 7-1　下颌乳切牙早萌伴舌系带溃疡

3. 牙根尚未发育或发育不足，因牙齿极度松动而影响哺乳，或牙齿锐利的切端对舌系带产生摩擦，可能导致舌系带的创伤性溃疡（Riga-Fede disease）（图 7-1）。

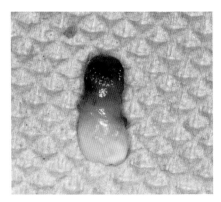

图 7-2　拔除的松动下颌乳切牙

【治疗原则】

1. 如果早萌乳牙极度松动，有移位和误吸的风险，应及时拔除（图 7-2）。

2. 为防止舌系带溃疡，可以改变喂养习惯，必要时也可以拔牙。

三、恒牙早萌

多见于前磨牙，下颌多于上颌。

【病因】

与相应乳磨牙根尖周病变或过早脱落有关，因乳磨牙根尖周病变使继承恒牙胚周围的牙槽骨破坏，导致恒牙过早暴露在口腔中（图 7-3）。

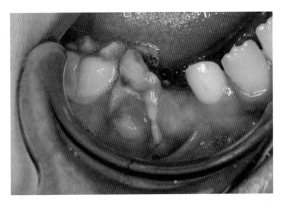

图 7-3 下颌第二乳磨牙根尖周病变导致继承恒牙早萌

【临床表现】

1. 由于早萌牙的牙根发育不足，早萌的恒牙松动。

2. 常伴有牙齿的釉质发育不全。

【治疗原则】

1. 控制乳磨牙根尖周炎症是防止恒牙早萌的重要环节。

2. 可以局部涂氟，预防龋病的发生。

四、牙齿萌出过迟

牙齿萌出过迟指牙齿萌出时间显著晚于正常萌出期。全部乳牙、恒牙或个别牙均可发生。

（一）乳牙萌出过迟

婴儿出生后 1 年乳牙不见萌出，或超过 3 岁乳牙尚未全部萌出为乳牙迟萌。

【病因】

个别乳牙迟萌较少见，全口或多数乳牙迟萌多与全身因素有关，如佝偻病、甲状腺功能减退以及营养缺乏等。

【临床表现】

婴儿 1 周岁后迟迟不见乳牙萌出。佝偻病患儿的乳牙常伴有釉质和牙本质发育异常。

【治疗原则】

1. 查明病因，对全身性疾病进行治疗。

2. 如果患儿伴有毛发稀少或少汗，要排除无牙畸形。

（二）恒牙萌出过迟

从 6 岁左右开始，乳牙开始脱落，恒牙依次萌出。除第三磨牙外，一般到 12 岁左右乳牙全部替换，所有恒牙萌出。牙齿萌出的时间存在很大的个体差异，有遗传因素的影响，如种族、性别等，也有环境因素的影响。一般情况是，同龄女孩比男孩牙齿钙化、萌出的时间早；营养良好、身高和体重发育较好的儿童比营养差、身高和体重发育较差的儿童牙齿萌出早。因此，临床在诊断恒牙迟萌时需要综合考虑遗传和环境因素的共同作用。

【病因】

1. 个别恒牙萌出过迟多与乳牙病变、过早脱落或滞留有关。例如上颌乳前牙过早脱落，使局部牙龈角化增生，可造成恒牙萌出困难。另外，乳磨牙早失造成的间隙丧失也可以导致恒牙萌出困难。

2. 多生牙、牙瘤或颌骨囊肿的阻碍也会导致恒牙萌出障碍（图 7-4）。

3. 遗传性或先天性疾病可造成多颗恒牙萌出困难，如颅骨锁骨发育不良、甲状腺激素分泌缺乏。

【临床表现】

1. 同名恒牙已经萌出，患牙仍未萌出，X 线片显示牙根已发育到根长的 2/3 或以上。

2. 多数恒牙迟萌，常伴有乳牙滞留。

【治疗原则】

1. 对于牙龈增厚阻碍恒切牙萌出者，可以进行切开助萌术，暴露整个切缘，牙齿即可很快萌出。

2. 由于牙瘤、多生牙或囊肿等阻碍牙齿萌出者，需手术去除阻碍等。必要时放置间隙保持器，保证恒牙萌出有足够的间隙。

3. 与全身疾病相关者，应查明病因，针对全身性疾病进行治疗。

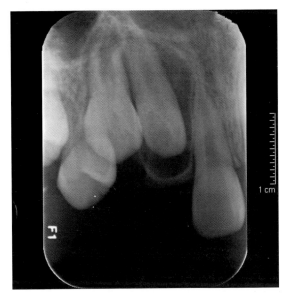

图 7-4　右上侧切牙的含牙囊肿导致恒牙迟萌

五、萌出血肿

乳牙萌出过程中，覆盖牙齿的龈黏膜出现肿胀，有时呈青紫色，内有组织液或血液，称为萌出囊肿或萌出血肿。

【病因】

一般认为是萌出过程中，牙齿穿破牙囊，在黏膜下形成组织液或血液潴留所致。

【治疗原则】

该病有自限性，通常在几天内牙齿可穿破组织，血肿消退，但有时也需外科切开暴露牙冠。

六、牙齿固连

牙齿固连是指牙骨质和牙槽骨形成骨性结合。

【病因】

机制尚未明确，一般认为与局部代谢障碍或创伤，导致牙根吸收和牙骨质及牙槽骨沉积的平衡打破有关。若两者失衡，沉积过度可导致固连。

【临床表现】

1. 牙齿下沉，患牙的𬌗平面低于正常𬌗平面。检查时牙齿无生理动度，叩诊声音清脆。X线片显示患牙的牙周膜间隙消失，牙槽骨和牙根连接处不清晰（图7-5）。

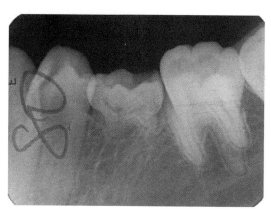

图7-5　左下第二乳磨牙固连，伴随继承恒牙
先天缺失

2. 乳牙列常易受累的牙齿是下颌第一乳磨牙，其次是下颌第二乳磨牙。

【治疗原则】

1. 对于轻度下沉的患牙，可以定期观察。

2. 利用树脂或冠修复维持颌间高度，防止邻牙倾斜和对𬌗牙过长。

3. 对于快速进展、重度低位和牙根吸收缓慢的患牙，建议拔除，以保证恒牙的正常萌出。

七、乳牙滞留

乳牙滞留是指继承恒牙已经萌出而未能按时脱落的乳牙，或恒牙未萌出，保留在恒牙列中的乳牙。

【病因】

1. 恒牙萌出方向异常，使乳牙牙根未吸收或吸收不完全。

2. 继承恒牙先天缺失或埋伏阻生，不能促使乳牙牙根吸收。

3. 恒牙萌出无力，乳牙牙根不被吸收。

4. 一些全身因素或遗传性疾病，如颅骨锁骨发育不良患者可伴有多数乳牙滞留。

【临床表现】

混合牙列期，最常见的是下颌乳中切牙滞留，恒牙在舌侧萌出，乳牙滞留在唇侧，形成"双排牙"现象（图7-6）。其次是乳磨牙的残根或残冠滞留于前磨牙的颊舌侧或近远中。第二乳磨牙滞留多是由于恒牙胚先天缺失或埋伏阻生。

【治疗原则】

如恒牙胚发育正常，应拔除滞留的乳牙。对于无继承恒牙的乳牙，因其可以在牙列中存留很长时间，承担咀嚼功能，一般予以保留。

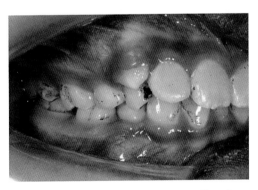

图7-6　右上乳尖牙滞留的"双排牙"现象

八、第一恒磨牙异位萌出

第一恒磨牙异位萌出是指第一恒磨牙萌出时近中阻生，同时伴随第二乳磨牙牙根吸收和间隙丧失，是混合牙列阶段最早出现的发育障碍。可以分为可逆性异位萌出和不可逆性异位萌出。

【病因】

1. 乳磨牙和第一恒磨牙牙冠较大。

2. 颌骨短小，特别是上颌结节发育不足。

3. 恒牙萌出角度异常，特别是向近中萌出角度增加。

【临床表现】

1. 2/3 发生在上颌，可发生在一个或多个象限。

2. 典型特征是第一恒磨牙近中边缘嵴阻生在第二乳磨牙的远中牙颈部以下，牙冠向近中倾斜。

3. X线片显示第二乳磨牙远中根出现弧形的牙根吸收区（图7-7）。牙根进行性吸收，导致乳牙松动直至脱落，间隙丧失。

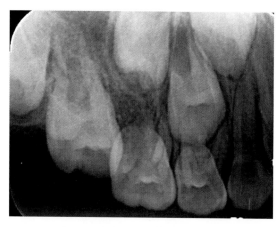

图 7-7　右上第一恒磨牙异位萌出

【治疗原则】

1. 多数可逆性异位萌出的第一恒磨牙在 7～8 岁前可自行纠正，一般以 7～8 岁为界判断异位萌出是否可逆。

2. 判断为不可逆性异位萌出的第一恒磨牙应当积极治疗。不严重的锁结可以采用分牙圈、分牙簧、铜丝结扎的方法解除锁结；较为严重的锁结可采用腭弓式的矫治器，利用链状橡皮圈加力，推第一恒磨牙向远中，建立正常的关系。

3. 如果第二乳磨牙根吸收严重而无法保留，可以拔除乳牙后，利用正畸的方法推第一恒磨牙向远中，到达正常位置后进行间隙保持。

第二节 儿童龋病

儿童龋病在病因学和组织病理学特征方面与成人并无明显差异，但由于儿童生长发育和牙齿生理解剖的特点，使儿童龋病与成人相比病损波及范围更广泛，进展迅速且危害更大。

【病因】

1. 形态解剖特点 乳牙牙颈部收缩明显，牙冠近颈 1/3 处隆起，邻牙之间为面接触（图 7-8），牙列存在生理间隙，以及冠部的点隙和沟裂，均易滞留菌斑和食物残渣，成为不洁区。

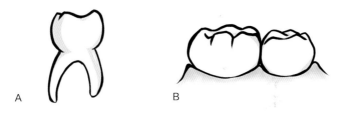

图 7-8 乳牙解剖形态示意图
A. 乳牙形态；B 乳牙之间为面接触。

2. 组织结构特点 乳牙的矿化程度较恒牙低，抗酸能力弱，釉质、牙本质薄，易发生龋齿。

3. 饮食特点 儿童由于生长发育而需要的热量较高，故喜欢含糖饮食，又因其咀嚼能力差，偏爱软食，而且进食次数多，都增加了致龋的风险。

4. 口腔自洁和清洁作用差 儿童很难自觉进行口腔卫生的维护，家长也常常忽略，不够重视。另外，幼儿睡眠时间长，口腔处于静止状态时唾液的分泌减少，不利于口腔自洁。

【临床表现】

1. 急性龋多见。乳牙矿化程度低，又易脱钙，常见龋蚀进展快，呈急性龋。龋蚀部位着色浅，结构较松软而湿润，容易用挖匙刮除。在婴幼儿期的乳牙中非常常见（图7-9）。

2. 龋齿多发，龋损范围广。龋损可同时出现在多个牙齿和多个牙面，甚至整个釉质剥脱（图7-10）。发生突然，涉及牙面广泛，且发生在不易患龋的牙齿和牙面，如下颌切牙及切端和牙尖，这种龋齿又称为猖獗龋。

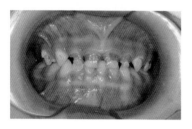
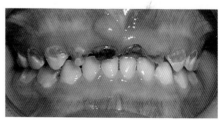

图 7-9　乳牙龋损表现　　　图 7-10　乳牙龋累及多个牙齿和牙面

3. 自觉症状不明显。乳牙自觉症状不如恒牙明显，故临床上常见因家长忽视，在发展成有牙髓炎或根尖周炎的症状时才去就诊。

4. 修复性牙本质形成活跃。龋蚀促进乳牙修复性牙本质的形成，此防御功能有利于防御细菌感染，保护牙髓。因此，临床常见牙齿釉质全部剥脱，但牙髓活力仍正常的现象。

【乳牙龋病的危害】

乳牙龋病对儿童口腔局部和全身都有不良影响。

1. 对口腔局部的影响

（1）影响咀嚼功能：乳牙因龋齿导致牙体缺损，当涉及大部分乳磨牙时，咀嚼功能明显降低。

（2）对继承恒牙的影响：乳牙龋病引起根尖周炎时，可能影响其下方的恒牙胚发育，导致釉质发育不全，严重时使恒牙胚发育畸形或停止发育（图7-11）。

（3）影响牙列和咬合关系：乳牙邻面龋坏可导致牙弓长度减

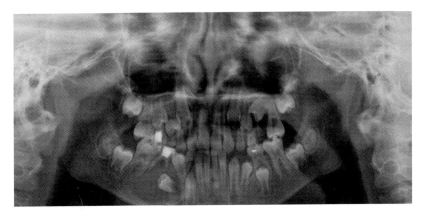

图 7-11　右下第二乳磨牙根尖周病变导致相应恒牙胚发育和萌出异常

小，使恒牙萌出间隙丧失而错位拥挤。乳牙龋坏缺失后，可造成邻牙倾斜、对颌牙过长、中线偏移等错𬌗畸形。

（4）对颜面部发育的影响：颌骨的发育受咀嚼运动的生理刺激，当咀嚼功能降低时，颌骨发育会受到影响。若一侧咀嚼功能因龋坏疼痛而废用，会导致偏侧咀嚼不良习惯的形成，使颜面部发育不对称。

（5）损伤口腔黏膜和软组织：残冠、残根可刺激局部舌、唇、颊的黏膜，形成创伤性溃疡（图 7-12）。

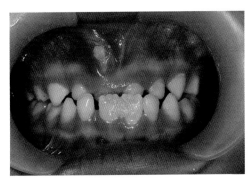

图 7-12　右上乳中切牙残根，导致局部黏膜创伤性溃疡

2. 对全身的影响

（1）影响全身的发育：多数牙龋坏或丧失会影响儿童营养的摄入。儿童正处于生长发育的旺盛期，长期的慢性营养不良不仅使儿童的生长发育受影响，机体的抵抗力也会降低。

（2）形成慢性感染病灶：龋齿造成慢性根尖周炎，可成为感染病灶，引起机体其他组织发生感染性疾病。对于儿童，与病灶牙相关的疾病有低热、风湿性关节炎、肾炎等。

（3）对心理的影响：前牙区的龋齿影响美观，对儿童正常的心理发育产生一定的影响。

（4）影响发音：幼儿期是儿童学习语音的时期，乳前牙的崩解和早失会影响正确的发音。

第三节　儿童牙髓病和根尖周病

【解剖生理特点】

1. 乳牙

（1）乳牙硬组织薄，髓腔与牙体表面距离近。相对于牙体组织来说，乳牙表现为髓腔大、髓角高，以近中颊髓角尤为突出，龋损易达到牙髓（图 7-13）。乳牙矿化程度低，牙本质小管粗大，渗透性强，牙髓易受外界细菌侵犯。

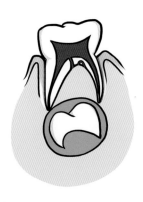

图 7-13　乳磨牙髓腔和根尖周组织（恒牙胚）示意图

（2）乳前牙多为单根管。上颌乳磨牙通常为 3 个根管，颊侧 2 个，腭侧 1 个且较粗大。下颌乳磨牙有 3 ~ 4 个根管，近远中各 2 个根管，有时远中为 1 个根管，这在下颌第一乳磨牙更多见。乳磨牙髓底多见副根管，感染易经此达到根分叉区。

（3）乳牙牙髓组织疏松，病变易于扩散，加上乳牙的根尖孔相对宽大，炎症可很快波及根尖周组织（图 7-13）。

（4）乳牙根周膜宽，纤维组织疏松，乳牙根尖周组织的炎症易从牙周膜扩散，临床上常从龈袋排脓。牙槽骨骨质疏松，代谢活跃，对治疗反应良好。

（5）乳牙存在生理性的牙根吸收。从牙根形成至牙根开始吸收这一时期是牙根处于稳定的时期，也是临床进行牙髓治疗和根管治疗的有利时期。

（6）乳牙下方有恒牙胚，在诊断乳牙牙髓病和根尖周病时要注意病变与恒牙胚的关系，治疗时要注意保护下方恒牙胚，避免损伤。

2. 年轻恒牙　年轻恒牙是指已萌出但牙根未发育完成，仍处于继续生长发育阶段的恒牙。

（1）年轻恒牙牙髓腔大，根管粗大，牙本质薄，牙本质小管粗大，外来刺激易波及牙髓。

（2）年轻恒牙的牙根在萌出后 2 ~ 3 年达到应有的长度，根尖孔在萌出后 3 ~ 5 年才能完全形成，治疗时应当尽量保存活髓，使牙根发育顺利完成。

（3）年轻恒牙的牙髓组织多，根尖孔大，血运丰富，牙髓具有较强的防御和修复能力，为年轻恒牙的活髓保存提供了生理基础。

【诊断要点】

1. 发病特点

（1）早期症状不明显。由于乳牙的解剖生理特点，就诊时一般病变比较严重，或者处于急性期，相当一部分患儿由于根尖周炎或出现脓肿、间隙感染才就诊。

（2）乳牙牙髓炎症多为慢性过程，出现急性症状时，多为慢性炎症的急性发作。

（3）乳牙的根尖周感染可存在部分活髓。由于乳牙牙髓组织疏松，血运丰富，再加上乳牙根管系统复杂，侧支根管及副根管多，牙髓感染可很快通过侧支根管或副根管扩散到根尖周组织，引起根尖周感染，但一部分牙髓仍保存活力。

（4）牙髓炎症容易导致牙根吸收。

（5）乳牙根尖周感染扩散迅速，易引起软组织肿胀。由于牙槽骨疏松，骨皮质薄，感染可迅速达到骨膜下；但炎症在骨膜下不易局限，处理不及时可导致间隙感染。此外，乳牙牙周膜宽，纤维组织疏松，故乳牙根尖周炎症也易从牙周膜扩散，经牙龈沟排脓。

2. 检查要点

（1）疼痛史

1）有自发痛史表明乳牙牙髓有广泛的炎症，甚至牙髓坏死。

2）无疼痛史不能作为儿童牙髓无病变的依据，有时乳牙牙髓炎症或坏死不一定有临床症状。

3）有反复肿痛史是乳牙有根尖周病的指征。

（2）龋源性露髓和出血

1）真正的龋源性露髓总是伴有牙髓的炎症。

2）针尖大小的露髓也有可能发展为广泛的牙髓炎症甚至坏死。

3）大范围的露髓和出血过多表明牙髓有广泛的炎症。

（3）牙龈红肿与窦道：发现这些症状有助于根尖周病变的诊断，但窦道有时会位于患牙和邻牙之间，需要通过插诊断丝示踪拍片明确窦道的来源。

（4）叩痛和松动度

1）广泛的牙髓炎症或根尖周病可有叩痛。

2）根尖周病的患牙可有松动，但要注意处于生理性根吸收期的乳牙也会有一定的松动。

（5）X线检查：在乳牙根尖周病的诊断中起到重要的作用。根尖片可以为临床医生提供如下信息：

1）龋损深度与牙髓腔的关系。

2）根尖周病变的程度和范围，是否波及恒牙胚。由于乳牙生理性的特点，乳磨牙根尖周病一般是根分歧区首先出现骨质吸收的透射区，进一步发展可有根吸收。

3）恒牙胚发育情况。

【治疗要点】

1. 对于年轻恒牙的龋坏，早发现、早治疗非常重要，要尽可能保存活髓，保证牙根发育顺利完成。

2. 年轻恒牙根尖处的牙乳头再生分化能力很强，治疗时应尽量保留这部分组织，以促进牙根的发育。

3. 年轻恒牙牙髓病的治疗避免使用化学性失活药物，尽可能保留更多的生活组织，利于牙根的继续发育。

（杨媛）

诊断技术篇

第八章

牙体牙髓疾病诊断技术

第一节　龋齿检查

龋齿的临床诊断方法分为常规检查方法、辅助检查方法和特殊检查方法。

一、龋齿的常规检查方法

1. 问诊　患牙感觉、与龋发生相关的因素、全身状况。
2. 视诊　清洁并吹干牙面，需要在良好的光线条件下，对各个牙面进行检查。视诊的重点是观察龋好发的部位，包括窝沟点隙、边缘嵴、邻面轴角、牙颈部、根面，特别是在检查后牙的颊面牙颈部时，需充分牵拉唇颊黏膜。
3. 探诊　探诊见牙面粗糙、连续性消失、探针被卡住或牙体组织变软，均提示牙体存在实质缺损和龋坏。对于形成龋洞的患牙，要探查洞的深度和范围，腐质多少和质地，探诊洞壁、洞底时注意牙髓反应（图 8-1）。检查邻面时，要选用牙科探针的三弯端，将其伸入邻间隙仔细探查，并随时调整探查的角度，如可挂住探针小弯端，提示该处可能是邻面龋洞的边缘。
4. 叩诊　使用平头金属器械，先叩击正常对照牙，再叩待查牙；综合使用垂直叩诊（叩击牙齿的切缘或𬌗面且方向与牙长轴相同）和水平叩诊（水平方向叩击牙齿的唇颊面或舌腭面）（图 8-2）。单纯患有浅、中、深龋时，因病变尚未累及牙髓、牙周和根尖周组织，患牙对叩诊的反应均为无叩痛，叩音清脆；若龋齿出现叩痛，

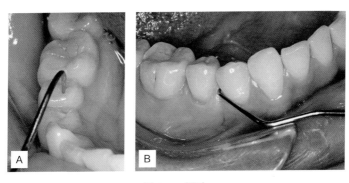

图 8-1　探诊

A. 用探针大弯端探查窝沟点隙和平滑面的龋损；B. 用探针小弯端探查邻面龋损。

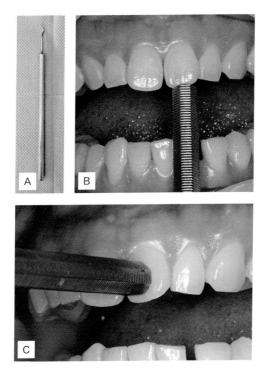

图 8-2　叩诊

A. 叩诊使用的平头金属器械；B. 垂直叩诊；C. 水平叩诊。

应考虑已合并龋的继发疾病或有其他伴随疾病。

二、龋齿的辅助检查方法

龋齿的辅助检查方法包括 X 线影像检查和牙髓活力检查。

（一）X 线影像检查（图 8-3）

X 线影像检查是诊断龋齿最常用的辅助检查方法，根据龋齿的进展和部位不同，会呈现不同的 X 线低密度影表现。确定邻面龋时，最好选择拍摄咬合翼片，因为根尖片牙冠的邻面影像常有重叠而影响观察。X 线片所显示的龋损范围一般都小于临床上实际的病变范围。

浅龋：X 线检查，尤其是咬合翼片，有助于发现隐蔽部位（如

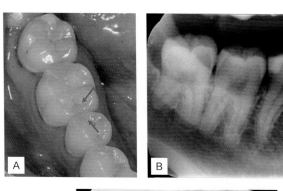

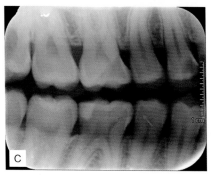

图 8-3 龋齿的根尖片检查、咬合翼片检查有利于发现隐匿的邻面龋

A. 右下第一磨牙近中边缘嵴及第二前磨牙远中边缘嵴疑似墨浸状变色；B. 平行投照根尖片；

C. 咬合翼片确认第一磨牙近中面低密度影达牙本质浅层，第二前磨牙远中面低密度影局限于釉质层。

邻面）的龋洞。

中龋：X 线检查可发现不超过牙本质浅层的低密度影像，亦有助于发现邻面的龋坏。

深龋：可见牙体缺损低密度影像，有助于评估龋损的深度，有利于发现隐匿性龋。

（二）牙髓活力检查

见本章第二节"牙髓活力检查"。

三、龋齿的特殊检查方法

龋齿的特殊检查方法包括光纤透照检查和龋损组织化学染色。

（一）光纤透照检查

牙体组织为半透明组织，具有一定的透光性。当发生龋坏时，受损部位的透光性会发生改变。光纤透照法就是以光导纤维作为载体，利用其散射较小的冷光源强光对牙齿进行透照。正常牙体组织通体透亮，并可分辨出釉牙本质界，而龋损区对光的透过率降低，则在相应部位显出一块暗影，以此来判断龋损的存在与否、位置及范围。

【适应证】

1. 边缘嵴未破坏的可疑邻面龋，尤其适用于对后牙早期邻面龋的辅助诊断。

2. 临床检查不易发现或不能确诊的隐匿龋。

【方法】

1. 关闭室内和局部照明灯，使受检部位保持较暗的环境。

2. 将光纤探头置于受检牙的唇（颊）、舌侧或可疑邻面所在邻间隙的唇（颊）侧或舌侧，探头贴近牙面，由𬌗面或探头放置的对侧牙面直视或用口镜进行观察。

3. 调节光亮强度，直至病损暗影显示清楚，以达到最佳观测效果。

4. 受检牙或受检部位相邻牙有银汞充填体者，不适用光纤透照法。

【结果判读】

1. 牙冠通体透亮，透光均匀为正常。

2. 邻面釉质表面出现白垩斑或褐色斑，𬌗面边缘嵴处出现不超过釉牙本质界的阴影为釉质龋。

3. 边缘嵴处阴影超过釉牙本质界到达牙本质内为牙本质龋。

4. 在通体透亮的牙体硬组织区域内出现某处局限的暗影，高度怀疑隐匿龋的存在。

（二）龋损组织化学染色

牙本质龋自外向内分为含有细菌的感染层和仅有脱矿而无细菌感染的软化层，后者为可以再矿化的生活组织。碱性品红可以使细菌侵入的牙本质着染红色，染色的深度与细菌侵入牙本质小管的深度是一致的，脱矿层不会被染色。因此，使用龋损染色剂指导去腐，可以保留未遭细菌感染的脱矿软化牙本质，避免去除过多牙体组织，减少牙髓暴露的可能性，利于保存活髓。

【方法】

1. 去除洞内食物残渣及着色龋腐。

2. 隔湿，干燥龋洞。

3. 将蘸有龋损染色剂（1% 碱性品红 - 丙二醇溶液或 1% 藏红）的棉球置于洞内 5 秒，以水冲洗龋洞至无多余染料脱落。

4. 去除已染为粉红色的龋腐牙本质。

5. 重复上述操作至肉眼观察龋洞内无粉染牙本质，即为已将细菌感染层去除干净。

【注意事项】

慢性龋病变进展慢，脱矿层薄，细菌感染层距正常牙本质很近，加之慢性龋的龋坏组织色素沉着较多，临床上不易分辨染色剂对病变组织的染色和龋损组织的着色，因而慢性龋染色去腐的意义不大。临床上用染色方法指导去腐适用于急性中龋和深龋。

（刘畅）

第二节　牙髓活力检查

牙髓活力检查包括温度测试和电活力测试。温度测试结果主要用于反映患牙牙髓的病变状态，电活力测试则用于确定牙髓的生活状态。这两种方法在龋齿的诊断过程中均很重要，尤其是深龋时对鉴别牙髓是否受累以及受累程度很有帮助。

牙齿对温度和电刺激的反应受年龄、牙体组织的厚度、病变位置等因素的影响，个体差异也大，没有可供参考的绝对指标，故必须以个体的正常牙做对照，从对比中判断患牙对所给予刺激的反应。测试时，应先测对照牙，再测可疑牙。测试部位一般选在牙齿的唇（颊）面，有时也可选择后牙舌面，因为这些牙面非龋好发牙面，形态结构完整，易于操作。

一、牙髓温度测试

正常牙髓对温度变化有一定的耐受量，牙体处于 10 ~ 60 ℃时，正常牙髓一般无不适感觉。当牙髓的游离神经末梢受到过冷或过热的刺激时，会出现不同程度的感觉反应。牙髓处于病理状态时，其对温度刺激的反应阈值会发生变化，出现不同于正常牙髓的感觉。

【方法】

1. 冷测法

（1）将自制小冰棒（在长 5 ~ 6 cm、口径 0.5 ~ 0.7 cm 的塑料管内注满冷水冻结而成）放置于牙面进行测试。

（2）将四氟乙烯等化学挥发剂喷于小棉球上，再将小棉球置于牙面上进行测试（图 8-4）。

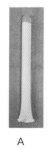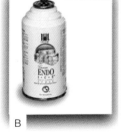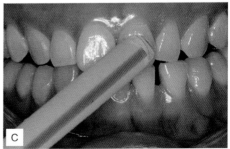

图 8-4 使用小冰棒（A）或四氟乙烯喷雾（B）进行冷测（C）

2. **热测法** 保持牙面湿润，将加热的牙胶棒（65~70 ℃）置于牙面上测试（图 8-5）。

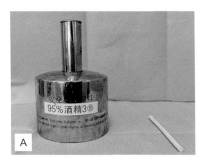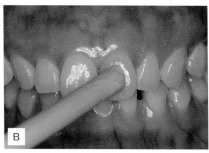

图 8-5 使用牙胶棒和酒精灯（A）进行热测（B）

【注意事项】

1. 测试之前应向患者说明检查目的和可能出现的感觉，并嘱患者有感觉时向医生示意。

2. 先测对照牙，再测可疑患牙；对照牙应选对侧正常的同名牙。

3. 应选择唇（颊）面或舌面完好釉面的中 1/3 处进行测试，避免在有病损的部位以及金属或非金属修复体上做温度测试。

4. 用牙胶棒热测时，牙面应保持湿润，以防止牙胶粘于干燥的牙面。

5. 用冷水或热水做温度测试时应注意隔离未被测试的牙齿。用小冰棒做冷测时，如有多个可疑牙，应从牙列后部向前逐个测试。

6. 牙胶棒不可过度加热，以免融化烫伤患者，注意保护软组织。

【结果判读】

牙本质深层的龋损或多或少会对牙髓产生影响。如果牙髓出现炎症性反应，其对温度刺激的反应会发生改变，即牙髓的感觉更灵敏或变为迟钝。区别早期的充血状态多用冷测法。牙齿对温度测试的反应可以有以下几种结果。

1. 正常　测试牙的反应程度和时间与对照牙相同。

2. 敏感　较对照牙反应速度快、疼痛程度强、持续时间长。

（1）一过性敏感：被测可疑患牙比对照牙感觉强烈或略感疼痛（尤其是冷刺激），但刺激去除后感觉持续时间短暂，提示可疑患牙牙髓处于充血状态，称为一过性敏感。

（2）激发痛：被测可疑患牙产生疼痛，刺激去除后仍持续一段时间，或在冷测刺激去除后片刻才出现疼痛反应（又称迟缓性痛），并持续一段时间，提示被测可疑患牙牙髓处于炎症状态。

（3）热痛冷缓解：多为急性化脓性牙髓炎。

3. 迟钝　被测可疑患牙比对照牙感觉轻微许多，或需加强刺激才能出现轻微感觉，提示被测可疑患牙牙髓可能处于慢性牙髓炎、牙髓炎症晚期或牙髓变性状态。

4. 无反应　被测可疑患牙对冷热刺激均无感觉，提示被测可疑患牙牙髓已经坏死。

温度测试的结果一般较明确，大多数龋坏牙的牙髓状态都能得到甄别。浅、中、深龋时，温度测试结果均为正常。若患牙有深龋洞，而冷测反应未能引出，可试将冰水滴入洞中。若患牙出现一过性敏感，提示为深龋；若患牙仍无任何反应，提示牙髓坏死的可能，应再结合其他检查结果综合分析，以获得正确的结论。

二、牙髓电活力测试

牙髓电活力测试反映牙髓的生活状态。与对照牙相比，若患牙能感受到相近强度的电刺激，则认为牙髓有某种程度的活力。但电活力测试不能作为诊断的唯一根据，因为有假阳性和假阴性反应的可能，必须结合病史和其他的检查结果，进行全面分析，才能得出正确的判断。

【方法】

1. 向患者说明检查目的，嘱患者有"麻刺感"时示意。

2. 测试顺序　先测对照牙，再测可疑患牙。对照牙首选同颌对侧同名活髓牙。

3. 吹干被测牙并隔离唾液，在牙面上放少许导电剂或湿润的小纸片，将电活力测试仪的工作端放于牙唇（颊）面的中 1/3 处（图 8-6）。当患者示意有感觉时，将工作端撤离牙面并记录读数。

4. 每颗牙需重复测试 2～3 次取均值，并记录该数值。

5. 被测可疑牙与对照牙相差一定数值有临床意义（具体差值因不同厂家的不同产品而异，可参看说明书）。

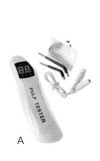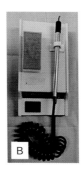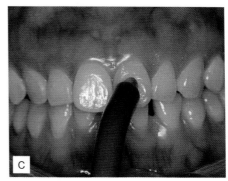

图 8-6　牙髓电活力测试仪（A，B）及测试方法（C）

【注意事项】

1. 在非麻醉状态下进行测试。

2. 有效隔离被测牙并注意保护软组织。

3. 植入心脏起搏器的患者禁用牙髓电活力测试。

4. 牙髓坏死液化、患牙有大面积银汞充填体或全冠时，可能出现假阳性或假阴性结果。

5. 新近受外伤的牙齿和新萌出的牙齿，牙髓对电活力测试可无反应，用此法时需谨慎判读。

（刘畅）

第九章

牙周病诊断技术

第一节　菌斑细菌的检查

　　牙周组织检查通过检测菌斑、牙石以及口臭程度，来评价口腔卫生状况。菌斑和牙石分别由菌斑指数、牙石指数来表示。另外，还需要了解患者的卫生习惯，如每天刷牙的次数，刷牙方法，是否用牙线、牙签、间隙刷、含漱液、药物冲洗等方法，是否定期洁治及进行全面的口腔检查等。

一、菌斑指数

　　菌斑中的细菌及其产物是引发牙周病必不可少的始动因子，而龈缘附近的菌斑及其毒性成分直接刺激并破坏牙周组织。为了定量评价口腔卫生状况，不同学者提出了不同的菌斑指数（plaque index，PLI），其应用的范围也有所不同。

（一）Silness-Löe 菌斑指数（Silness-Löe plaque index）

　　着重评价近牙龈缘区菌斑的厚度及量，不单纯看菌斑的分布范围，此指数可用于所有牙的检查，对有全冠等修复体的牙也可进行检查记分。适用于牙周状况的流行病学调查，也适于临床试验及纵向观察。

【方法】

　　此指数是采用目测加探查的方法：用气枪将牙面吹干，肉眼直接观察并结合用探针尖的侧面划过牙面，确定龈缘附近牙面的菌斑量。厚度分级较难掌握，需经过训练。

【结果判读】

指数记分标准如下：

0= 在近龈缘处的牙面上无菌斑。

1= 肉眼看不到菌斑，用探针尖的侧面划过近游离龈区的牙面时才能发现薄的菌斑。

2= 在龈缘区或牙邻面有肉眼可见的中等量菌斑。

3= 在龈沟内和（或）龈缘区及邻近牙面有大量菌斑堆积。

每个牙分为颊面远中、颊面中央、颊面近中和舌面 4 个区分别记分。4 个分值的总和除以 4 即为该牙的分值，各牙的分值相加除以受检牙数即为个体的菌斑指数。

（二）Quigley-Hein 菌斑指数（Quigley-Hein plaque index）

这个菌斑指数着重测量牙面近龈 1/3 处的菌斑量，Turesky 等对其进行了修改，使之更客观细致地反映临床情况，适用于临床试验及纵向观察。

【方法】

菌斑染色采用菌斑显示液（碱性品红等食用染料）。方法为将蘸有显示液的小棉球在每两个相邻牙之间轻轻挤压，使菌斑显示液扩散至牙面，逐个地将颊、舌面涂布后，再以清水漱口，牙面遗留的着色处（紫红色）即为菌斑存在区（图 9-1）。菌斑染色时勿用小棉球在牙面上涂擦，以免擦掉菌斑而影响观察结果。

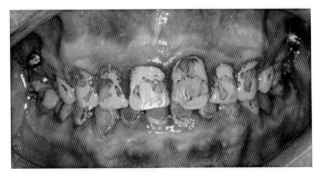

图 9-1　菌斑染色

【结果判读】

指数记分标准如下：

0= 牙面无菌斑。

1= 近龈缘处牙面上有散在的斑点状菌斑。

2= 近龈缘处牙面上有薄的菌斑连续呈带状，宽度不超过 1 mm。

3= 菌斑着色带超过 1 mm，但覆盖区小于牙冠的颈 1/3。

4= 菌斑覆盖区在牙冠的 1/3 ~ 2/3。

5= 菌斑覆盖区在牙冠的 2/3 或 2/3 以上。

菌斑显示后，根据上述标准对所有牙的颊舌面进行菌斑评价，所有牙面菌斑记分的总和除以受检牙面数即为该个体的菌斑分值。

二、简化口腔卫生指数

（一）软垢指数（debris index，DI）

【方法】

用肉眼直接观察或通过口镜观察，结合使用探针划过牙面来判断菌斑和软垢量。软垢指数的标准较为客观，重复性好，适用于牙周一般临床检查、流行病学调查、口腔健康教育及个体口腔卫生习惯纵向观察的评价。此指数只检查 6 个牙面：16、11、26 和 31 的唇（颊）面，及 36、46 的舌面。以此 6 个牙面来代表全口的总体口腔卫生情况。

【结果判读】

指数记分标准如下：

0= 无软垢或着色。

1= 软垢覆盖牙面不超过牙面的颈 1/3，或牙面上存在外源性着色。

2= 软垢覆盖牙面的 1/3 ~ 2/3。

3= 软垢覆盖牙面的 2/3 以上。

每个牙面软垢记分的总和除以受检牙面，即为该个体的软垢指数分值。如果某人的软垢指数为 0 ~ 0.6，说明口腔清洁；如果为 0.7 ~ 1.8，说明口腔清洁情况一般；如果为 1.9 ~ 3.0，则说明口腔清洁情况差。

（二）牙石指数（calculus index，CI）

【方法】

牙石指数可反映牙面及龈沟处牙石沉积情况，通过牙石量的多少来反映受检者的口腔卫生状况，作为简化口腔卫生指数（simplified oral hygiene index，OHI-S）的一部分。检查时分别检查每个牙的颊、舌侧两面。

【结果判读】

指数记分标准如下：

0= 无牙石。

1= 龈上牙石覆盖牙面不超过 1/3。

2= 龈上牙石覆盖牙面介于 1/3 与 2/3 之间，或在牙颈部有斑点状龈下牙石，或二者兼而有之。

3= 龈上牙石覆盖牙面超过 2/3，或牙颈部的龈下牙石连续成片，或二者兼备。

三、反映牙龈炎症的指标

（一）牙龈指数（gingival index，GI）

这个指数通过牙龈的色、形、质及探诊出血情况综合评定牙龈的炎症程度，可用于牙周流行病学调查，也可用于临床牙龈炎症检查及疗效的评价。

【方法】

吹干或擦干牙龈，观察牙龈色、形、质的改变程度，将牙周探针放入龈缘下 0.5~1 mm 处，并轻轻划动后观察有无出血。将每个牙的牙龈分为 4 个区域，即颊侧近中龈乳头、颊侧边缘龈、颊侧远中龈乳头及舌侧边缘龈。分别记录以上 4 个区域的炎症情况，将每个牙的 4 个记分相加除以 4，即为该牙的分值；将各牙分值相加，除以受检牙数，即为该受检者的分值。

【结果判读】

指数记分标准如下：

0= 牙龈正常。

1= 牙龈轻度炎症：轻度颜色改变，轻度水肿，探诊不出血。

2= 牙龈中度炎症：颜色发红、水肿、光亮，探诊出血。

3= 牙龈重度炎症：明显发红和水肿，或有溃疡，有自发出血倾向。

其分值与临床牙龈状态的关系是：0.1~1.0 分为牙龈轻度炎症；1.1~2.0 分为牙龈中度炎症；2.1~3.0 分为牙龈重度炎症。该指数可用来评价全口牙，也可用于评价一组牙，在国际上普遍应用。其缺点是对探诊后出血的程度不加区分，因此在纵向观察中不易区分出血程度的变化。

（二）出血指数（bleeding index，BI）

出血指数用于反映牙龈炎症程度比牙龈指数更为敏感，能比较客观地反映牙龈和牙周袋炎症情况，临床使用较简便，有较高的特异性。对于不出血的位点提示健康，对于长期出血的位点提示附着丧失的危险性高。反映探诊后出血的指数有多种，本节仅介绍常用的两种。

改良出血指数（modified bleeding index，mBI）

改良出血指数由 Mombelli 等提出，此指数根据探诊后牙龈出血情况来判断牙龈炎症。适用于检查牙龈炎症的程度、临床疗效观察，以及临床试验和纵向观察。

【方法】

用牙周探针轻探入龈沟或袋口，取出探针 10 秒后观察有无牙龈出血及其出血量。检查时动作要轻，用牙周探针紧贴牙面，而不要直插袋底。

【结果判读】

指数记分标准如下：

0= 沿龈缘探诊无出血。

1= 孤立的点状出血。

2= 出血在龈沟内呈线状。

3= 重度或自发出血。

Mazza 的出血指数

【方法】

此指数由 Mazza（1981 年）提出。方法为用钝头牙周探针轻探入龈沟或袋内，取出探针 30 秒后，观察有无出血。

【结果判读】

指数记分标准如下：

0= 牙龈健康，无炎症及出血。

1= 牙龈颜色有炎症性改变，探诊不出血。

2= 探诊后有点状出血。

3= 探诊后出血沿牙龈缘扩散。

4= 出血溢满并流出龈沟。

5= 自发出血。

第二节　牙周探诊

【工具及方法】

1. 探诊工具　牙周探针的尖端为钝头，顶端直径为 0.5 mm，探针上有刻度，根据刻度标记的设计不同可分为以下几种类型。

（1）颜色标记探针，每间隔 3 mm 标记。

（2）UNC-15 探针，为 15 mm 长探针，每毫米均有标记，在 5、10、15 mm 处均有颜色标记。

（3）Williams 探针：分别在 1、2、3、5、6、7、8、9 和 10 mm 处有刻度标记（图 9-2）。

（4）Michigan "O" 型探针：在 3、6、8 mm 处有标记。

（5）WHO 探针，在探针尖端有直径 0.5 mm 的球，在 3.5、8.5、11.5 mm 处有刻度，并在 3.5 ~ 5.5 mm 之间有颜色标记。

（6）Nabers 探针，在 3、6、9、12 mm 处有刻度，并在 3 ~ 6 mm 之间以及 9 ~ 12 mm 之间有颜色标记。

2. 探诊方法和注意点

（1）用改良握笔式方法握持探针（图 9-3）。

（2）以口内相邻牙的𬌗面或近切缘处的唇面作为手指支点，也可采用口外支点。

（3）探诊力量要轻，为 20 ~ 25 g。

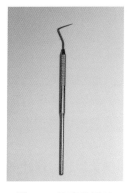

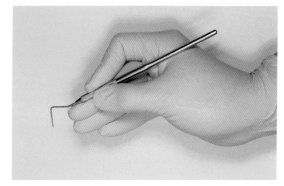

图 9-2 临床常用的
Williams 探针

图 9-3 探针的握持方式

（4）探入时探针应与牙体长轴平行，探针应紧贴牙面，避免进入软组织，避开牙石直达袋底或龈沟底，感到有轻微的阻力为止。

（5）以提插方式移动探针，探查每个牙的各个牙面的龈沟或牙周袋情况，以了解牙周袋的位置、范围、深度及形状（图 9-4）。

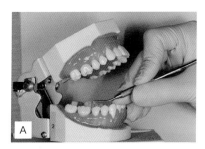

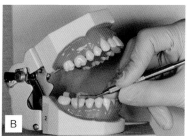

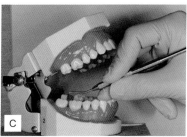

图 9-4 探诊的方法：右下第一磨牙的近中（A）、中央（B）和远中（C）

（6）探查牙齿邻面牙周袋时，探针要紧贴牙邻面接触点探入，并将探针向龈沟方向稍倾斜，以探测到邻面牙周袋的最深处。

（7）探诊应有顺序：如从颊侧到腭侧，首先从最后一个牙的颊侧开始，如右上颌第二磨牙的远中颊位点、颊面及近中颊位点，到右上颌第一磨牙的远中颊位点，依次移动直到左上颌第二磨牙的远中颊位点，再从此牙的远中腭位点到右上第二磨牙的远中腭位点，再以同样过程测下颌牙。

（8）影响探诊结果准确性的因素有探针的粗细及形状、探针刻度的精确性、探入角度、探诊力量（应控制在 25 g）、牙石的阻挡以及炎症程度的影响等，探诊时应注意这些影响因素。

【探查内容及结果判读】

1. 探诊深度　用标准力量采用适宜的角度将探针插入到牙周袋内或龈沟内，遇到阻力后龈缘到探针尖端的距离即为探诊深度，以毫米（mm）为单位记录。健康牙龈的龈沟探诊深度不超过 3 mm。正规的牙周探诊检查应对每个牙记录 6 个部位：颊侧近中、中央、远中部位及舌侧近中、中央、远中部位。牙龈的炎症、探诊的力量、探针本身的粗细以及尖端的形状都会影响探针进入的深度。

2. 附着水平　附着水平是指袋（沟）底至釉牙骨质界的距离，也称结缔组织附着水平。由于探针尖端的位置与袋（沟）底的位置往往不一致，准确的表述应为临床附着水平（clinical attachment level, CAL）。临床附着水平的确定是将探诊深度减去釉牙骨质界至龈缘的距离，以毫米（mm）为单位记录；若有牙龈退缩，则将探诊深度加上牙龈退缩的距离（图 9-5）。探诊深度相同，附着丧失的程度可以不同。

临床附着丧失的测量：探针探至袋底后可得出探诊深度的记录，再将探针沿牙根面退出，用探针尖端探到釉牙骨质界的位置，然后测量釉牙骨质界至龈缘的距离，以毫米（mm）为单位记录。如果龈缘位于釉牙骨质界的根方，则此距离为牙龈退缩的距离。同探诊深度一样，每个牙记录 6 个部位，也可根据需要只记录一个或几个部位。

3. 根分叉病变　多根牙发生牙周炎时常可累及根分叉区，此时的治疗也较为复杂而困难，常需龈下刮治及手术治疗。因此，必须

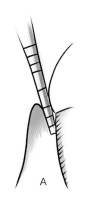
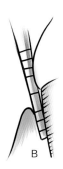

图 9-5　探诊深度与临床附着水平的关系
A.临床附着丧失 = 探诊深度 − 釉牙骨质界至龈缘距离；
B.临床附着丧失 = 探诊深度 + 釉牙骨质界至龈缘距离。

对根分叉区有无病变，以及病变的严重程度有清楚的了解，才能制定治疗方案。

用普通的弯探针或专门设计的 Nabers 探针探查多根牙的分叉区。检查上颌磨牙时，可先探查颊侧中央处的根分叉区，再从腭侧分别探查近中和远中的根分叉区，但有的会有变异，需从颊侧探入；检查下颌磨牙时，从颊侧和舌侧中央处分别探查根分叉区。

探查的内容应包括：探针能否从水平方向探入分叉区，水平探入的深度，分叉的大小，有无釉质突起，根柱的长度，根分叉区是否有牙龈覆盖，注意检查根分叉区是否暴露。

Glickman 将根分叉病变分为 4 度。

Ⅰ度：根分叉区骨质轻微吸收，从牙周袋内只能探到根分叉的外形，不能水平探入；X 线片上通常看不到明显改变（图 9-6）。

Ⅱ度：多根牙的一个或一个以上根分叉区已经有部分骨吸收，但病变尚未与对侧相通，探针可从水平方向进入根分叉区；X 线片显示为根分叉区根周膜增宽或者骨密度小范围降低（图 9-7）。

Ⅲ度：根分叉区牙槽骨全部吸收，并且与对侧相通，形成"贯通"的病变，探针可水平进入根分叉区，并与对侧相通，但根分叉

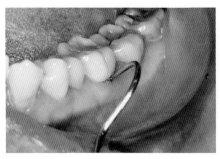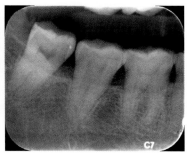

图 9-6　左下第一磨牙Ⅰ度根分叉病变及 X 线片表现

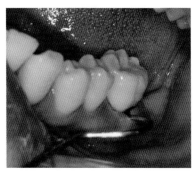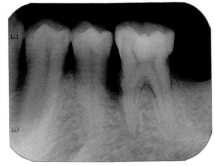

图 9-7　左下第一磨牙Ⅱ度根分叉病变及 X 线片表现

病变有牙龈覆盖，未暴露于口腔中；X 线片在上下颌磨牙一般可看到完全透影区，而上颌磨牙因影像重叠可能不明显（图 9-8）。

　　Ⅳ度：根分叉区牙槽骨全部吸收，与对侧相通，并且由于牙龈退缩，根分叉暴露于口腔中；X 线片在上下颌磨牙一般可看到完全透影区，而上颌磨牙因影像重叠可能不明显（图 9-9）。

　　【临床意义】

　　1. 附着水平是反映牙周组织破坏程度的重要指标之一，有无附着丧失是区分牙周炎与牙龈炎的重要指标。正常的牙龈附着于釉牙骨质界处，不能探到釉牙骨质界，即无附着丧失；患牙龈炎时，牙龈附着的位置不变，仍在釉牙骨质界处，即使牙龈肿胀、探诊深度

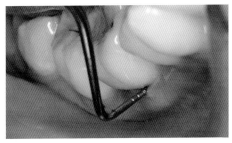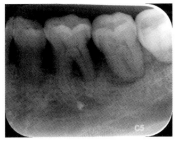

图 9-8 右下第一磨牙 Ⅲ 度根分叉病变及 X 线片表现

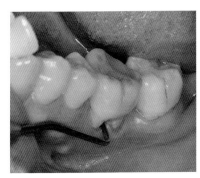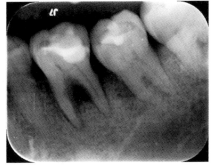

图 9-9 左下第一磨牙 Ⅳ 度根分叉病变及 X 线片表现

增加，临床上同样不能探到釉牙骨质界，亦无附着丧失；牙周炎时因有附着丧失，能探到釉牙骨质界。

2. 附着水平及根分叉病变对制订治疗计划、是否手术及手术方案的制定、估计预后、判断疗效均有重要意义。

（刘园）

第三节　牙齿松动度检查

牙齿动度分为生理性牙齿动度和病理性牙齿动度。生理动度是一定外力作用于完整健康牙周组织的结果，正常牙齿的生理动度是水平方向的。牙齿受力时的松动分两个阶段，即初级或槽内动度和次级动度。前者指牙齿在牙槽窝内的动度，为牙齿受力后由不同组的牙周韧带方向改变而产生的动度。通常445 N（100磅）以下的外力使牙齿产生的动度为槽内动度。后者则指牙齿在2225 N（500磅）左右的外力作用下由牙槽嵴顶弹性形变和挤压牙槽嵴冠方的软组织而产生的动度。

临床上牙齿动度可由多种因素决定，包括牙槽骨的高度、牙周膜间隙的宽度以及牙根的形状。其中病理性常见因素包括牙周炎症、牙周附着丧失和牙槽骨吸收、早接触和咬合创伤、根尖病变、牙外伤、牙根裂、牙根吸收、夜磨牙症和牙周手术初期及正畸治疗过程中等。牙齿松动度的检查是评估牙周状态和辅助诊断牙周疾病的重要检查手段之一。

【检查方法】

前牙以镊子夹持牙齿切缘摇动，后牙则将镊子抵住咬合面沟裂中央摇动（图9-10和图9-11），磨耗过重失去尖窝形态的后牙可用镊子夹抱牙齿进行晃动。

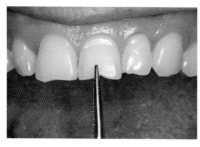
图 9-10　前牙牙齿松动度检查

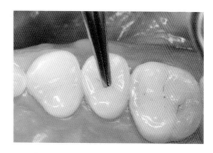
图 9-11　后牙牙齿松动度检查

【结果判读】

临床常用 Miller 1950 年提出的改良三度松动指数。

Ⅰ度：水平向松动度超过生理动度，但幅度≤ 1 mm。

Ⅱ度：水平向松动幅度 1 ~ 2 mm。

Ⅲ度：有明显的水平向和垂直向松动（＞ 2 mm）。

也可根据牙齿松动方向来评估动度：仅有颊舌向松动为Ⅰ度，颊舌向及近远中向均有动度为Ⅱ度，如果出现垂直向松动则为Ⅲ度。此方法的准确性有争议，因为如果被检查牙的近远中有健康邻牙，检查结果很难准确。

（余婧婷）

第四节　咬合检查

【检查内容】

1. 正中𬌗及正中关系，𬌗类型，上下前牙中线是否一致，覆𬌗及覆盖情况，是否有反𬌗、对刃𬌗及锁𬌗。

2. 牙齿是否存在拥挤、倾斜、移位及局部咬合紊乱。

3. 是否存在早接触及咬合干扰，其中最重要的是评估有无咬合创伤发生。咬合创伤是由于不正常的𬌗接触关系或咀嚼系统的功能异常，造成咀嚼系统各种组织包括牙周组织的损伤。通过临床检查，确定咬合创伤的部位、造成咬合创伤的早接触及𬌗干扰的部位，以利于治疗。

【检查方法】

1. 视诊

（1）观察牙面是否有异常磨耗平面，牙龈是否有龈裂、缘突，如有这些表现则提示这些部位存在咬合创伤的可能。

（2）在咬合过程中观察可疑牙牙龈颜色的改变，如有变白的现象，说明该牙在咬合的过程中有早接触或承受过大压力。

2. 扣诊　用示指尖扣上颌牙的唇（颊）面，应触及可疑牙、邻牙和游离龈缘，嘱患者做正中、前伸及侧方咬合，在咬合过程中检查牙是否有震动、移位。如某牙在某种咬合过程中出现牙的震动、移位，则表示在这种咬合过程中该牙有殆干扰（图 9-12）。

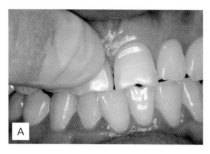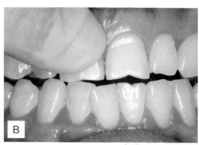

图 9-12　咬合检查

A. 通过扣诊在正中咬合时检查功能动度；B. 通过扣诊在前伸咬合时检查功能动度。

3. X 线检查。

4. 个别牙殆创伤的检查　将半个牙尖宽的双层咬合纸分别放在患牙各牙尖的各个斜面上，让患者做正中、前伸和侧方咬合，若咬合中出现痛点，表示有殆创伤存在，痛点即为殆干扰部位。

5. 早接触点及殆干扰点的检查　将薄咬合纸放在上下牙之间，让患者做正中、前伸及侧方咬合，从而在牙面上印出早接触点或殆干扰点。注意使用咬合纸时要擦干牙面，这样才能在牙面上形成清晰的印迹。也可在上下牙之间放置蜡片，让患者咬合，如在蜡片上形成个别穿透点，即为早接触点。还可先取研究模型，将殆关系转移至殆架上，在模型上分析早接触点及殆干扰点，然后再在患者口腔内进一步确定。

【结果判读】

1. 牙齿的功能性动度　用示指尖端扣上颌牙齿的唇（颊）面，让患者做正中和非正中咬合，根据咬合过程中是否感觉到牙齿动度来判断结果。判断标准如下：

0= 正中咬合及非正中咬合均未感觉到牙齿的动度。

1= 仅正中咬合或非正中咬合时能感到牙齿的动度。

2= 正中咬合及非正中咬合时均能感受到牙齿的动度。

结果为 0 表示无咬合干扰，1 表示正中咬合或非正中咬合时有干扰，2 表示正中咬合和非正中咬合时均有干扰。但单凭此项检查尚不能确定是否有咬合创伤。

2. 咬合创伤在 X 线片上的表现　牙周膜增宽，增宽的程度在整个根面不均匀，受压侧牙颈部牙槽嵴处及根尖部的牙周膜增宽更明显。通常伴有根侧方、根尖区、根分叉区骨硬板的增厚或消失。

垂直骨吸收，受压侧牙槽骨呈现角形骨吸收；如垂直吸收发生于颊侧或舌侧，则因颊舌面结构影像重叠而较难观察到，需要仔细观察。如在牙根部出现双层边缘嵴，可表示颊或舌侧的牙槽骨吸收，严重者可表现出牙根吸收（图 9-13）。

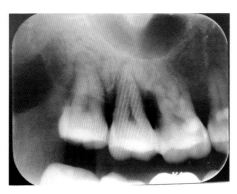

图 9-13　咬合创伤的 X 线片表现
右上第二磨牙角形骨吸收，牙周膜增宽。

（余婧婷）

第五节　牙周检查记录表

牙周检查记录表包含的内容：患者的基本信息、探诊深度（probing depth，PD）、出血指数（bleeding index，BI）、松动度（mobility，M）、根分叉病变（furcation involvement，FI）、牙龈退缩（gingival recession，GR）、角化龈宽度、有无溢脓、咬合关系、诊断以及治疗计划等（图9-14）。

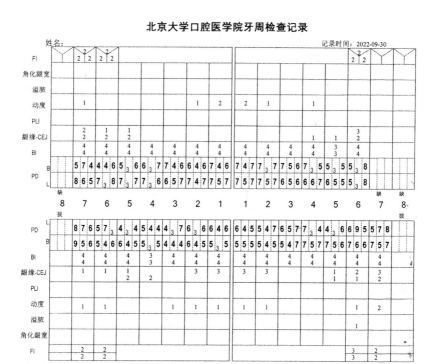

图9-14　牙周检查记录表

BI，出血指数；CEJ，釉牙骨质界；FI，根分叉病变；PD，探诊深度；PLI，菌斑指数。

一、探诊深度

用标准力量和适宜的角度将探针插入到牙周袋内或者龈沟内，遇到阻力后龈缘到探针尖端的距离即为探诊深度，以毫米（mm）为单位记录。具体方法详见本章第二节"牙周探诊"。

二、出血指数

用出血指数反映牙龈炎症程度比牙龈指数更为敏感，能比较客观地反映牙龈和牙周袋内壁的炎症情况，临床使用较简单，有较高的特异性。

【结果判读】

Mazza 的出血指数由 Mazza（1981 年）提出，用钝头探针轻探入龈沟或袋内，取出探针 30 秒后观察有无出血。记分标准如下：

0= 牙龈健康，无炎症和出血。

1= 牙龈颜色有炎症改变，探诊不出血。

2= 探诊后有点状出血。

3= 探诊后出血沿牙龈缘扩散。

4= 出血溢满并流出龈沟。

5= 自发出血。

三、牙齿松动度

正常情况下，由于牙周膜的存在，牙齿具有微小的生理性动度，当牙齿承受过大的𬌗力或炎症使牙槽骨吸收时，牙齿会出现不同程度的动度。

【方法】

将镊子放在后牙𬌗面或用其夹持前牙的切缘，轻轻摇动。不可用牙周探针有刻度的尖端来检查动度。

【结果判读】

Ⅰ度：颊舌向有动度。

Ⅱ度：颊舌向及近远中向均有动度。

Ⅲ度：颊舌向、近远中向及垂直向松动。

也可按颊舌向水平移位程度分度记录：1 mm 为Ⅰ度松动，1~2 mm 为Ⅱ度松动，2 mm 以上为Ⅲ度松动。

应注意这两种方法均受牙根数目、牙根长度、受累牙根数目及有无邻牙等因素的影响。

四、根分叉病变

根分叉病变是指牙周炎发生到较严重的程度后，病变累及多根牙的根分叉区。下颌第一磨牙患病率最高，上颌双尖牙患病率最低。预后较单根牙差。

【结果判读】

1. Glickman 法

Ⅰ度：病变早期根分叉区骨质轻微吸收，牙周探针可探到根分叉的外形，但尚不能水平探入分叉内，牙周袋属于骨上袋。X 线片上通常看不到改变。

Ⅱ度：牙周探针可从水平方向部分探入根分叉内，未能与对侧相通。

Ⅲ度：根分叉区的牙槽骨完全吸收，形成贯通性病变。牙周探针能水平进入根分叉区与对侧相通，但仍被牙龈覆盖而未直接暴露于口腔。

Ⅳ度：根分叉区的骨隔完全破坏，且牙龈退缩而使病变的根分叉的开口暴露于口腔内。

2. Hamp 提出的方法

Ⅰ度：牙周探针可从水平方向探入根分叉区，探入深度未超过牙齿宽度的 1/3。

Ⅱ度：根分叉区骨质的水平向破坏已超过牙齿宽度的 1/3，但尚未与对侧贯通。

Ⅲ度：根分叉区骨质已有贯通性破坏，牙周探针可畅通。

五、牙龈退缩

牙龈退缩是指牙龈缘位于釉牙骨质界的根方，或同时有牙间乳头的退缩，致使牙根暴露和"黑三角"形成。

【结果判读】

采用 Miller 分度法（图 9-15）。

Ⅰ度：龈缘退缩未达到膜龈联合处，邻面无牙槽骨或牙间乳头丧失。

Ⅱ度：龈缘退缩达到或超过膜龈联合，但邻面无牙槽骨或牙间乳头丧失。

Ⅲ度：龈缘退缩达到或超过膜龈联合，邻面牙槽骨或牙间乳头有丧失，位于釉牙骨质界的根方，但仍位于唇侧退缩龈缘的冠方。

Ⅳ度：龈缘退缩超过膜龈联合，邻面骨丧失已达到唇侧龈退缩的水平。

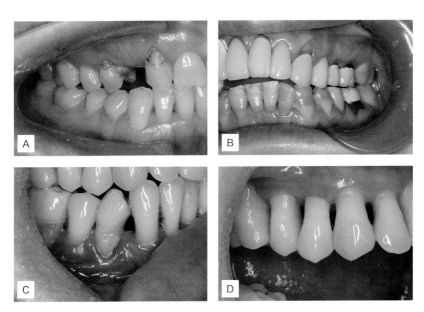

图 9-15 牙龈退缩 Miller 分度法

A. Ⅰ度（12）；B. Ⅱ度（23）；C. Ⅲ度（44）；D. Ⅳ度（14）。

（赵静仁）

第十章

口腔黏膜病诊断技术

第一节　口腔真菌检查

临床取材培养念珠菌的方法较多，目前常用的方法有唾液培养、含漱培养等。

一、病损区及义齿组织面涂片检查

于病损部位或义齿的组织面取材涂片，滴加 10% 氢氧化钾溶液，在微火焰上固定，即可在显微镜下见到念珠菌菌丝及孢子。亦可用过碘酸希夫染色（PAS）或革兰氏染色法见到菌丝及孢子。于病损处刮取标本，或取患者非刺激性唾液进行培养，亦可得到证实。

二、念珠菌培养与鉴定

（一）唾液培养与念珠菌鉴定

收集患者非刺激性混合唾液 1~2 ml，尽快接种到沙氏培养基上。在平皿上还可计数定量培养。目前有商品化的显色培养基，如科玛嘉念珠菌显色培养基，分离培养可得到阳性结果，并进一步做芽管或厚膜孢子实验鉴别是否是白念珠菌，也可进一步用生化方法鉴定（目前有商品化的鉴定试剂盒，如 API20C AUX）。唾液培养方法简便、较敏感，且能定量来判断感染程度及治疗效果，但唾液流率异常者不适用。

（二）含漱培养

患者含漱 10 ml 灭菌磷酸盐缓冲液（pH 7.2）1 分钟，收集含漱液直接接种培养，或离心并浓缩 10 倍后接种培养（又称含漱浓缩培养）。

该方法最敏感，对口干者更为适用。

第二节　唾液流量检查

静态全唾液流量收集方法要求患者采取坐姿，弯腰低头，使唾液沿下唇逐渐滴入容器中，并在结束时将口内剩余唾液全部吐入容器，一般收集 10 分钟，小于 1 ml/min 为唾液分泌减少（图 10-1）。

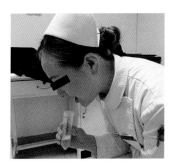

图 10-1　静态全唾液流量收集

第三节　脱落细胞检查

检查脱落细胞是一种简便易行且微创的诊断方法，可作为下列口腔黏膜病的初步诊断或辅助诊断的一种手段。

一、天疱疮

在表面麻醉下揭去疱皮，于疱底部刮取脱落的上皮细胞做涂片。用吉姆萨染色法染色，可见大量成堆或散在的外基底上皮细胞，以及呈圆形、细胞核增大、染色质增多和核四周有晕的天疱疮细胞（Tzanck cell），即可诊断为天疱疮。

二、白斑

脱落细胞检查作为一种辅助诊断方法，用于追踪白斑病损的变化。根据病损表层角化情况判断白斑的潜在恶变倾向，如出现角化异常，则比正角化者更易恶变。

三、早期癌变病损

对一切临床可疑癌变的病损均可于病变底部刮取脱落细胞。见到癌变细胞可作为初步的辅助诊断依据，进一步取活检证实。

第四节　活体组织检查

活体组织检查是诊断口腔黏膜病的重要手段之一，其目的通常为确定诊断和排除癌变。

【适应证】

1. 溃疡表面有颗粒样增生或基底有硬结浸润。

2. 白斑表面形成溃疡或出现颗粒样增生。

3. 扁平苔藓糜烂长期不愈或表面不平整。

4. 黏膜上有肿块或其他组织增生表现。

5. 原因不明的溃疡、红斑等，虽经抗感染、抗炎症治疗 2 ~ 3 周，但仍不愈合。

【方法及注意事项】

1. 取活检时应注意要在基本控制病损的感染和炎症后才能进行。

2. 切取的部位、大小、深度和标本的处理都很重要。要选择切取最可疑及有特征的病变组织。

3. 病损如有多种表现，则应在不同变化处取 2 种以上的标本。

4. 标本应含有与正常组织交接的边缘，深度应达黏膜下层，应避免过度挤压组织。

5. 在特定的情况下除常规 HE 染色外，需要补充过碘酸希夫染色（PAS）（如怀疑念珠菌感染）、刚果红染色（如怀疑淀粉样变）、直接免疫荧光（如怀疑疱病）和免疫组织化学检查等辅助手段。

（魏攀　邢海霞）

第十一章

口腔功能诊断技术

当全口牙列出现了不同程度的缺损或缺失时，患者的口腔咀嚼功能会受到不同程度的影响。在修复治疗前进行一些相关的功能检查，将有助于了解咀嚼功能受影响的程度，并能进一步了解牙列缺损或缺失与口颌系统功能紊乱的关系。在一些复杂情况下，掌握患者口颌系统现有的功能状况对制定正确的治疗计划和修复方案起着至关重要的作用。

第一节　咀嚼效能

咀嚼效能（masticatory efficiency）是指在一定时间内将一定量食物嚼碎的程度。咀嚼效能反映的是咀嚼作用的效果，其值的高低则直接反映了咀嚼能力的大小。影响个体咀嚼效能的因素很多，如牙齿功能性接触面积的大小，以及牙齿支持组织、颞下颌关节、口腔内软组织及全身是否健康，故咀嚼效能实际上也是咀嚼过程中各种因素综合协作的结果。

【应用】

1. 为口腔、颌面部某些疾患的影响提供线索。

2. 为制定修复计划提供依据。

3. 评定口腔修复体的效果。

【方法】

1. 筛分称重法　给受试者 4 g 扁桃仁，咀嚼 20 秒后将口内咀嚼物全部吐在量杯内，并用蒸馏水漱净口内残留物，将漱口水全部吐在量杯内。使用筛孔径为 2 mm 的滤网过筛，将未过筛的残渣烘干，若称其重量为 0.8 g，其咀嚼效能按公式计算为：

（总量－余量）／总量 ×100％＝（4–0.8）/4×100％＝80％

如考虑到烘干的咀嚼残渣与原咀嚼测试物干燥程度的差异，需将计算结果乘以干燥系数 a 才更为准确。a 为咀嚼测试物烘干后重量与其鲜重的比值。此时咀嚼效能的计算公式为：

咀嚼效能 ＝（a× 咀嚼前总量－剩余量）/（a× 咀嚼前总量）×100％

2. 吸光度法　给受试者 2 g 扁桃仁，咀嚼 30 秒后将口内咀嚼物全部吐在量杯内，并用蒸馏水漱净口内残渣，将漱口水全部吐在量杯内。用蒸馏水将吐出的咀嚼物稀释到 1000 ml 并充分搅拌 1 分钟，静置 2 分钟以后，从试液中采样放入光栅分光光度计中，在光谱波长 590 nm 处测定其吸光度值，以此作为咀嚼效能的判断标准（视频 11-1）。咀嚼效能越高，测试物被咀嚼得越细，稀释后试液的浑浊度越高，测得吸光度的读数也越大。

视频 11-1　吸光度法测试咀嚼效能

3. 比色法（Gume 法）　明胶经甲醛硬化处理后形成一种特殊的物质，其破碎后呈颗粒状，且不发生粘连，对生物染料具有特殊的吸附作用。将该物质制成测试块，咀嚼后放入苋菜红溶液中。由于明胶对染色液的吸附，溶液中苋菜红的浓度会降低。测试块被咀嚼得越碎，表面积越大，吸附的染色液就越多，溶液的浓度也就越低。通过对溶液浓度的测定，即可反映咀嚼效能的大小。

第二节 肌电图

肌电图（electromyograph，EMG）不仅是研究口颌系统功能的一种有价值的方法，还可以辅助诊断口颌系统肌源性疾病并评估治疗效果。咀嚼肌的主要作用是在神经支配下通过收缩或舒张产生下颌运动，完成咀嚼肌系统的各种功能。咀嚼肌的肌电活动水平可以反映其功能状态。肌电图仪（图 11-1）通过电极与肌肉相连，在示波屏或记录纸上描记肌肉兴奋时产生的生物电活动。肌电图仪在下颌运动时能同步记录数块肌肉的肌电图，可用于分析下颌运动时各个肌肉的功能状态及协调作用的情况。

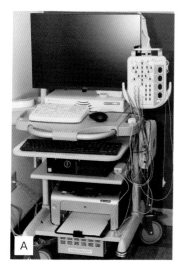
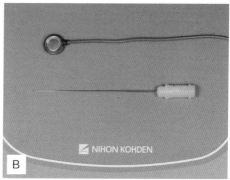

图 11-1 肌电图仪及电极
A. 肌电图仪；B. 表面电极与针电极。

【应用】

1. 检查咀嚼肌的生理功能。
2. 协助测定下颌位置。
3. 研究偏侧咀嚼、磨牙症等口腔不良习惯。
4. 诊断和治疗颞下颌关节疾病。

5. 评价错𬌗畸形治疗效果。

6. 评价义齿修复效果。

【方法】

常用的肌电图检查包括表面电极检查和针电极检查。表面电极贴于皮肤表面，适用于检查颌面部浅层肌如咬肌、颞肌和二腹肌等的肌电活动。针电极主要用于翼外肌和翼内肌的肌电活动记录。

肌电图检查常用的信号参数包括峰值电位、时限、肌电静息期、平均平滑电位等。峰值电位代表肌电活动的大小，是咀嚼肌做功的表现。肌电图上出现明显的电位变化，表明肌肉在所测的运动中发挥了作用。

掌握下颌在做各种𬌗位运动时的肌电图形态，以及正常咀嚼运动的肌电图形态（图11-2）等，可以帮助鉴别诊断异常的肌电图，对口腔专业相关疾病的研究、诊断和治疗等均有很重要的实用价值。

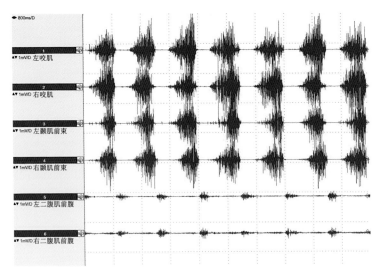

图 11-2　正常咀嚼运动的肌电图

北京大学口腔医院康艳凤护师提供。

（廖宇　刘亦洪）

第三节 下颌运动轨迹

下颌运动轨迹反映了𬌗、咀嚼肌和颞下颌关节三者的复杂三维动态功能关系，对于认识咀嚼、吞咽及语言等功能具有十分重要的意义。每个个体的下颌运动方式都有一定的特征，其与个体的牙齿排列、𬌗面形态和颞下颌关节解剖形态等协调一致。在进行口腔各类治疗，尤其是涉及改变牙列位置、重建𬌗面形态的治疗前，对患者下颌运动特征进行详细的检查是十分必要的。

【应用】

1. 认识下颌运动规律，使𬌗与运动相协调。

2. 分析诊断口腔疾病中的异常下颌运动。

3. 判断义齿修复等治疗效果。

4. 有助于认识人体运动的控制机制。

【方法】

1. 机械描记方法 髁突运动描记仪是一种机械式下颌运动描记仪（图 11-3），又称运动面弓。其原理是将描记板固定于头颅部外耳孔的前方，将面弓固定于下颌，面弓上对着描记板处设有描记针，与描记板轻轻接触，描记针对准髁突标志点。当下颌运动时，描记

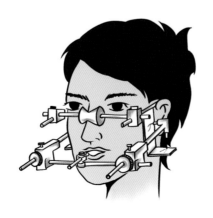

图 11-3 机械描记仪记录髁突运动轨迹

针就在描记板上画出下颌与针尖相对应的特定标志点的运动轨迹。机械描记仪可以达到很高的测量精度，但由于操作技术复杂，测量结果易受到使用者熟练程度的影响；同时，复杂的机械式运动面弓对咀嚼系统形成负担和干扰，降低了轨迹记录的生理和临床意义。

2. 电子描记方法 1975 年，Jankeson 等发明的下颌运动仪（mandibular kinesiograph，MKG）克服了机械式运动面弓的缺点。该装置是一种磁电量转换方式的描记仪，能主动监测粘于下切牙区磁钢的空间位置，从矢状面、冠状面和水平面精确观测下颌中切牙切点运动轨迹，也可以在双侧髁突部位选取标志点来观测下颌运动，对𬌗没有干扰，也不限制下颌三维运动的范围。

近年来新研制的下颌运动电子记录装置，也称电子面弓，利用各种传感器系统，将信号源固定在下颌，将接收器固定于头颅部。下颌运动时，其上固定的信号源连续发出信号，固定于头颅部的接收器接收信号，最终将接收的信号转换为电信号和数字信号。电子面弓的测量数值可作为传统𬌗架设定的参考数值，还可直接用于数字化修复治疗设计。

（廖宇　刘亦洪）

第十二章

颌面外科诊断技术

第一节　穿刺检查术

【适应证】

1. 触诊有波动感或有非实质性含液体的肿块，需了解内容物性质帮助诊断者。

2. 对涎腺肿瘤和某些深部肿瘤进行微创组织学检查。

【禁忌证】

1. 全身情况较差，不易耐受操作者。

2. 怀疑颈动脉体瘤者。

【方法】

1. 穿刺应在严格消毒的条件下进行。

2. 选择适宜的针头，脓肿穿刺多用 8 号或 9 号粗针，血管瘤选 7 号针，肿瘤的细针吸取活检可选用 6 号针。

3. 注意进针的深度和方向，避免损伤邻近重要的组织结构。

【注意事项】

怀疑是结核性病变或恶性肿瘤时，进针时要注意避免穿刺形成经久不愈的窦道或肿瘤细胞种植。

第二节　切取或切除活检术

【适应证】

1. 切取活体组织检查只用于表浅或有溃疡的肿物。

2. 切除活体组织检查适用于皮肤和黏膜完整、位于深部的可切除的小型肿物或淋巴结。

【禁忌证】

1. 存在尚未控制的全身系统性疾病。

2. 肿物生长靠近重要的组织结构。

3. 存在合并感染。

【方法】

1. 在严格消毒和局部麻醉条件下操作，不宜采用浸润麻醉。

2. 一般采用梭形切口。切取活检时，沿肿物边缘与正常组织交界处切取 0.5 ~ 1 cm 的楔形组织；切除活检时，可沿肿物边缘外 2 mm 扩大切除。

3. 切除组织后，应立即放入 10% 甲醛溶液中固定，以备病理检查。

4. 局部压迫止血，缝合；对于无法完全对位缝合者，推荐使用碘仿打包缝合。

【注意事项】

1. 手术中应使用锋利的器械切取，尽量避免钳夹活检组织块，以免影响病理检查。

2. 消毒时不宜用染色消毒剂。

3. 使用电刀止血时最好在标本切除完成之后进行，防止引起活检组织变性。

4. 皮肤切口尽量沿皮纹方向。

（李锴）

第十三章

X 线影像诊断技术

第一节　牙及颌骨发育异常

发育过程中，由于某些发育障碍而引起牙形态、数目及组织结构发生改变，和（或）颌骨在体积、形态上出现异常，超出了正常范围，均属于颌面部牙及颌骨发育异常或畸形。

一、阻生牙、额外牙

【临床特点】

属于牙齿萌出和数目异常。阻生牙以下颌第三磨牙最为常见，其次为上颌第三磨牙、上颌尖牙等。额外牙最多见于上颌中切牙之间，可萌出或埋伏于颌骨内；磨牙区的额外牙则多位于上颌。

【影像学要点】

1. 检查阻生牙、额外牙时，特别是在拔牙术或者正畸设计前，常规应拍摄 X 线片（根尖片、上下颌横断殆片或头颅侧位片）甚至锥形束 CT 了解牙的位置、阻生方向以及牙根数目、形态等。

2. X 线检查可以结合观察已萌出的牙和尚未萌出的牙，确定缺失牙或多生牙。

3. 额外牙形态往往不正常，可以单发或者多发，必要时可拍摄曲面体层片观察全口牙发育情况。

【鉴别诊断】

临床上额外牙应与错位牙、双生牙和结合牙相鉴别。

二、融合牙、牙内陷

【临床特点】

属于牙形态及结构发育异常，病因不明。融合牙在乳牙、前牙较多见，融合后的牙齿外观可正常大小或明显增大至相当于两颗牙齿大小；在组织结构上可表现为双牙全部融合，牙冠分裂、牙体融合，或者仅少量牙本质融合。牙内陷分为牙冠牙内陷和牙根牙内陷，前者较多发；牙冠牙内陷最常发生于上颌切牙、上颌前磨牙和上颌尖牙，牙根牙内陷最常见于下颌第一前磨牙和第二磨牙。

【影像学要点】

1. 融合牙若为不完全融合，在 X 线片上可显示为牙冠融合、牙根分离或牙根融合、牙冠分离；完全融合则往往显示为一个巨大的畸形牙。无论临床表现如何，X 线片总可见融合牙的牙本质连接，一般均会有髓腔和根管形态异常。

2. 牙内陷的患牙往往呈圆锥状，多见于上颌侧切牙（图 13-1）。在 X 线片上，有的显示为一纵沟影使舌隆突分裂为二（畸形舌侧沟）；有的可见上颌切牙舌隆突处有一致密似牙尖的影像（畸形舌侧尖）；如舌侧窝向髓腔内陷入很深，则似有一小牙被包于髓腔之中，

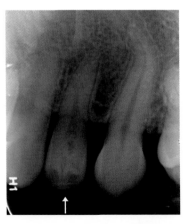

图 13-1　左上侧切牙牙内陷

称为牙中牙。

3. 如需对融合牙进行修复或牙体治疗，则必须行 X 线检查，确定根管、髓腔的形态和数目；牙根牙内陷的患牙牙冠并不一定异常，需行 X 线检查发现和确定诊断。

【鉴别诊断】

融合牙有时需要与双生牙、结合牙相鉴别；牙内陷的发生部位和表现具有一定特点，不易混淆。

三、半侧颜面肥大或发育不全

【临床特点】

1. 半侧颜面肥大

（1）半侧颜面肥大一般指半侧颜面骨异常增生，可伴全身其他部位骨的增生。

（2）发病年龄多为 5~10 岁，女性明显多于男性。

（3）常同时发生颅面部多个骨畸形，还可伴发同侧唇、舌、耳、涎腺及面部皮肤、皮下组织、肌肉组织的肥大，甚至同侧肢体的肥大。

2. 半侧颜面发育不全

（1）半侧颜面发育不全多表现为整个半侧面部发育不足，单独的半侧下颌骨发育不足也不少见。

（2）大多发生于年轻时，或是在面部发育停止前的任何时期，发病无性别倾向。

（3）表现为患侧发育停滞、形态相对较小，几乎所有的患者都有外耳道发育不足、耳廓皱褶或卷曲。

【影像学要点】

1. X 线检查应包括患者的全部头颅，一般拍摄头颅正位片和曲面体层片。

2. 半侧颜面肥大可见患侧的骨骼明显增大，包括下颌骨、上颌骨、颧骨、额骨和颞骨等；牙列中线偏向健侧，前牙长轴向患侧倾斜，患侧下颌骨髁突增生肥大明显，下颌升支增长、增宽，下颌角圆钝，下颌下缘呈弓形下垂。

3. 半侧颜面发育不全时，下颌骨的表现最为突出，呈现为髁突、喙突或整个下颌骨体和升支的发育不良；患侧牙可能有先天缺失或牙形态减小。

【鉴别诊断】

1. 半侧颜面肥大与发育不全之间的鉴别　患侧发育异常，而健侧骨、牙的大小形态正常。

2. 半侧颜面肥大与单纯髁突肥大的鉴别　单纯髁突肥大者增大的髁突形态异常，但是颌骨其他部位大小和形态正常。

3. 半侧颜面发育不全没有遗传倾向，面骨的缩小不明显，无腭裂发生，这些特点便于该病与其他疾病鉴别。

四、颅骨锁骨发育不良

【临床特点】

1. 颅骨锁骨发育不良是一种涉及颅骨、锁骨和牙发育异常的综合征，通常是一种少见的遗传性疾病，可以不分性别呈显性遗传。

2. 该病主要表现为颅顶和枕部扁平，颅骨前后径缩短而左右径增加，囟门闭合延迟或不闭合，出现颅骨骨缝开裂，上颌骨和鼻旁窦（副鼻窦）有特征性的发育不足，锁骨有不同程度的发育不足甚至缺如。长骨、脊柱、骨盆及手足骨等其他骨也可以受累，但下颌骨不受影响。

3. 乳牙脱落及恒牙萌出均延迟是本病的特征，以至于此病患者到成人仍然为混合牙列。此外，患者常有大量阻生的多生牙，口内有明显的牙列拥挤和恒牙发育异常。

【影像学要点】

1. 颅骨 X 线片显示颅骨囟门闭合延迟，颅缝不同程度增宽，出现缝间骨。

2. 颌骨片显示乳牙滞留和大量埋伏、额外牙。

3. 特征性表现为额外埋伏牙位置都位于前牙区，最远可以位于第一磨牙；胸片可见锁骨异常或缺如（图 13-2）。

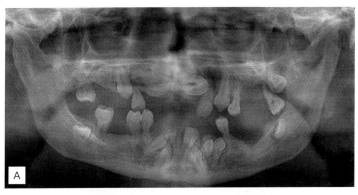

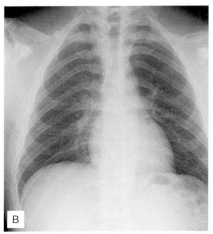

图 13-2 颅骨锁骨发育不良

A. 曲面体层片示患者前牙区大量额外埋伏牙；B. 正位胸片示锁骨发育缺陷。

【鉴别诊断】

本病有时需与维生素 D 缺乏性佝偻病、软骨发育不全、克汀病、少汗性外胚层发育不良等病相鉴别。颅骨锁骨发育异常可以通过家族史，双肩可向中线靠拢，颅骨检查异常，乳牙滞留和恒牙列大量埋伏多生牙确诊。

第二节 龋病

一、邻面龋

【临床特点】

临床中，有时对于一些邻面龋的诊断比较困难，往往需要同时结合临床和 X 线检查慎重确诊。邻面龋多数呈基底位于釉质表面的三角形，早期邻面龋发生后 3～4 年才可能出现临床症状，而龋损导致的脱矿量达 40% 以上才能够在普通 X 线片上显示。

【影像学要点】

1. 早期龋损在 X 线影像中表现为不超过釉质厚度 1/2 的密度减低区，病损脱矿量很少时可以完全不显示；继续发展至病变范围超过釉质厚度的 1/2 但未到达釉牙本质界，尚属于浅龋范畴。浅龋多表现为基底在牙表面的三角形密度减低影，少数表现为弥漫的密度降低影像。

2. 病变越过釉牙本质界扩展至牙本质后，发展为中龋，这样在牙本质中形成了第二个三角形透影区，三角形底部位于釉牙本质界，顶部指向髓腔。有时 X 线片上病变已侵及牙本质，却看不出从釉质开始的征象。

3. X 线片上龋已超过牙本质厚度的 1/2 并接近髓腔时称为深龋，影像通常显示为病损通过一条狭窄的通道贯穿破坏牙釉质，透影区在釉牙本质界扩大向髓腔方向延伸（图 13-3）。不能仅靠 X 线片判断髓腔是否暴露于龋损。

【鉴别诊断】

1. 釉质发育不全所致的牙表面点状凹陷或者慢性磨耗造成邻面接触点的磨平凹陷，有可能使 X 线片上产生早期邻面龋的假象。

2. 拍摄 X 线片时，由于射线穿透路径的原因，接近釉牙本质界处的龋损病变影像可能被颊舌侧釉质掩盖，导致 X 线片上表现的脱矿部分比实际病损深度要小。

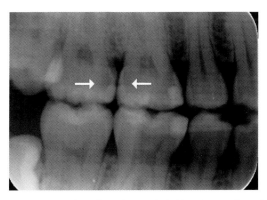

图 13-3　咬合翼片显示右上第一磨牙远中和第二磨牙近中可见邻面龋损

二、咬合面龋

【临床特点】

咬合面龋也称殆面龋，发生于后牙殆面。临床医生通常通过检查殆面颜色确定牙是否正常，但这种仅依靠窝沟的着色来评判龋病的做法并不可靠。

【影像学要点】

1. 早期殆面龋常沿窝沟壁向釉牙本质界发展，在侵犯到牙本质以前拍摄 X 线片往往不易发现；有些仅仅表现为在釉牙本质界下方有一窄细的灰色阴影。

2. 在 X 线片上可以发现的龋损往往已经进展到浅龋阶段，典型的 X 线影像变化是在牙本质内可以看到一个薄而范围较宽的透光带，相应部位的牙釉质变化很少甚至没有变化。应特别注意邻近釉牙本质界的牙本质组织，一旦发现该区域存在透射带，即可考虑龋病诊断。

3. 中龋、深龋在 X 线片上很容易观察到，但仅仅依靠 X 线检查并不能确定牙髓是否已经暴露。

【鉴别诊断】

1. 殆面龋如果仅表现为沿釉牙本质界的细长低密度线状影，很容易与正常牙殆面釉质下方的视觉假象混淆；而正常牙殆面釉质下方的视觉假象所形成的阴影更加狭窄。

2. 当磨牙颊侧点隙的龋损与殆面重叠时，易被误认为是殆面龋。

三、颊、舌面龋

【临床特点】

临床上通常靠直接观察即可诊断颊、舌面龋，只是在颊、舌面龋与咬合面龋同时存在时，X 线诊断需要注意鉴别病变实际范围和程度。

【影像学要点】

1. 仅从 X 线片上很难区分颊、舌面龋。当诊断颊、舌面龋时，除了要观察到一个明显的 X 线透影区外，还应在该透影区周围看到均匀一致、没有龋损的釉质环绕。

2. 当观察到这一现象时，还应当从两个以上的角度对这一区域进行 X 线投照，以排除颊、舌面龋影像与釉牙本质界重叠造成殆面龋的假象。

3. 在牙冠近远中线角附近的颊、舌面龋可能在 X 线片上表现为类似邻面龋，也应该变换角度重复投照，以便鉴别诊断。

【鉴别诊断】

殆面龋的龋损范围一般比颊、舌面龋广泛得多，而且殆面龋的边缘不像颊、舌面龋边缘那样清晰。有时颊、舌面龋与殆面龋同时存在，可用不同角度的重复 X 线检查区分这两种病变。

四、根面龋

【临床特点】

根面龋也称牙骨质龋，可同时侵犯牙骨质和牙本质，单纯的牙骨质龋在临床上是检查不出来的。根面龋在老年人群中的发病率为 40%~70%，多发生于下颌磨牙和前磨牙区，受累面按发生率从大到小依次为颊面、舌面、邻面。由于釉牙骨质界附近的牙骨质很软并且较薄，所以在发现根面龋时多为牙本质龋坏，并且进展较快。

【影像学要点】

1. 根面龋在 X 线影像上表现为边缘不清的浅碟状、弹坑状破坏。

2. 如果根面暴露较少，则病变可以表现为凹陷缺口样而不是浅碟样。

【鉴别诊断】

1. 偶有正常牙由于牙颈部过度曝光会被误认为是牙颈部龋，鉴别要点是：正常牙颈部因过度曝光导致的局部密度减低可看到牙根表面的完整边缘，根面龋时则低密度区的边界较模糊且不规整，牙根表面的完整性破坏。

2. 有时牙内吸收在X线影像中较难与大面积龋坏相鉴别，但在临床检查中较易区分。

五、继发龋

【临床特点】

紧邻充填体边界的龋损称为继发龋。

【影像学要点】

1. 继发龋的X线表现与原发龋相似，表现为沿着充填体边缘的密度减低区。

2. X线片最常用于检查位于牙近中、远中和𬌗面边缘的继发龋坏，颊舌面的继发龋损只有当范围较大时才有可能在X线片上表现出来。

【鉴别诊断】

有些充填材料与龋表现相似。这些充填材料均位于经过牙体预备的窝洞内，X线影像上窝洞内的充填体外形规则，边缘平整光滑，借此可与继发龋相鉴别。

第三节　牙髓病和根尖周病

一、牙髓钙化

【临床特点】

牙髓钙化有两种形式：一种为结节性钙化，又称髓石，多见于髓室；另一种为弥散性钙化，多发生于根管。临床多无症状，少数因髓石压迫出现与体位相关的自发痛。

【影像学要点】

1. 局限性牙髓钙化多见于后牙髓室内，显示为圆形或卵圆形高密度团块影像，可大可小，游离于髓室中或附着于髓室壁；发生于前牙者可表现为针形密度增高影。

2. 弥散性牙髓钙化多发于前牙，可表现为髓腔、根管内有散在的颗粒状或长条形密度增高影，周围有低密度线条围绕；有时整个髓腔影像消失，代之以均匀致密影像。

【鉴别诊断】

后牙颊舌侧牙槽嵴顶影像有时会因投照角度影响而重叠在髓室内，勿误认为牙髓钙化（髓石）。

二、牙内吸收

【临床特点】

牙内吸收可能与创伤、活髓保存治疗、牙再植等有关，为牙髓组织发生的肉芽性变，不明原因的牙内吸收又称特发性牙内吸收。多无症状，个别可有牙髓炎症状。

【影像学要点】

1. 早期只有 X 线检查才能发现和诊断，患牙髓腔或根管有局部扩大呈圆形、卵圆形或不规则形密度减低影像；有时整个髓腔呈现边缘不规则扩大的低密度影像，病变界限较清楚（图 13-4）。

2. 在密度减低影与牙周间隙之间有密度较高的牙本质和牙骨质相隔；严重者常常贯穿整个牙，使患牙硬组织变得很薄，甚至发生病理性折断。

3. 多发生于单个牙，有的可伴有根尖周病变和牙根尖吸收。

【鉴别诊断】

牙内吸收应与颊舌侧的大面积龋相鉴别：龋病的边界较牙内吸收更模糊，且结合临床检查较易区分。

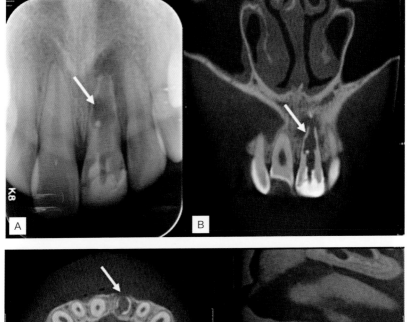

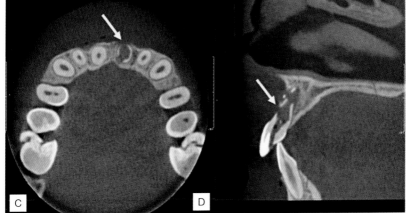

图 13-4　根尖片（A）及 CBCT（B 至 D）显示左上中切牙的牙内吸收

三、慢性根尖周炎

【临床特点】

1. 为根管内长期存在感染导致的根尖周组织的慢性炎症反应。

2. 一般没有明显疼痛症状，有时患牙有不适感或咬合痛，有些患者可以见到牙龈处窦道口。

3. 慢性根尖周炎可以有根尖周肉芽肿、慢性根尖周脓肿、根尖周囊肿和根尖周致密性骨炎几种类型。

【影像学要点】

1. 根尖周肉芽肿通常发生在患牙的根尖周，也可在牙根一侧（磨牙甚至可以发生于根分叉之间），呈圆形或椭圆形的骨质吸收密度减低区，病变形状较规则，边界清楚，通常无致密线条影包绕，周围骨质正常。病变透影区较小，直径一般不超过 1 cm（图 13-5）。

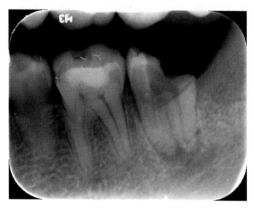

图 13-5　左下第二磨牙慢性根尖周炎

2. 慢性根尖周脓肿的 X 线片表现为患牙根尖部牙槽骨骨质弥散性破坏，病变密度不均匀，越接近根尖（中心）密度越低，周围与正常骨质逐渐移行；晚期病变边界较清楚，周围骨组织可有反应性增生硬化。

3. 根尖周囊肿患牙的 X 线片（图 13-6）上通常可以看到在患牙根尖部有一团形状规则、圆形或卵圆形的骨密度减低区，边界清晰，常可见致密骨白线包绕（有继发感染时此致密线条影模糊甚至消失）。小囊肿一般多为直径 1~2 cm 大小，不引起颌骨膨胀；发展较大的，可导致颌骨膨隆、压迫邻牙移位。

4. 根尖周致密性骨炎患牙 X 线片上近根尖牙周膜影像增宽，有的可见根尖部呈月牙形密度减低区，外周有局限的反应性骨质增生，与正常骨之间边界不清；较重的病例可表现为患牙根周弥散的

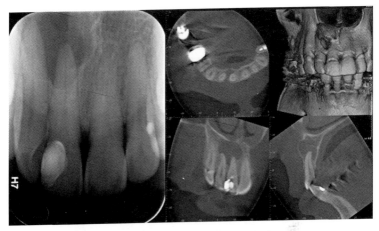

图 13-6　右上中切牙根尖周囊肿

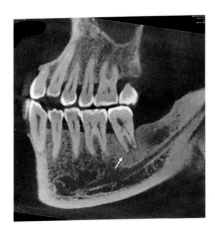

图 13-7　左下第二磨
牙根尖周致密性骨炎

高密度影，边界可清楚或不清楚（图 13-7）。

【鉴别诊断】

参见本章第七节中"根尖周囊肿"的鉴别诊断。

四、特发性骨硬化

【临床特点】

特发性骨硬化，亦有人称之为致密性骨岛或内生骨疣等，是一种非肿瘤、非炎症、非系统性疾病的骨异常，病因不明。在颌面部，特发性骨硬化多见于下颌骨。一般无任何主观症状，也无病源牙，大多在口腔影像学检查时无意中发现。

【影像学要点】

1. 表现为颌骨内边界清楚、均匀致密的高密度团块影，周围无低密度影像围绕（图 13-8）。

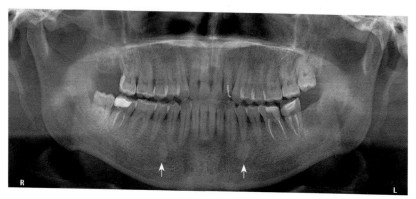

图 13-8　下颌骨特发性骨硬化

2. 可发生在根尖周，累及根周的骨质，但牙周膜影像一般呈连续性，也可孤立于牙根；形状可为圆形、三角形或不规则形。

3. 下颌前磨牙、磨牙区多见，可单发，也可多发或双侧发生。

4. CBCT 有时可以观察到特发性骨硬化边界不规则，可呈结节样或周围类似毛刺样表现。

【鉴别诊断】

特发性骨硬化应与致密性骨炎、骨结构不良、成牙骨质细胞瘤（真性牙骨质瘤）以及硬化性骨髓炎等病变相鉴别。

五、骨结构不良

【临床特点】

1. 骨结构不良旧称根尖周牙骨质结构不良，属于一种良性、特发性的骨相关病变。

2. 它是一组发生于颌骨根尖周区域，以纤维组织和化生骨取代正常骨组织为特征的病变。

3. 可分为根尖周骨结构不良、局灶性骨结构不良、繁茂型骨结构不良及家族性巨大型牙骨质瘤四型，这里主要表述常见的前两个类型。主要发生于下颌，可多发，一般无自觉症状，受累牙无明确病损等异常，牙髓活力一般正常。

【影像学要点】

因病变发展阶段不同而有不同表现，可以分为溶骨、牙骨质形成、成熟三期。

1. 溶骨期　表现为骨吸收破坏，根尖周可见类圆形密度减低影，边界清楚，根尖部牙槽骨骨硬板影像可消失，与慢性根尖周炎表现相似。

2. 牙骨质形成期　通常表现为根尖周密度减低区中心部有少量密度增加的团块状影像，较高密度影与牙根无粘连。

3. 成熟期　根尖周有圆形、边界清楚、较均一的高密度团块影，周围可见密度较低的线条或带状影像包绕（图 13-9）。

【鉴别诊断】

骨结构不良应与根尖周肉芽肿、骨化纤维瘤、特发性骨硬化、致密性骨炎以及根尖周牙骨质增生等病变相鉴别。

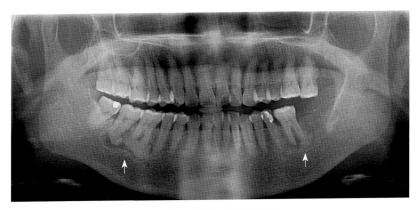

图 13-9　下颌骨骨结构不良

六、牙根外吸收

【临床特点】

牙根外吸收是指从牙根表面开始的逐渐进行的病理性吸收过程。一般并无临床症状，若为某些病变所引起的牙根外吸收，则可有相应的临床表现，严重的可造成牙痛、牙松动等。

【影像学要点】

不同原因引起的牙根外吸收可有不完全相同的表现。

1. 在正畸治疗中，牵引力过大会导致牙根外吸收，表现为多数牙牙根变短，根尖圆钝，可伴有髓腔闭锁。

2. 牙周炎所致的牙根外吸收伴有较严重的牙槽骨垂直型吸收，被吸收的根面通常不完整，甚至可呈现为锯齿状。

3. 牙外伤后的牙根外吸收可见冠折、根折、牙脱位，表现为根尖段尖细、模糊或消失，断面多平滑，根尖周可有低密度影。

第四节　牙周疾病

X 线检查在诊断牙周炎时十分重要，可以协助临床医生确定病变部位，分析发病因素或促进病情进展的因素。完整的牙周疾病诊断必须包括完整的临床检查，同时得到 X 线检查证据的支持。牙周组织的 X 线检查常用三种投照方法，即根尖片、咬合翼片及曲面体层片，有时还会用到 CBCT 检查。

一、慢性牙周炎

【临床特点】

慢性牙周炎是最常见的一类牙周炎，主要发生于成年人，也可发生于儿童和青少年；大部分病程呈缓慢加重，也可出现间歇性的活动期。本病一般侵犯全口多数牙齿，也有少数患者仅发生于一组牙或少数牙；发病有一定的牙位特异性，磨牙和下前牙区以及邻接面较易患病。

【影像学要点】

1. 慢性牙周炎的骨吸收早期表现为牙槽嵴顶的硬骨板消失，嵴顶变平钝、凹陷或模糊呈虫蚀状；但 X 线片主要显示牙齿近远中的骨质情况，颊舌侧骨板则因牙与骨组织重叠而显示不清。

2. 当骨丧失、牙槽骨量减少至一定程度后，才能在 X 线片上观察到骨高度的降低。牙槽嵴高度降低而嵴顶仍然呈水平方向与牙长轴垂直的表现称为水平型骨吸收。按照吸收范围分为局限性和弥漫性，按照吸收程度可分为轻度、中度和重度。一般认为牙槽骨吸收不超过根长的 1/3 为轻度，吸收超过根长的 1/3 但不超过 2/3 为中度，超过根长的 2/3 为重度。

3. 牙槽骨发生垂直方向或斜行的吸收称为垂直型骨吸收，与牙根面之间形成角形的骨缺损，牙槽嵴高度降低不多，而牙根周围的骨吸收较多。判断垂直型骨吸收的程度可以以吸收最接近根尖的部位为准，位于牙根的颈向 1/3 为轻度，在牙根中 1/3 为中度，在牙根的根尖 1/3 为重度。

4. 牙周炎进展后，骨丧失会波及多根牙的根分叉。根分叉下牙槽间隔嵴顶的牙周膜间隙增厚是牙周炎侵犯至根分叉下的重要征象。普通根尖片显示上颌磨牙的近、远中根分叉病变时不明显，而下颌磨牙根分叉下颊、舌侧均有骨丧失时，X 线透射区轮廓清晰，病变显示清楚。

二、侵袭性牙周炎

【临床特点】

侵袭性牙周炎是一组在临床表现和实验室检查方面均与慢性牙周炎有明显区别的、相对少见的牙周炎。这类牙周炎虽多发于年轻人，但也可见于成年人，分为局限型和广泛型；快速的牙周附着丧失和骨吸收是此病的主要特点，表现为特殊的牙周组织破坏程度与局部刺激物的量不成比例。

【影像学要点】

1. 诊断侵袭性牙周炎时应重点检查切牙及第一磨牙邻面，并拍摄 X 线片，咬合翼片有助于发现早期病变。

2. 局限型侵袭性牙周炎典型的患牙局限于第一磨牙和上下切牙，多为左右对称。X线片可见第一磨牙的近远中均有垂直型骨吸收，形成典型的"弧形吸收"；在切牙区多为水平型骨吸收。

3. 广泛型侵袭性牙周炎则侵犯包括第一磨牙和切牙的全口大多数牙。

三、咬合创伤与牙松动

【临床特点】

当咬合压力大于牙周支持组织的生理承受能力后，可以导致一些创伤性病变，最常见的就是牙松动。

【影像学要点】

1. 存在咬合创伤时，可以在X线片上观察到牙松动的证据，如牙周间隙增宽、牙周骨硬板模糊、骨丧失及骨小梁改变等（图13-10）。

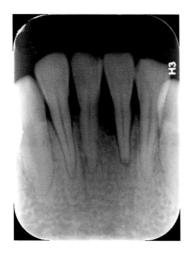

图 13-10　左下中切牙咬合创伤的 X 线片表现

2. 咬合创伤造成的牙松动，如受累牙为单根牙，牙周间隙的增宽可表现为中间细、上下两端粗的状态；如受累牙为多根牙，则可表现为根尖区和根分叉下方的牙周间隙增宽。

第五节　颌骨炎症

颌骨炎症常被称为颌骨骨髓炎，可分为急性、亚急性、慢性，或者化脓性、非化脓性。颌骨炎症的影像学诊断方法包括X线平片、CT、MRI和核素扫描，可明确病变范围、程度和死骨的大小及部位。发病10~14天后才能从X线平片检查发现骨质病变，但核素扫描检查在症状出现3天后即可观察到阳性改变。

一、化脓性颌骨骨髓炎

【临床特点】

常见的为牙源性化脓性颌骨骨髓炎，又可分为牙源性中央性颌骨骨髓炎和牙源性边缘性颌骨骨髓炎。牙源性中央性颌骨骨髓炎常因根尖周炎或牙周炎症由颌骨扩散引起。急性期特点是发病迅速，病源牙疼痛、松动，开口受限，局部肿胀，颌下淋巴结肿大，可有头痛、发热等症状。慢性化脓性颌骨骨髓炎临床特点与急性颌骨骨髓炎类似，但是症状较轻、骨破坏缓慢，有瘘管形成。牙源性边缘性颌骨骨髓炎主要继发于颌周间隙感染，急性期临床症状与颌周间隙感染相似，慢性期主要表现为腮腺咬肌区反复肿胀并伴有不同程度的开口受限，患区软组织形成炎症浸润块，相应部位可出现瘘管。

【影像学要点】

1. 急性颌骨骨髓炎早期无影像学改变，发病10天后才可出现X线片异常改变。牙源性中央性颌骨骨髓炎病变早期表现为颌骨内以病源牙为中心的单发或多发密度减低区，大小不等，形状不规则，边界模糊不清；病源牙根尖周骨质破坏最重，骨密度最低。随着炎症进展，受累骨破坏范围加大，边缘可呈虫蚀状，骨质破坏区和硬化区可同时存在。

2. 急性期后病变逐渐局限，在骨破坏区中有死骨形成。X线影像常表现为密度较高且界限清楚；当形成瘘管时，X线表现为带状低密度影像。

3. 边缘性颌骨骨髓炎的X线平片检查可选用下颌升支侧位和升

支切线位，或者下颌横断殆片检查。升支侧位片可见病变区以骨破坏为主，呈弥散性骨质破坏，边界不清；升支切线位片可清晰显示密质骨外线状骨膜反应，有不同程度骨质增生或骨破坏。

【鉴别诊断】

有时需与成骨肉瘤鉴别，尤其是密质骨外新骨形成显著时更应注意。成骨肉瘤当密质骨外肿瘤骨增生明显时，相应的密质骨常有广泛破坏，增生的肿瘤骨外缘不规则并常有放射状瘤骨存在。

二、慢性硬化性颌骨骨髓炎

【临床特点】

慢性硬化性颌骨骨髓炎分为局限性和弥漫性两种。局限性硬化性颌骨骨髓炎的特点为牙髓感染导致的根尖周骨质致密性反应，也称"致密性骨炎"，发病年龄多为 20 岁以下，与下颌第一磨牙或前磨牙的牙髓感染有关。弥漫性硬化性颌骨骨髓炎主要表现为由低毒性感染造成的颌骨反应性增生，缺乏急性过程，无脓肿及瘘管形成，无死骨形成。可发生于任何年龄，但老年人较多见，女性多于男性。病变多见于下颌骨，也可发生于上颌骨。发作具有周期性，表现为间断性疼痛、肿胀、开口受限和区域淋巴结肿大。

【影像学要点】

1. X 线片表现为病源牙根尖周致密影像，边界不清。

2. 早期表现为界限不清的骨密度减低区及硬化区，随着病程进展，病变区骨质密度增加。病变通常累及大部分下颌骨。

3. CT 表现为骨质硬化明显，硬化区内散在低密度区，密质骨明显吸收或消失，骨膜反应为均匀一致的骨密度增加影像。

三、颌骨放射性骨坏死

【临床特点】

在头颈部恶性肿瘤给予大剂量放射治疗时，可因口腔卫生不良、牙源性感染以及损伤或施行拔牙术等，导致继发感染，形成放射性颌骨骨髓炎。病程缓慢，常在放射治疗后数月乃至数年才出现症状；初期呈持续性针刺样剧痛；口腔黏膜或面部皮肤可形成瘘管，分泌出脓液；死骨的分离缓慢且界限不清，在病程中可发生病理性骨折而出现咬合关系紊乱。

【影像学要点】

1. 颌骨病变早期，骨质呈弥散性疏松，进而有斑点状不规则骨质破坏。骨吸收破坏区之外，常可见明显的硬化反应带。

2. 病变边界多不清楚，随病变进展，骨吸收破坏加重，可见大小不等、形状不一的死骨；很少发生骨膜成骨。

3. 牙多见放射性龋，还可见到牙周膜增宽，骨硬板密度减低或消失，以及牙槽突吸收、高度减低等。

【鉴别诊断】

颌骨放射性骨坏死X线片表现与慢性化脓性骨髓炎类似，但前者病变进展缓慢、范围更为广泛，死骨形成较晚；此外，应结合病史及是否有放疗史加以鉴别。

与恶性肿瘤复发相鉴别，肿瘤复发者骨质破坏进展迅速，无死骨形成，局部有软组织肿块。

第六节　牙外伤及颌骨骨折

颌面部创伤在临床上是很常见的。X线检查对于确定外伤后有无牙折或骨折的存在、折断后骨折段有无移位以及软组织有无异物存留等是非常必要的。X线检查可以确定骨折发生的部位、骨折段移位的方向以及断端分离移位的程度等。随访中，X线检查还可以帮助了解骨折愈合的程度以及创伤所造成的远期变化。

一、牙震荡

【临床特点】

表现为牙的轻度松动或移位。患者主诉损伤牙疼痛、咬合痛，临床检查有水平向和垂直向叩诊疼痛或不适。

【影像学要点】

X线片特征为牙周膜间隙增宽，有时仅表现为根尖区牙周膜间隙增宽。

二、牙脱位

【临床特点】

可分为全脱位、嵌入性脱位、殆向脱位、侧方移位等。临床表现为牙冠伸长、变短（嵌入）或移位。

【影像学要点】

1. 殆向脱位显示牙周膜间隙增宽，尤其是根尖牙周膜明显增宽，切缘超出正常邻牙切缘。

2. 完全脱位者牙缺失，显示空虚牙槽和明显的骨硬板影像。

3. 嵌入性牙脱位牙周膜间隙消失，牙切缘低于正常邻牙切缘，有时伴有牙槽骨骨折。

牙脱位的X线片表现见图13-11。

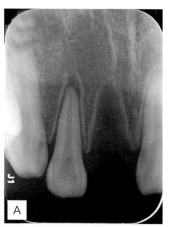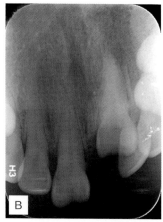

图 13-11　牙脱位

A.右上中切牙全脱位，右上侧切牙殆向脱位；B.左上中切牙嵌入性脱位。

三、牙折

【临床特点】

可分为冠折、根折和冠根联合折。冠折可有牙冠硬组织的缺损，如累及牙髓，常有牙髓敏感症状；根折较冠折少见，根折牙松动，折断线越接近牙颈部，牙松动越明显；冠根联合折占牙外伤总数的一小部分，以斜行冠根折多见，常暴露牙髓。

【影像学要点】

1. X线检查可明确冠折的部位和方向、与髓腔的关系及是否联合根折等。

2. 根折的确诊、部位和方向等则需要依靠X线检查。根折X线表现为牙根影像上一不甚整齐的细（或宽）的线条状密度减低影；牙根的连续性中断，有时断端有错位。

3. 如根折发生较长时间后才进行X线检查，则常可见牙根断面有吸收而变得光滑，低密度线条影增宽且较整齐。

牙折X线片表现见图13-12。

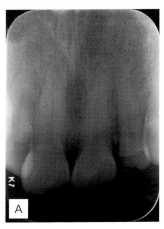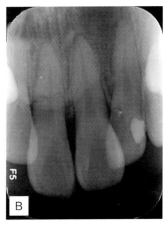

图 13-12　牙折

A. 上颌两个中切牙冠折，左上侧切牙冠根折；B. 右上中切牙根折。

【鉴别诊断】

根折常需与牙根纵裂鉴别。牙根纵裂通常为唇（颊）舌（腭）向裂开，一般无外伤史，多发生在根管治疗后的牙。X线检查是诊断牙根纵裂的重要手段，表现为纵向（或斜行）的牙根折裂线，折裂片可发生移位。

四、牙槽突骨折

【临床特点】

可单独发生，也可伴发于上、下颌骨或其他面骨骨折；多发于前牙区，上颌多见，常伴有牙折、牙脱位。临床上牙槽突骨折往往伴有唇龈组织损伤、肿胀或撕裂，骨折段有动度，移动其中一颗牙可见位于骨折段上的邻近数牙随之移动，骨折段移位可导致咬合紊乱。

【影像学要点】

1. 牙槽突骨折以根尖片、前部殆片或曲面体层片检查最好。

2. X线片上可见横行、斜行或纵行骨折线裂隙，裂隙线条僵直，走向不规则（图13-13）。

3. 牙槽突的营养管影像线条柔和，走向恒定、规则。

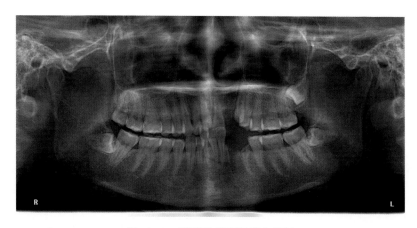

图 13-13　下颌前牙区牙槽突骨折

第七节　颌骨囊肿

　　颌骨囊肿是一种非脓肿性病理囊腔，内含流体或半流体，周围有纤维结缔组织囊壁，有上皮衬里。可分为发育性和炎症性两大类，发育性又分牙源性和非牙源性两类。

一、根尖周囊肿

【临床特点】

　　根尖周囊肿是颌骨最多见的牙源性囊肿，属炎症性囊肿；多见于成人，儿童较少见。成人上前牙较多见，而儿童则为乳磨牙多见。通常无自觉症状。较大的囊肿可导致颌骨膨隆，扪之较硬或有乒乓球感。病源牙可有深龋、发育异常或牙外伤，可见牙变色，活力丧失，叩诊不适。

【影像学要点】

　　1. 通常表现为以病源牙根尖为中心、大小不等、圆形或椭圆形、边界清楚并有密质骨白线围绕、密度均匀减低的影像。

　　2. 乳牙根尖周囊肿可见乳牙有较大龋病，相应恒牙胚常有明显移位。

　　3. 囊肿继发感染并反复发作可使密质骨边缘消失，并可引起囊肿周围骨质致密、硬化。

　　4. 较大囊肿横断殆片或CT中可见密质骨膨胀、菲薄，但连续；较大的根尖周囊肿也可见邻牙移位，牙根吸收少见。

【鉴别诊断】

　　1. 根尖周肉芽肿　根尖周透影区一般较小，通常不超过1 cm，边界清楚，可有或无密质骨白线围绕。根尖周肉芽肿和较小的根尖周囊肿有时很难区别。

　　2. 根尖周慢性脓肿　通常骨质破坏不规则，边界不清，病变外围有反应性骨质增生。

　　3. 根尖周骨结构不良　此病变早期有时需同较小的根尖周囊肿区别，其透影区边缘无密质骨白线围绕，牙体无病变，牙髓活力正常。

4. 牙源性角化囊肿　单发的较小的角化囊肿有时类似根尖周囊肿，但无病源牙，牙周膜和牙槽骨骨硬板影像通常存在。

二、含牙囊肿

【临床特点】

含牙囊肿属于发育性牙源性囊肿，多见于 10 ~ 40 岁。上颌前部和下颌第三磨牙区是好发部位。早期可无自觉症状；当囊肿逐渐增大时，颜面可膨隆畸形，扪诊可为骨性硬度、乒乓球感或波动感；邻牙可松动、移位。

【影像学要点】

1. 典型表现为边界清楚并有密质骨白线围绕的圆形或椭圆形、可有分叶的密度均匀减低影像，其内含有未萌出牙，通常为一个，也可多个（图 13-14）。

2. 牙冠通常朝向囊腔，但可受投照角度影响，所含牙在囊腔内呈不同方位。

3. 所含牙可为已发育完全的正常牙，也可为畸形牙或尚未发育完全的牙。

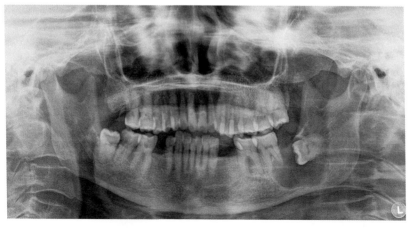

图 13-14　左下第三磨牙含牙囊肿

4. 通常为单囊，较大者有时也可表现为由大小相差无几的数个大囊构成的多囊影像，囊腔有时可呈分叶状。

5. 一般膨胀表现明显，但密质骨连续，邻近牙可移位，有时也可见牙根吸收。

【鉴别诊断】

1. 冠周隙　有时儿童未萌出牙的牙冠被较大的滤泡包绕，不易与早期含牙囊肿区别，尤其是阻生的上颌尖牙或下颌第三磨牙。

2. 牙源性角化囊肿　此囊肿继发感染较多见，可多发；颌骨膨胀通常不明显，牙根吸收率也较含牙囊肿高。

三、牙源性角化囊肿

【临床特点】

好发年龄为 10～30 岁和 40～50 岁。病变多累及下颌骨，尤其是磨牙区及升支部；上颌以磨牙尤其是第三磨牙区为多见。病变早期通常无自觉症状，但随囊肿逐渐增大，可出现颌骨不同程度膨胀。此囊肿容易继发感染，多单发。

【影像学要点】

1. 多见单囊，也可为多囊及多发。单囊者常为圆形或椭圆形，可呈分叶状，可含牙或累及邻牙牙根，有的病例易与含牙囊肿或根尖周囊肿混淆；多囊者通常为相差无几的数个大囊，有时需同成釉细胞瘤区别（图 13-15）。

2. 多发者可同时在颌骨几个象限内有囊肿存在，也可在较长时间随访中先后发生。多发囊肿影像是角化囊肿的一个特征，容易被确诊。

3. 下颌有较大的角化囊肿时，颌骨膨胀通常不很明显，囊肿常沿颌骨长轴扩展。

4. 囊肿可见牙根吸收，有的病变内可见钙化灶。

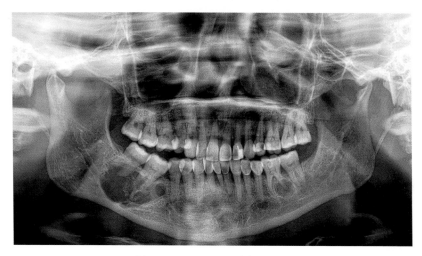

图 13-15　下颌牙源性角化囊肿

（李锴）

治疗计划篇

第十四章

口腔综合治疗计划的制订

口腔综合治疗计划是口腔综合诊疗的"蓝图"和基础，任何治疗计划都应以全面的资料收集和准确的诊断为基础。综合治疗计划的制订是循证的，需要仔细进行患者的风险评估、预后评估和疗效评估，并且应该将患者整个口腔健康的维护与口腔疾病的预防涵盖在治疗计划中，而这就需要对患者口腔疾病的危险因素和预期的治疗结果进行仔细的评估。

口腔全科医生应该对患者整体的口腔健康保健负责，并协调患者的口腔专科诊疗和全科诊疗，从而为患者提供全面、有序的口腔综合诊疗。将口腔综合治疗计划进行分期不仅有利于医生梳理出合理有序的诊疗思路，也有助于患者对治疗计划的理解和接受。完善、有序的综合治疗计划将为全科医生与患者之间建立长期稳定的医患关系提供良好的基础。该治疗计划并不是一成不变的，应根据患者口腔与全身情况的变化及时调整。

在这一章中，我们将会介绍如何进行完善的患者资料收集与整理和准确的口腔疾病诊断，如何在此基础上制订口腔综合治疗计划，有哪些因素会影响治疗的决策，以及治疗计划中具体包含的内容。

第一节　患者资料收集与整理

信息采集全面、准确是一切治疗决策的基础。对于口腔治疗来说，采集患者资料主要包括以下三个部分：①全身情况和口腔病史；

②临床和影像学检查；③其他辅助检查。医生要对每个患者建立详细的资料库，再根据这些资料信息展开有针对性的治疗决策。为保证采集的信息全面、准确，需要从不同角度对患者的资料进行规范的收集。

一、病史采集的方法和内容

口腔医生在对患者进行诊断和治疗前，首先要通过问诊的方法（主要包括问卷调查和面谈）了解其病史，包括口腔疾病史和全身疾病史。问诊前，可以先让患者填写调查表（图 14-1）。通过这种方式，医生在接诊前就可以初步判断患者的情况，既可以节约时间，又可以全面涵盖问题，当医患面谈时就有了针对性和侧重点。问卷调查表应注意避免出现以下问题：①问题描述不够清楚准确，会让患者产生误解和疑惑，导致答非所问，或至少有所偏差；②调查表过长、过复杂，会让患者产生急躁、厌烦的情绪，可能会导致随意填写；③调查表过于精简，有可能遗漏一些重要问题。设计良好的电子调查问卷能够避免这些不足，它可以把复杂的表拆分成初步调查表和若干个进阶调查表：初步调查表的填写比较简单，患者在就诊前可以随时上网完成；随后系统会根据初步调查表的作答情况生成不同的进阶调查表，引导患者完成一些更有针对性的信息采集工作。

面谈的最大优点是口腔医生具有主动性，可以根据患者的自身情况掌控问询的节奏，引导患者说出治疗需要的信息。面谈的问题包括开放性问题和闭合性问题。询问初期，使用开放性问题更为适宜，如"您有什么不舒服的地方？""您希望解决什么问题？"等；当想要进一步获得针对性信息的时候，可以使用闭合性问题。病史采集的内容包括以下方面。

（一）主诉

主诉指主要症状发生的时间及部位，尽可能简明扼要，如牙齿自发痛或冷热痛、牙龈出血、牙齿松动、下颌智齿肿痛、要求修复缺失牙等。可包含牙体牙髓、牙周、外科、修复等任一学科的主诉。

北京大学口腔医学院

患者姓名：_____　　性别：男／女　　病历号：_____
　　　　　　　　　　　　　　　　　　　　　　出生年月：_____／_____／_____
常住地址：_____　　　　　　　　　职业：_____
联系电话：_____

全身及口腔病史

是否定期体检或有固定医生：_____	上次体检时间：_____	
固定的医生或医院地址：_____	联系电话：_____	
现在是否在服用药物？　　　　　　　　　　是　否		
如果服用，有哪些：_____		
如果您是女性，是否正在怀孕或哺乳期？　是　否	如果怀孕，现孕_____周	
是否有咀嚼烟草或槟榔的习惯？　　　　　　是　否	如果是，已有_____年	
是否吸烟或雪茄？　　　　　　　　　　　　是　否	如果是，频率为_____支／天_____年	

您是否曾经患有或现在患有下列疾病或接受下述治疗？

高血压	艾滋病	肺气肿	化疗（癌症，白血病）
冠心病	甲肝	肺结核	放疗
心律不齐	乙肝	哮喘	酗酒
风湿性心脏病	丙肝	鼻窦炎	外伤史
先天性心脏病	输血史	花粉过敏	关节炎
心脏瓣膜病	性病（梅毒和淋病）	荨麻疹	骨质疏松
人工心脏瓣膜	贫血	皮肤瘀斑	心理治疗
心脏起搏器	血友病	消化道溃疡	服用激素药物依赖
心脏手术	癫痫	糖尿病	服用双膦酸盐等类药物
其他心脏疾病	青光眼	甲状腺问题	人工关节（髋、膝关节等）
脑卒中	听力障碍	肾病	其他

是否对下列药物过敏或有不良反应？

阿司匹林	笑气	青霉素	磺胺	巴比妥酸盐	乳胶
可待因	局麻药	红霉素	镇静剂	金属	

其他药物或物质　或者　不知道是否过敏

以往的口腔医生或医院：_____　电话：_____　地址：_____
上次看口腔医生的时间：_____　上次拍摄全口 X 线片的时间：_____

是否有牙龈出血或牙龈肿胀？	是　否　不详
是否有夜磨牙或紧咬牙？	是　否　不详
张嘴时是否有关节弹响或疼痛？	是　否　不详
是否有咀嚼困难或咬物不适？	是　否　不详
是否戴用活动义齿即假牙（局部或全口，上颌或下颌）？	是　否　不详
是否每天使用牙线？	是　否　不详
每天刷牙频率如何？	0次／1次／2次／3次／3次以上
是否还有如下口腔问题？	
好发溃疡　　牙齿疼痛　　牙齿不美观　　旧义齿不合适　　牙齿敏感	
其他：	

以上问题我已经如实回答，我已经同意做初步检查，包括拍摄诊断所用的X线片、临床照片，制作研究模型。
　患者或监护人签字：_____　　日期：_____

以下由接诊医生填写：
主要问题总结：_____
_____

　医生签字：_____　　　　日期：_____

图 14-1　病史采集表

（二）现病史

现病史是口腔病史的主要组成部分，包括从发病至本次就诊时疾病的发生、发展及治疗过程。

1. 起病情况　具体的发病时间、发病急缓、原因或诱因（如外伤、咬硬物等）。

2. 主要症状　应包括主要症状的部位、性质、程度、持续时间、诱因及缓解方法。如牙龈出血是刺激性出血还是自发性出血；牙齿疼痛是自发痛还是冷热痛，程度如何。

3. 伴随症状　对于疾病的鉴别诊断非常重要。不同疾病可能有相同或类似的主诉，所以必须详细询问有无其他相关症状，如边缘性龈炎与坏死性龈炎的主诉可能都是牙龈出血，需要进一步询问有无自发疼痛、颌下淋巴结肿痛等。如果没有这些症状，也应在病史中记录，以资鉴别。

4. 诊断及治疗经过　曾有过何种诊断及治疗，效果如何等。

5. 其他　如有无发热等全身症状。

（三）口腔既往史

口腔其他疾病的历史、口腔卫生习惯及牙齿缺失的原因等。

（四）家族史

侵袭性牙周炎、遗传性牙龈纤维瘤病、某些外科肿瘤等疾病往往有家族性。需询问患者其父母、兄弟姐妹及子女的牙齿和身体健康情况。在病历中主要记载有无与患者同样的症状。

（五）个人史

询问患者吸烟、饮酒史，口腔卫生情况，以及有无口腔副功能等。同时还应大致了解患者的社会经济状况、职业和爱好等可能与行为管理相关的特征。

（六）系统病史

初诊时应观察患者的一般状况，如有无急性病容、精神状态等。通过问诊了解患者的全身健康情况，重点询问与牙周和外科疾病有关的全身性疾病，如传染性疾病、血液病、糖尿病、心血管疾病及高血压等。另外，还应了解患者的服药史及药物过敏史。

二、临床检查

全面准确的临床检查应包括以下五个方面：全身检查、口外和口内软组织检查、牙周检查、牙齿检查以及影像学检查。

（一）全身检查内容

1. 神情和姿势。

2. 外表皮肤。

3. 生命体征。

4. 意识和精神状态。

5. 语言交流能力。

（二）口外和口内软组织检查内容

1. 口外软组织检查内容　头颈部外形和对称性、暴露的皮肤、颞下颌关节、眼、耳、鼻、大唾液腺、局部淋巴结和甲状腺。

2. 口内软组织检查内容　唇黏膜、颊黏膜、前庭沟、舌、口底、唾液腺、硬腭和软腭、口咽部。

病灶处通常需要关注部位、大小、颜色、形状、边缘、表面形态和质地、均质性、是否有窦道和出血、是否有波动感、基底部是固定还是活动。严重的阳性病灶需要进行活检，普通病灶（如溃疡性病变）可观察 5～10 天，看其是否自愈。

（三）牙周检查内容

主要涉及以下检查指标，详见牙周检查记录表（图 9-14）。

1. 牙周探诊深度（PD）。

2. 牙龈退缩（GR）。

3. 附着丧失（AL）。

4. 牙龈出血指数（BI）。

5. 牙齿松动度（TM）。

6. 根分叉病变（FI）。

7. 角化龈宽度（KW）。

（四）牙齿检查内容

1. 缺失牙，包括因故拔除或先天缺失。

2. 龋病和牙髓、根尖周疾病。

3. 非龋性疾病，包括楔状缺损、酸蚀、磨耗等。

4. 有缺陷的充填体和修复体。

5. 外伤牙。

6. 阻生牙。

7. 咬合情况。

也可以将这些检查结果整理成图表（图14-2）或电子化，可视性好、易于理解，帮助全面掌握患者的口腔情况，并长期追踪观察患者口腔情况的稳定性及变化。

（五）影像学检查内容

对于初诊患者，如果口腔内问题比较复杂，建议拍摄全口 X 线片（图14-3），包括 14 张平行投照根尖片和 4 张水平咬合翼片；如果口腔内问题相对简单，建议拍曲面体层片；如果患者有多个邻面龋，建议加拍后牙水平咬合翼片，每 6～12 个月复查，并重新拍摄水平咬合翼片；如果患者有牙槽骨水平轻中度吸收的牙周炎，建议加拍垂直咬合翼片；如果患者有颞下颌关节症状或病史，或需要进行咬合重建，建议加拍双侧关节 CT；如果患者需要种植或进行复杂口腔手术，建议加拍 CBCT。

三、其他辅助诊断资料

（一）研究模型

对于有咬合问题或口内问题复杂的患者，需要留存研究模型，记录初始咬合情况。

（二）诊断蜡型

对于有美学需要的患者，需要结合诊断蜡型与患者交流，确定牙齿的形态、表面结构、咬合，以达到患者满意的效果。

（三）诊断性𬌗垫

对于疑似有颞下颌关节疼痛的患者，可以制作𬌗垫，看是否能缓解症状。

口 腔 检 查 表

患者姓名：_____   病历号：_____   检查医生：_____   检查日期：_____

一、一般情况（如无阳性表现，注明 N.P.）

头颈部 _____   黏膜 _____   淋巴结 _____
唇 _____   腭部 _____   颞下颌关节 _____
舌 _____   咽部 _____   唾液 _____
口腔卫生状况：良好 / 一般 / 差   牙石：___   菌斑：___   牙龈：___

二、牙齿和牙周情况

日期 _____

注明：
11_____
12_____
13_____
14_____
15_____
16_____
17_____
18_____

41_____
42_____
43_____
44_____
45_____
46_____
47_____
48_____

注明：
21_____
22_____
23_____
24_____
25_____
26_____
27_____
28_____

31_____
32_____
33_____
34_____
35_____
36_____
37_____
38_____

右   左
唇颊
腭
松动
舌

咬合情况：　正常　对刃 ——┼——　反𬌗 ——┼——　锁𬌗 ——┼——　其他：

覆𬌗：Ⅰ度Ⅱ度Ⅲ度　　覆盖：Ⅰ度Ⅱ度Ⅲ度　　其他：
错位：扭转 ——┼——　唇颊向 ——┼——　舌腭向 ——┼——

其他情况：　口腔不良习惯　　多生牙 ——┼——　畸形牙 ——┼——　乳牙滞留 ——┼——

义齿：　上颌可摘局部义齿　下颌可摘局部义齿　上颌全口义齿　下颌全口义齿

图 14-2　口腔检查表

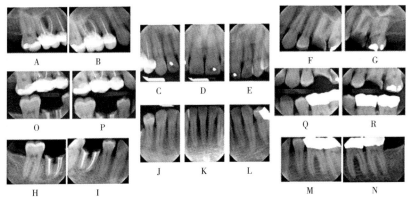

图 14-3　全口 X 线片示例：14 张根尖片（A 至 N）+4 张咬合翼片（O 至 R）

（四）诊断性去腐

对于有大面积龋坏的患牙，需要去净腐质之后判断是否能够保留。

（五）实验室检查

如患者可能有血液病或有未控制的糖尿病，需要先进行血液检查，再判断是否可以进行口腔治疗。

（六）微生物检查或其他检测手段

怀疑患者存在口腔念珠菌感染时进行涂片检查或唾液真菌培养，怀疑难治性根管感染时进行药敏试验，以及针对某些遗传性疾病如先天缺牙症进行相关的基因学检测。

第二节　疾病的诊断

通过上述全面检查，医生可以形成初步诊断，而综合治疗计划的制订有赖于诊断的完善。诊断应包括患者主诉牙的诊断、全身状况的诊断、口腔内其他疾病的诊断等，具体内容如下：

- 主诉牙的诊断
- 影响口腔治疗的全身疾病诊断
- 颞下颌关节疾病诊断

- 牙周疾病诊断
- 牙髓或根尖周疾病诊断
- 龋病或非龋性疾病诊断
- 美学相关问题诊断
- 有缺陷的充填体、修复体和种植体相关疾病的诊断
- 颌骨或咬合异常诊断
- 影像学检查得出的诊断

一、主诉牙的诊断

有些患者就诊可能只是来进行常规检查，并无主诉症状，这时就需要医生通过提示患者是否有过比较常见的口腔症状（刷牙出血、牙齿疼痛）等方法去发现可能的潜在主诉症状，从而找出实际存在的主诉牙。如果主诉牙没有急性症状，也并不等于可以忽略主诉的重要性，仍然需要详细检查和记录。如果患者有多个主诉症状，就需要根据患者需求进行主次鉴别，再进行记录。

二、影响口腔治疗的全身疾病的诊断

患者的全身病史大多可以通过问卷调查表或面谈得出诊断，对于一些可能有全身疾病指征但尚未确诊的患者，应建议其在综合医院进行排查之后再来进行口腔治疗。所有可能影响口腔疾病病情或口腔治疗的全身疾病诊断都应记录在案。

三、口外疾病的诊断

包括颌面部相关的感染、外伤、肿瘤等诊断，以及颞下颌关节紊乱综合征（TMD）、关节发育性疾病、关节外伤等。

四、口内软组织疾病的诊断

包括发育性病变，如舌系带异常、多毛舌、腭裂等；创伤及反应性病变，如创伤性溃疡、白斑、银汞文身等；感染或炎症，如白念珠菌感染；自身免疫病，如天疱疮和类天疱疮等；以及软组织来

源的癌性病变或癌前病变，如鳞癌、红斑等。

也包括唾液腺疾病的诊断，如唾液流量过低、口干症、舍格伦综合征等。

五、牙周疾病的诊断

包括常见的菌斑性龈炎、慢性牙周炎、侵袭性牙周炎等，详见第二章第一节和第二节。

六、牙体及牙列疾病的诊断

（一）牙髓及根尖周疾病

包括可复性牙髓炎、慢性牙髓炎、急性牙髓炎、慢性根尖周炎、急性根尖周炎、牙周牙髓联合病变等，详见第一章第四节和第五节。

（二）龋病

根据龋齿发生的部位可分为冠部龋、根面龋，根据龋齿的深浅程度可分为浅龋、中龋、深龋，根据残留牙体组织量可分为残根和残冠，详见第一章第一节。

（三）牙隐裂、牙折断和其他非龋性牙体疾病

包括牙根纵裂、牙根横折、酸蚀症、磨耗、楔状缺损以及牙发育异常等，详见第一章第二节。

（四）牙齿萌出异常

包括牙齿早萌、迟萌、异位萌出或阻生，详见第一章第三节。

（五）修复学诊断

包括牙体缺损、牙列缺损（上颌、下颌、上下颌）和牙列缺失（上颌、下颌、上下颌）。

（六）咬合异常

分为骨性异常和牙性异常，包括牙列拥挤、深覆𬌗、深覆盖、早接触和𬌗干扰等原发性和继发性咬合创伤，以及夜磨牙等口腔副功能。

七、口腔其他疾病的诊断

（一）美学相关问题

包括颌面部美学问题、牙齿美学和唇龈美学（即粉白美学）问题。

（二）修复前相关治疗

包括修复前根管治疗，或修复前牙槽外科治疗。

（三）修复体相关缺陷

包括单个修复体缺陷、固定修复体缺陷和活动修复体缺陷。

（四）种植体相关缺陷

包括生物学并发症，如种植体周黏膜炎和种植体周炎；以及机械学并发症，如种植体折断、基台折断、种植体牙冠崩瓷、脱落、螺丝松动等。

第三节　影响治疗决策的因素

促进健康和预防疾病是现代医学的核心。口腔治疗的主要目标是消除疼痛，预防和控制口腔疾病，恢复和重建口腔功能，以及改善美观等。实现这些目标，需要在遵循循证医学的原则下，对患者的疾病风险和可能的治疗结果进行仔细的评估，进而做出治疗决策。在现代口腔综合治疗的模式下，口腔医生在面对患者时承担着专家、教育者及建言人的多重角色，有责任鼓励患者更加积极主动地参与治疗计划的制订和决策，帮助患者充分认识病情、了解风险、理解预后与效果，从自身实际情况出发选择符合自己近期和远期利益的治疗计划，并能够配合完成治疗及维护，从而真正实现预防疾病发生、促进口腔健康。

一、制订治疗计划时需要考虑的因素

在制订口腔综合治疗计划时，口腔医生需要在综合分析评估的基础上做出决策，主要从以下几个方面来考虑。

（一）风险评估

风险评估是指确定患者患某种疾病或状况的可能性。不同患者对某种特定疾病的易感性不同，可能很多因素如遗传因素、环境因素、饮食习惯、生活习惯等各个方面都会对罹患某种疾病的可能性产生影响，进而表现出不同的易感性。口腔医生需要结合患者的实际情况对该患者进行个性化分析。例如有的患者存在釉质发育不全或口腔卫生不良的情况，已经有多个牙齿患有不同程度的龋坏，在制订治疗计划前，就要对该患者进行龋风险的专门评估，明确属于哪一个龋风险级别，进而在治疗计划中能够制订有针对性的控制龋病风险的有效措施。

（二）预后评估

预后评估是基于患者目前的状况，对未来病情发展做出的预测。常会用"好""一般""差"等评价术语来表达，可以是对整体情况的评估，也可以是针对每个牙齿的评估，进而做出适合该患者的治疗计划。例如对某些中重度牙周病患者，具体分析每个牙的预后，帮助患者选择未来合适的修复方式，有助于制定出更符合患者长期利益的治疗计划。

（三）疗效评估

疗效评估是指基于患者的实际情况和医疗手段，对未来可能实现的治疗效果的预期结果。这通常也是患者最为关心的问题，例如修复体的使用寿命。疗效评估需要基于对患者病情的分析和对疾病控制风险的分析，并结合以往可靠的临床研究，对患者可能达到的治疗效果做出预测。

二、影响治疗决策的相关因素

在实际临床工作中，医生针对患者的口腔情况及全身健康状况做出准确的判断，并且在循证医学的原则下依赖自身的专业知识及经验，结合患者的实际条件制定出适合、可行的治疗计划。在做出决策的整个过程中，有很多因素会在不同阶段及方面产生影响。

（一）患者的口腔情况及全身健康状况

1. 口腔卫生情况、饮食习惯及个人生活方式。

2. 口腔疾病的严重程度及广泛程度，可能实现的治疗效果。

3. 与全身系统性疾病的相关性，以及全身健康状况的可控性。

（二）口腔医生的专业知识及经验

众所周知，对于很多病例，不同的口腔医生常常有不同的治疗设计和意见。很多情况下没有绝对的对错，差异的存在来源于对患者及疾病的认识程度不同、角度不同。每个医生的知识背景不同、经验技术不同，以及工作环境及社会环境不同，都会对治疗决策产生影响。

1. 知识及教育背景　口腔医生除了在医学院完成基础理论及临床知识的学习，还要在行医过程中不断地通过参加继续教育课程、阅读书籍文献、参加专业会议和同行讨论等多个途径更新自己的知识。

2. 经验及技术能力　在很大程度上，医生制订治疗计划的重要基础是对自己知识储备、临床经验和操作技术的个人评价。在为患者制订治疗计划时，医生除了要客观评价自己的经验技术能力外，还要看到自身的局限性，意识到患者可能获得的治疗的可行性，并能够考虑到必要的会诊及转诊协作，为患者制定出全面可行的治疗计划。

3. 客观条件　不同国家，不同地区，甚至同一个城市的不同医院，如大规模的公立专科医院和医生个人开设的小规模门诊部，都存在着医疗条件的不同，这也直接影响到治疗决策。大规模的专科医院往往由于设备和技术的先进性，有多专科协作的能力，更擅长于完成困难复杂病例的治疗；而小的社区门诊能够更好地提供就诊便利，帮助普通患者完成常见病的诊疗及长期维护。

4. 人文哲学　在许多情况下，医生的认识有限、能力有限、条件有限，患者的情况复杂、诊断不明，这些因素都使治疗计划的完成及效果存在不确定性，因此需要把"不伤害"这一基本伦理原则放在做出决策的重要位置。特别是在考虑到某些风险高、创伤大的治疗时，要从人文哲学的角度来审视特定的病例，进而做出符合生物 - 心理 - 社会医学模式的治疗决策。

（三）患者自身的诉求和个体特点

患者作为选择并完成治疗的主体，对治疗决策有着重要的影响。首先需要有进行治疗的愿望和接受治疗的动机，才能够一步步完成整个治疗。患者通常会有多个愿望或目标，可以是短期的，也可以是长期的。多数患者在初次就诊时更关注短期目标，如解除疼痛、修复缺损。通常的长期目标是通过治疗和维护保持口腔健康及终身保有牙齿。

（四）社会及其他因素的影响

1. 患者的心理状况、既往的就诊经历等都会影响治疗计划的制订，较常见的是牙科焦虑症。

2. 患者的社会角色也会对治疗计划产生影响。对于某些社交要求高的患者，就要更多地考虑到在整个治疗过程中应尽量减少对美观的影响。

3. 患者的社会经济情况则决定了能够负担的治疗费用，这将直接影响对最终修复方案的选择。需要充分与患者交流完成治疗计划需要的治疗费用，特别是保险能够负担的比例及患者自身需要负担的比例。

4. 患者对治疗疗程的预期也会影响治疗计划的决策，包括地域或患者个人要求等因素。因此，医生应充分与患者交流完成治疗计划所需要的大致时间、复诊的频率以及需要就诊的次数。

第四节 治疗计划的主要内容

在开始任何非急症口腔治疗之前，应该对每一个患者制订"全面""理想"的治疗计划。一般按照以下步骤来完成：①对患者进行全面检查和评估；②针对患者的实际情况做出诊断或问题列表；③由医生提出一个或数个系列治疗方案；④医生帮助患者理解病情及治疗方案，结合患者的实际情况做出选择或调整，制定出患者知情同意的治疗计划。

在制订治疗计划时，可以将治疗内容按照主要疾病的内在逻辑整理排序为几个阶段，这一方面可以帮助临床医生梳理出清晰的诊疗思路，另一方面有助于患者的理解接受和提高整体预后。一般情况下可以将治疗计划分为系统期、急症期、疾病预防控制期、功能美观修复期和维护期（图 14-4）。

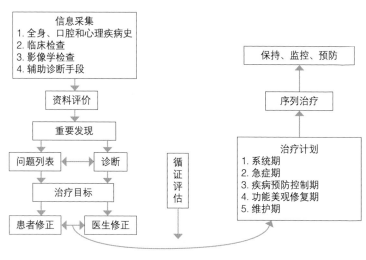

图 14-4　治疗计划分期流程图

一、系统期

在系统期应全面评价患者的全身健康状况，重点关注系统性疾病及其与口腔疾病的相关性，提前考虑在口腔治疗前和治疗中管理患者身心健康的相关措施。对于某些伴发严重系统性疾病的患者，需要转诊至相应的综合医生处进行检查、诊断和治疗，稳定并控制疾病后再进行相关的口腔治疗。对于某些与口腔治疗密切相关的全身疾病，还需要及时和相关专科医生取得联系，进行有效的会诊。

二、急症期

急症期主要解决引发患者当前症状的问题。主要针对患者明确的主诉症状，常见的情况有疼痛、外伤、感染等这些有明显症状的、给患者带来较大痛苦的、急需解决的问题。最常用的治疗措施有开髓拔髓术、拔牙、切开引流等，结合镇痛和必要的抗感染药物等措施。

三、疾病预防控制期

疾病预防控制期是整个治疗计划的基础和主体，包括控制活动性的口腔疾病和感染，阻止咬合关系及美观的进一步恶化，控制导致口腔问题的各种危险因素。主要内容是针对龋病、牙周病及其并发症所采取的预防及控制措施。

首要内容是对患者进行有效的口腔卫生指导及饮食生活习惯指导，包括如何选择和使用牙刷、牙膏，如何使用牙线及其他牙间隙清洁用具，这是改善和保证口腔健康的一项关键措施。控制牙周疾病需要进行认真的基本治疗，包括专业检查、认真洁治、有效刮治和根面平整，并有疗效评估，同时辅以控制糖尿病及劝导戒烟等其他措施。对多发龋患者，首先要评估该患者的龋病致病因素、病变严重程度及患牙的可修复性，进行及时有效的充填和修复，对已发展为牙髓炎或根尖周炎的患牙进行规范的根管治疗。用临时修复体稳定牙齿，有效控制疾病的进展。

四、功能美观修复期

功能美观修复期是在龋病和牙周病得到有效控制后，口腔治疗进入以改善功能和美观为主要目的的最后阶段，主要目标是恢复患者的口腔健康、增进美观和功能。每个患者的情况不同、要求不同，治疗内容和过程也因人而异。

在进行义齿修复、咬合关系重建或美学修复治疗之前，应对患者的龋病控制效果和牙周健康稳定情况进行疗效评价，必要时进行牙周手术治疗等来改善口腔健康，以期获得最佳的修复效果。在此阶段可能涉及正畸治疗、咬合调整、正颌外科、牙齿美白等多种治疗，在不同修复方案的选择中要以遵循循证医学的原则为基础，在有利于患者的思路下选择合适的治疗方案。

五、维护期

维护期的目标是维持患者的最佳口腔健康状况。定期复查的内容包括更新病史，检查原有治疗的稳定情况、修复体的使用及维护情况、是否有新发疾病，进行适当的牙周维护治疗及氟化物使用等。一般来说，每6个月复查并进行洁治的常规周期可以满足多数患者的需要；对于牙周病、龋病高危等患者，复查周期应进行个性化的缩短，并根据复查维护的实际情况进行调整。

（王琳　李思雨　余婧婷）

第十五章

特殊人群的治疗计划

特殊人群包括但不限于有复杂全身疾病的、肢体失能的、精神状况欠佳的人群。与给一般人群制订口腔综合治疗计划不同，为特殊人群制订治疗计划会给口腔诊疗团队带来不寻常的挑战。对于特殊人群，我们的治疗目标是改善他们的口腔健康状况。本章将讨论针对某些有代表性的特殊人群，在制订治疗计划时应该考虑的问题。

一、特殊人群的识别

每个人都应该接受个性化的治疗和帮助，这并不是特殊人群的含义。一般来讲，特殊人群是指有特殊临床需求，并伴有明显的精神、生理、心理或者医疗风险的人群。常见的有下列情况：

- 自闭症
- 精神发育迟滞（唐氏综合征）
- 创伤性脑损伤
- 脑瘫
- 精神疾病
- 复杂的全身情况，如充血性心力衰竭、不稳定型心绞痛、癌症、各类移植、艾滋病等
- 严重的牙科焦虑症
- 颅颌面畸形，如唇裂、腭裂
- 某些先天性疾病，如血友病
- 各种痴呆症，如阿尔茨海默病、多发梗死性痴呆症
- 严重的类风湿性关节炎

口腔诊疗团队在询问病史和查阅病历资料时应格外关注上述问题。

二、治疗特殊人群时的职责

首先，要及时发现并明确患者的特殊需求。为患者进行初步的口腔检查，酌情调整过程。根据需要与其他医师进行会诊咨询，以了解患者的更多情况。必要时，将患者转诊至大型综合医院的口腔科或口腔专科医院。综合患者的口腔需求、预期合作水平、患者的口腔护理能力等多种因素，为患者制订治疗计划，并获得患者或家属的知情同意。教育患者及其护理人员口腔健康的重要性及其与全身健康的关系。以富有同情心和专业的方式执行治疗计划，提供长期复查随诊。

三、如何识别特殊人群

在接诊之初应向患者本人、家属及监护人等申明如实告知医生各种身心情况的必要性和重要性，最好以问卷或表格的形式采集相关信息，避免遗漏，也利于存档。问卷和表格应包括但不限于各种常见全身急慢性疾病、生活习惯、简单的心理状况等信息，并且应该在机构内形成一定的机制，定期更新患者的相关信息。

很多情况下，口腔医生是患者全身健康的第一道哨卡，我们应该有意识地察觉并发现一些与口腔或口腔治疗密切相关的全身情况，必要时建议患者于综合医院或其他专科就诊。以下是部分特殊人群的特征性口腔表现。

（一）性传播疾病

1. 淋病最容易累及口腔咽部，据报道在男同性恋群体中10%~25%的比例可发现咽部感染。可以表现为弥漫性非特异的无症状炎症或轻度的咽痛。

2. 梅毒可表现为唇舌部的特征性无痛溃疡，高出黏膜表面，上覆黄色外壳，伴有淋巴结肿大。

3. 传染性单核细胞增多症的患者约1/3在发病的第一周会出现

腭部淤血，然后约 30% 的患者会发展成渗出性咽炎。

4. 尖锐湿疣也经常在口腔内有表现。病变通常为软的小乳头状增生，表面不规则，菜花状，底部无蒂，边界高于黏膜，呈圆形；颜色表现不一，从粉色到深灰色均有发现。

（二）艾滋病

口腔病损是 HIV 感染和艾滋病的早期表征之一。常见的口腔表现包括口腔念珠菌感染、蓝紫色或红色的卡波西肉瘤、舌侧缘的毛状白斑。其他临床表现还有牙龈的线状红斑、坏死溃疡性牙周炎、坏死性口炎、口腔疣、面瘫、三叉神经症状、唾液腺肿大、口干、黏膜黑色素沉着等。

（三）帕金森病

帕金森病往往表现为凝视、唾液分泌过多和流涎、眨眼和吞咽频率降低。由于精细运动困难，通常患者口腔卫生维护较差。而一些治疗帕金森病的药物则可能导致口干、恶心，呕吐和迟发性运动障碍。

（四）阿尔茨海默病

中度或重度的阿尔茨海默病患者可能会缺乏对自身的关心，并且缺乏自理的能力，因此会导致口腔卫生变差，口腔问题增多。而且由于自控能力变差，口腔内经常可以发现由餐具或咀嚼动作等导致的创伤或溃疡。

（五）暴食症

患者多呈现严重的牙齿酸蚀，常见于舌侧和咬合面，可伴发牙齿敏感。患龋的风险会增加，唾液分泌可能会减少。

（六）酒精和药物滥用

这类患者与没有类似问题的患者群体相比，有更多的菌斑、牙石、龋坏和牙龈炎症。这些问题主要是由患者的主观忽视所造成的，并非酒精或药物本身的影响。有些毒品会导致人异常亢奋，在口腔的表现为紧咬牙关，这会导致一系列与磨牙症相关的表现。酗酒者因肝功能失调，呼出的气体可能会有甜腐味。

四、几类特殊人群的治疗计划

（一）认知障碍患者的治疗计划

首先，必须确定患者的合作水平，以明确可以进行哪些治疗，以及在何种环境中进行治疗。预防是关键，要对家庭口腔卫生护理和膳食进行建议。如果患者不合作，通常需要修改治疗目标，如确实需要完整的检查和治疗，通常需要在镇静或全身麻醉下进行。如果患者不具备民事行为能力，则必须向家属或监护人尽到告知义务。

（二）创伤性脑损伤患者的治疗计划

具有创伤性脑损伤史的患者可以与具有认知障碍的患者进行类似的治疗。但必须认识到脑损伤者的功能是可以随时间发生改变的，比如从完全不合作发展成完全合作。随着患者能力的变化，治疗计划可能会需要相应的调整。

（三）严重凝血功能障碍患者的治疗计划

血友病和冯·维勒布兰德病（von Willebrand 病）是最常见的凝血功能障碍疾病。口腔治疗前，特别是涉及出血的侵入性治疗前，应与血液科医生会诊，必要时术前、术后输注凝血因子。

对于服用华法林预防心脑血管疾病的患者，应关注患者的 INR 值，即国际标准化比值；除非 INR 值大于 3.5，口腔手术或简单牙的拔除前通常不需要调整抗凝药剂量。服用其他抗凝药物者，可在有创治疗前与临床医生沟通协商停药或减少剂量的风险和获益。

（四）艾滋病患者的治疗计划

口腔诊疗团队必须保持警惕，认识到艾滋病口腔病变的发生或发展，包括卡波西肉瘤、念珠菌病、口腔多毛白斑、艾滋病相关的牙周病或其他机会性感染。如果计划行侵入性治疗，术前应检查血常规，血小板计数应大于 50×10^9/L，中性粒细胞计数应大于 1×10^9/L。

（许桐楷）

第十六章

青少年的治疗计划

青少年时期是儿童向成人的过渡期，身体、心理及社会状态都会发生极大的变化。处于青春期的患者具有鲜明的个性特点，使得其治疗计划的制订与成人略有不同。

一、可能影响青少年健康的生活习惯

（一）饮食与营养

青少年在青春期早期阶段会经历明显的身体生长，一般女性发育早于男性。合理的营养供给可以有效地发掘青少年的生长潜力，但由于种种因素的限制，这一时期的青少年经常会出现不同程度的饮食和营养问题，如偏食、肥胖等。

（二）高危行为

青春期少年往往会表现出明显的叛逆性，致使其忽视口腔卫生。由于同龄人的影响，他们可能会较早地接触烟草、酒精甚至毒品等，他们也会喜欢驾驶摩托车、玩滑板等容易导致外伤的运动。青春期少年为了彰显独立，还可能会尝试文身、穿钉等行为，唇舌部的穿钉容易伤及牙齿，也可能导致口内感染。还有人可能会对上前牙进行珠宝镶嵌，或者戴用外形极差的金属冠，这种做法往往会导致牙周疾病或龋齿。

（三）吸烟相关问题

青少年吸烟是大众关注的社会问题之一。青少年往往在同龄人的影响下加入吸烟者的行列，好奇心及对父母的叛逆心理也是可能的原因。吸烟可以导致牙龈退缩及烟斑沉积，也可以导致黏膜过度角化、白斑等，一定条件下甚至可能会导致癌变。吸烟一旦成瘾则很难戒除。吸烟对于青少年而言很多时候是交友所需，所以在戒烟的过程中，医生及家长的同理心对他们来说非常重要，他们需要足够的支持才能从可能失去朋友的不安中完成戒烟。

（四）饮酒及药品成瘾

饮酒与吸烟一样，是青少年常见的问题。酒品广告，以及同伴压力、影视作品的影响，都可能驱使青少年尝试饮酒。

（五）厌食症与贪食症

厌食症与贪食症在女性青少年中十分常见，男性则明显较少。厌食症指由于心理病理性障碍，患者极度憎恶食物，极度恐惧体重上升，即使体重在正常范围内，也过度强迫自己减肥。贪食症并非指普通的贪吃，而是一种进食行为的异常改变，患者的摄食欲望或行为常呈发作性，一旦产生了进食欲望便难以克制和抵抗，每次进食量都较大，但又担心自己发胖，故常常在进食后自行催吐，也有患者服用泻药或利尿药来抵消暴食后引起的不安，患者经常过分担心自己的体型和体重。这种体重暴减可能导致停经，电解质不平衡，后者可导致心率过慢和低血压；身体脂肪量下降会引起体温下降等。在口腔颌面部表现为唾液流量减少，唾液 pH 值下降。随着唾液流率下降，患者龋齿增多。此外，由于维生素缺乏和口干症，牙龈和牙周炎症加重。

对于贪食症患者而言，由于暴食后自我催吐，所以咽喉部黏膜可能会有创伤、糜烂和溃疡等。在胃酸的作用下，上切牙的舌侧和后牙的咬合面往往会出现明显的釉质溶解现象，同时可能伴随有唇炎表现。

二、青少年常见口腔疾病

（一）龋病

青少年碳酸饮料的消耗量比较大，同时口腔卫生的维护可能不理想，使得患龋风险增大，有的甚至会发展成猖獗龋（图 16-1）。对于龋易感者，有必要对家长及青少年本人进行饮食指导，并使其

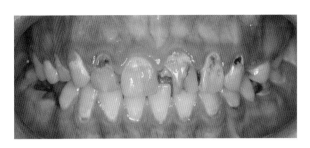

图 16-1　青少年猖獗龋

在日常生活中形成良好的口腔卫生习惯，必要时定期使用氟化物防龋。下前牙邻面龋、唇舌侧牙颈部龋、诊疗期间新发龋往往提示患者是龋高危人群。

（二）牙周疾病

牙石、菌斑、免疫力低下、吸烟等因素是导致青少年牙周病发生的主要危险因素，青春期龈炎、萌出性龈炎、坏死溃疡性龈炎等在青少年中比较常见。

1. 青春期龈炎　以牙龈乳头红肿出血为特点，甚至少量的菌斑和牙石即可导致较明显的牙龈炎症。其治疗以控制局部刺激因素为主，口腔卫生的维护极其重要，但有部分患者，即使保持极其理想的口腔卫生，依然会表现出一定的牙龈炎症，好在这种炎症状态可以自限，一般也不会对牙周组织产生破坏性影响（图 16-2）。

2. 萌出性龈炎　牙齿萌出过程中，食物容易在萌出牙龈处积存，从而导致局限性的牙龈炎症。一旦牙齿完全萌出，同时得到良

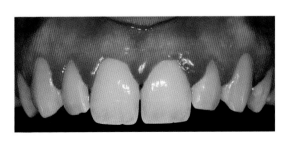

图 16-2　青春期牙龈炎

好的口腔卫生清洁，炎症即可消退。

（三）冠周炎

冠周炎是局限于萌生牙齿周围组织的炎症。当智齿萌出时，可能会形成牙龈盲袋，盲袋积累了一定量的软垢和细菌后，可能出现炎症反应。通常，冠周炎期间，患者存在局部周围软组织压痛和一定程度的牙关紧闭，严重者有发热，甚至形成颌面部蜂窝织炎。治疗取决于受累程度、临床症状和体征，通常局部的组织冲洗可以有效减轻症状。当症状消退后，拔除阻生牙可以防止复发。

（四）错殆畸形

青少年的错殆畸形发生率高，这个阶段也是牙齿矫正的有利时机。前磨牙和尖牙的萌出往往会导致牙列拥挤，严重者可导致尖牙向唇侧移位，影响美观，对于处于自我形象敏感期的青少年而言，这是不可接受的。由于颌骨发育加快，这个时期骨性的不协调会表现得更加明显，下颌骨及垂直高度的发育可以加重这种差别。所以在这个生长活跃期，系统的正畸治疗显得尤为重要。良好的口腔卫生维护是正畸治疗期间防止龋齿和牙周病的重要因素，如果没有患者的良好配合，正畸治疗注定是要失败的。青少年在青春期早期往往会表现出明显的叛逆性，所以患者的依从性可能不足。医生必须向患者说明治疗的必要性，以及口腔健康维护的重要意义，鼓励青少年参与到正畸治疗的设计和治疗中，这往往可以起到积极的作用。

三、临床信息采集

（一）病史

在病史采集过程中，对于儿童患者，家长和监护人往往会提供大部分的病史信息，但对于青少年患者，除了要关心监护人提供的信息，还需要倾听青少年自己的心声，因为他们对病情的描述可能比监护人更详细。

（二）临床检查

临床检查首先需要关注患者近期的身体变化，基本变化包括身高、体重的改变，此外还有变声、长胡子、月经初潮、乳房发育等第二性征的变化，这可以用于评估患者是否进入青春期以及所处的阶段。青少年的口腔检查与成人类似，包括口外检查、口内软组织检查、牙周检查、牙齿检查等，影像学检查在这个过程中也非常重要，常用的有曲面体层片和咬合翼片。曲面体层片可用于评估牙齿发育萌出的阶段，也可以评估第三磨牙的发育程度；咬合翼片则可以很好地显示后牙区的邻面龋坏。

医生还需要关注青少年患者颌骨的发育，评估颌骨的关系以及牙齿发育是否协调。常用的基础检查包括正面观和侧面观，观察Frankfort 平面是否与地面平行，从鼻根点垂直作线，评估颌骨的前后向关系。如果出现颌骨关系不协调，则提示可能需要正畸甚至正颌手术治疗以改善面型。

评估口腔乳牙滞留的情况，因为乳牙滞留可能提示先天恒牙缺失或者阻生，最常见的阻生牙位包括上颌尖牙和下颌第二前磨牙。

检查覆𬌗和覆盖，明显的覆盖往往提示存在Ⅱ类骨性关系。

四、治疗计划的制订

（一）知情同意

青少年患者尚未达到法定成人年龄，因此，任何诊疗内容都要征得家长或监护人的知情同意。青少年经常由爷爷、奶奶或者姥姥、姥爷陪同就诊，但他们并不是合法的监护人。青少年初次就诊时，必须由合法监护人陪同；治疗计划确定签字后，后续治疗时合法监护人可以不在场。虽然知情同意主要由监护人完成，但是青少年患者本人也应该参与到治疗的过程当中。因此，所有治疗计划及相关的益处、风险都应该解释清楚，只有双方就治疗方案达成一致，患者才可能积极参与到治疗过程中。

（二）注意事项

青少年的一大特点是渴望独立，所以许多时候他们容易对"看低""轻视""忽略"类的感受表现出极大的敏感性，甚至会对"权威"行为产生极度的愤怒。他们可能对行政工作人员和护理人员感到亲切，但对口腔医生却会有一种被挑战的感受。所以，作为一个团队，在向青少年患者介绍治疗计划时，应该以真诚、直接的方式进行交流，若以威胁和对抗的方式进行交流，则很容易使计划失败。尽量让他们轻松愉快地参与到治疗的过程中，例如在预约时让他们有更多的选择，在治疗期间播放他们喜欢的音乐，在正畸治疗过程中让他们选择喜欢的橡皮圈颜色，在牙体治疗时让他们选择材料颜色等。作为医疗团队成员，必须细致观察青少年可能存在的吸烟、饮酒及药物滥用等问题，一旦发现，则应向家长告知这类行为可能影响身体健康和治疗效果，而且应尽快控制并戒除。这一时期的患者对自我形象的关注度高，所以漂亮的微笑、清新的口气常常可以作为鼓励他们完成治疗的重要动力。如果在诊疗过程中发现其他问题，整个团队都应当努力寻找解决的方案，与青少年及家长一起完成必要的治疗，这个过程其实是非常具有挑战性的。

（三）临床治疗

青少年患者应该作为独立于父母的个体被对待，在诊疗期间，医生应该尽量专注于患者的意愿，而不是父母的。与儿童不同，青少年有能力理解疾病的科学基础，学校课程中获得的生物学知识使青少年能够理解龋齿、牙周病等基本原理，所以在向青少年解释疾病和治疗过程时，应当独立交代。

对于青少年患者，窝洞制备需有特殊考虑，因为年轻恒牙的髓室高大，在牙体预备过程中应该考虑对髓腔尤其是髓角的保护。由于牙齿萌出不全，临床牙冠较短，这个阶段如果进行牙冠修复，牙体预备时向根方的延伸往往比较困难，因此可能会出现固位力不足的情况。充填体的设计也需要改良，在二类和三类洞的制备过程中，窝洞边缘应该扩展至可自洁的区域以减少继发龋的发生；此外，还可以选择有缓慢释氟功能的充填材料。随着第二磨牙和前磨牙的萌出，深的窝沟使患龋风险增加，因此这个阶段，𬌗面外露后应尽早行窝沟封闭。对于先天恒牙缺失的患者，有两种可能的治疗方案：①保持缺牙间隙，将来通过种植或者常规义齿修复；②通过正畸治疗关闭间隙。

美丽的外表对于青少年而言极其重要，他们尤其关注异性对自己的看法，所以他们对自己的形象十分在意，同样也关注自己牙齿的美观性。树脂修复、瓷贴面、正畸治疗等手段可以提升青少年的形象，这也是处于这个年龄段患者的主要治疗内容之一。

对于厌食症和贪食症患者，口腔治疗十分棘手，往往需要在心理治疗后才能控制相关的症状。在初诊时，基本的口腔卫生宣教和饮食指导十分重要。患者在贪食症发作期间，使用碳酸盐类漱口液可以中和胃酸，减少酸性物质对牙齿的损害。此外，由于患者往往伴随有口干症状，可以建议使用人工唾液、无糖口香糖等缓解。如果患者出现猖獗龋的情况，初期可以使用有释氟功能的充填材料完成初步治疗，待龋病高危因素得到有效控制后再考虑更换为永久修复体。

（四）随访维护

与成年患者的定期维护一样，青少年患者的维护同样重要。定期复查可以明确治疗是否有效，评估患者的基本口腔状况，对新出现的口腔问题进行防治。由于身体的变化、代谢的改变以及生活方式的转变，对这个年龄段的患者定期复查意义更加重大。龋病在这个年龄段发展极为迅速，生长发育过程中咬合也会出现明显的变化，因此定期复查可以使这些问题得到有效的控制。此外，青少年患者对口腔治疗的兴趣可能增加或者减少，定期复查可以使医生选择合适的治疗时机，或者在这个过程中调整既往的治疗策略和方法以适应新的疾病特点。

虽然许多疾病并不只发生于青少年人群，疾病的诊断与治疗也与成人类似，但结合这个阶段青少年的心理和生理特点，需要在常规治疗的基础上做一定的调整。治疗动力不足、依从性差是青少年患者常见的问题，开放的交流、充分的沟通是青少年治疗成功的关键。

（黄进伟）

第十七章
老年人的治疗计划

　　口腔健康直接影响人的全身健康与生活质量。随着我国进入老龄化社会，口腔疾病已经成为威胁我国老年人身体健康的重要公共卫生问题。

　　第四次全国口腔健康流行病学调查报告显示，全国 65～74 岁年龄组恒牙患龋率高达 98%，其中恒牙根面龋患病率为 61.9%，恒牙龋均（DMFT）13.33，龋补充填比为 12.8%。牙周健康率仅为 9.3%，牙龈出血的检出率为 82.6%，牙石检出率为 90.3%。该年龄组平均存留牙数为 22.50 颗，无牙颌率为 4.5%，47.7% 有未修复的缺失牙。按照世界卫生组织（WHO）对牙齿健康的标准，老年人应达到"8020"，即 80 岁的老年人至少应有 20 颗功能牙。所谓功能牙是指能够正常咀嚼食物，能够行使功能的牙。从我国的现状看，要实现"8020"这个目标还任重道远。

　　与年轻人最大的不同是，老年人除了口腔问题外，也面临各种各样的全身疾病，同时老年人的理解和接受能力相对变差，因此制订的诊疗计划更要符合老年人的实际情况。结合我国国情以及国外的经验，应采取综合的口腔保健措施，即通过个人努力、医生指导，以及社会上从事医疗保健工作的行政机构与人员的支持和帮助，尽最大可能保持每位老年人的健康。综合口腔保健还有另外两层含义：一是在口腔医学各个专业内，包括牙体、牙周、修复、外科以及预防等各方面的问题，需要统一考虑和计划；二是对口腔健康与全身健康、社会经济等多因素的综合评估。

一、老年患者的评估

老年患者，特别是体弱的老年人，通常需要个性化的保健计划。前面章节所述的常规口腔检查和辅助检查可能不足以制订治疗计划。在决策过程中必须考虑其他因素，包括生活环境（例如独立生活、辅助生活、养老院），患者的动手能力、协作能力以及认知能力需要他人进行口腔护理的需求和可能性，到医院就诊的路程情况，饮食情况及食物成分（碳水化合物和糖的量），全身健康史和用药情况，患者的视力和听觉状态以及唾液的质量。这些因素会对制订完善的治疗计划产生重要影响。

二、老年患者的临床信息采集

一些老年患者有复杂的全身健康情况和心理状态，有些甚至有大脑功能紊乱、失忆、视觉和听觉等功能异常，询问病史时要反复确认，必要时要向陪同人员了解老年人的一切健康情况。

高血压、糖尿病、冠心病为口腔科就诊老年患者最常见的伴发老年病；与此同时，老年患者也会服用药物，比如降压药或降糖药等。这其中有些药物可能会引起口腔改变，比如服用硝苯地平类降血压药物可能会引发牙龈增生，服用抗抑郁药物可能导致口干。医生在检查时需要详细询问患者全身病史和用药情况，如果患者记不清，可以询问家属，或者嘱患者复诊时将药物带来。

老年患者进入诊室后，医生应仔细观察其外貌、行动、语言、表情、步态、精神等情况，在询问病史时应包括既往史、家族史、服药史等。必要时测量体温、血压、脉搏。医生不但要细心观察目前情况，还要追查过去的口腔健康情况及其心理、生理和目前经济状况。有些老年人为了达到治疗口腔疾病的目的而隐瞒其系统疾病史，因此对于老年患者，口腔检查与诊断要仔细认真，对患有严重系统性疾病者，必要时请专科会诊，协助治疗。

随着年龄增长，老年人的口腔器官、组织及细胞在解剖形态和功能方面出现退行性变，有些口腔疾病或体征在老年患者口腔内常见，包括但不限于牙列缺损或缺失、牙周炎、牙龈退缩、根面龋、不良修复体、口干、食物嵌塞、义齿性口炎、白念珠菌感染等，这些在临床检查时要格外注意（图 17-1 和图 17-2）。

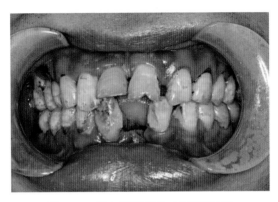

图 17-1　重度牙周炎伴下颌牙列缺损

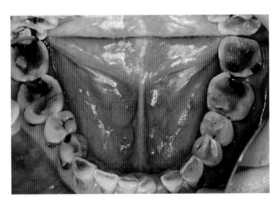

图 17-2　口干患者伴多发龋坏和磨耗

三、老年患者的治疗计划

（一）系统期

医生要重点评估患者的全身情况和用药情况，对于有心脏瓣膜置换或关节置换的患者，侵入性治疗前要酌情考虑预防性使用抗生素。

（二）急症期

主要处理患者当前的急性症状。老年患者临床常见的急症是牙齿疼痛、松动和牙龈肿胀等。最常用的治疗措施有开髓拔髓术、拔牙、切开引流等，结合镇痛和必要的抗感染药物等。治疗前要和患者及家属充分沟通，询问全身病史。必要时操作前先行监测血压、血糖等指标。

（三）疾病预防控制期

疾病预防控制期的目标对任何年龄段的成年人都是相同的，即治疗口腔内疾病并减少或消除疾病新发或复发的风险。老年人有更多的全身性疾病，使用更多的药物，其新发和复发口腔疾病的风险更高，对疾病控制的管理也更复杂。需对患者进行口腔卫生指导，包括但不限于全方位口腔清洁，提倡使用牙线、牙间隙刷，重视牙根护理，预防根面龋。同时调整饮食习惯，适当减少碳水化合物的摄入，应鼓励老年患者饮水，远离酸性和含糖饮料。

（四）功能美观修复期

理论上，无论患者年龄如何，所有的修复方案都应该是可选的，但在现实中，患者的口腔和全身健康状况甚至社会经济条件可能需要口腔医生改变通常的治疗措施。选择适合的修复材料和满足患者的个性化需求是老年患者口腔治疗成功的关键。

（五）维护期

随着患者年龄增长，身体越来越弱，甚至需要他人照顾，维护日常的口腔卫生也变得更重要，医生应帮助患者尽可能维持自己的口腔护理。如果老年患者已经需要他人为其维护口腔卫生，那么方案越简单越好。建议定期进行口腔评估，在评估的基础上，医生可以根据情况给予个性化的建议，比如使用牙间隙刷或漱口水等。

综上所述，因为老年人跨越的年龄范围相当广，在制订治疗计划前，医生必须准确评估患者以及他们的期望，并结合其全身状况、口腔病情、个人偏好、心理因素、生活质量问题以及他们当前的社会经济条件等，从而制定出适合他们的个性化的治疗计划。

（乐迪）

治疗技术篇

第十八章

疼痛控制技术

第一节 患者情绪管理

现代医学的发展从单纯的生物医学模式转变为生物 - 心理 - 社会医学模式，心理与社会因素在疾病诊断、治疗过程中愈发关键，患者的就诊体验已成为医疗机构及医务工作者关注的重要内容。在口腔科门诊中，焦虑、紧张和恐惧是患者常见的心理状态，这些负面情绪会影响患者对疼痛的反应阈值，增加治疗的难度。根据美国牙医师协会的报告，对疼痛的恐惧已成为患者推迟或回避口腔治疗最重要的原因。患者过去的不良治疗经历可以影响患者对口腔治疗及医生的认知。口腔科治疗引起的疼痛不仅直接影响患者的情绪，同样也影响医生的情绪。因此，帮助患者消除不良情绪是诊疗得以顺利进行的前提条件，也是医者综合能力的体现。

不同患者产生焦虑、恐惧的原因不同，比较常见的原因包括：

- 现有的疼痛经历，担心检查和治疗会带来更大的痛苦。
- 以往不愉快的治疗经历导致的心理创伤。
- 他人对口腔科治疗的负面描述。
- 心理敏感型个体。
- 对医院环境和口腔治疗不了解。
- 儿童进入陌生环境，接触陌生人。

针对以上原因，可以在诊疗过程的不同阶段采用以下方法对患者情绪进行管理。

一、治疗开始前的情绪管理

候诊区以墙报、照片、视频等形式，对常见疾病的治疗内容、方法和过程向患者做科普教育，使患者在就诊前对所患疾病有一个初步认识，有一定的心理准备。

治疗操作前进行充分的沟通交流，在耐心听取患者的意见和要求后，向患者告知所患疾病的基本情况、后续治疗计划、可能的感受、治疗的效果和客观的风险等，使患者体会到医者考虑周全，提高信心。

医者应具有同理心。医护人员应对患者出现的焦虑或恐惧表示理解，用适当的语言和行动安慰、鼓励，切忌训斥。

改善就诊环境，减少噪声，减少患者间的影响和干扰，争取建成对过度敏感患者单独治疗的环境。

二、治疗过程中的情绪管理

手术中应注意避免不良刺激，使患者心理保持平静。密切注意患者的基本生理指标和情绪变化，一旦发现变化较大，应及时寻找原因并加以安慰。尽量减少、减轻手术器械的碰击声，术中播放轻松的音乐，可有效分散患者注意力，缓解紧张情绪。

术中给予局部麻醉，尽量减少因麻醉引起的疼痛，并且保证良好的麻醉效果。必要时，术前给予镇静，如使用笑气（N_2O）等。

如果治疗周期较长，应合理安排每次就诊治疗的时间，让患者有一个逐步适应的过程。

三、治疗结束后的情绪管理

术后应侧重鼓励和指导，增强患者信心。适当给予对症处理，减轻患者痛苦，这有利于减轻患者的心理压力。

第二节 口腔局部麻醉技术及用药

麻醉（anesthesia）是指用药物或非药物方法使患者整个机体或

机体的一部分暂时失去知觉，以达到无痛的目的，多用于手术或对某些疼痛的治疗。根据麻醉方法、麻醉药物和麻醉部位不同，可分为局部麻醉和全身麻醉。局部麻醉（local anesthesia）指在患者神志清醒状态下，将麻醉药应用于身体局部，使机体某一部分的感觉神经传导功能暂时被阻断，运动神经传导保持完好或同时有程度不等的被阻滞状态。口腔局部麻醉适用于一般的口腔颌面外科门诊手术、牙体牙髓疾病的治疗、牙周病的治疗及固定义齿修复的牙体预备等。口腔局部麻醉方法包括表面麻醉、浸润麻醉和神经阻滞麻醉。

一、表面麻醉

【适应证】

1. 表浅的黏膜下脓肿切开。
2. 松动乳牙的拔除。
3. 上颌窦根治术下鼻道开窗时鼻黏膜的麻醉。
4. 气管插管前的气管黏膜麻醉。
5. 腭部、舌根手术前实施喷雾表面麻醉，可减少手术操作时发生恶心反射。

【方法】

1. 将渗透性强的局部麻醉药涂抹或喷射在手术区表面，使该区域表面的神经末梢被麻醉，痛觉消失。
2. 常用药物为 1% 丁卡因和 2%～4% 利多卡因。

二、浸润麻醉

【适应证】

1. 脓肿切开引流。
2. 外伤清创缝合。
3. 成形和肿物切除。

【方法】

将局部麻醉药注射于手术区组织内麻醉神经末梢，使该区域组织神经末梢失去传导痛觉的能力而产生麻醉效果。根据注射部位不同，可分为骨膜上浸润、骨膜下浸润和牙周膜注射等。

1. **骨膜上浸润方法** 牵拉注射区黏膜使之紧绷，在拟麻醉牙唇颊侧前庭沟进针，在针头刺入根尖平面的骨膜上后，注射麻醉药液0.5~1.0 ml。

2. **骨膜下浸润方法** 完成骨膜上浸润后，继续进针刺入牙根中部骨膜下，沿骨面滑行至根尖处注药约 1.0 ml。

3. **牙周膜注射法** 使用短而较细的注射针头，自牙齿近中和远中侧刺入牙周膜，深约 5 mm，注入局部麻醉药液约 0.2 ml。

三、神经阻滞麻醉

神经阻滞麻醉也称传导麻醉，是将局部麻醉药注射至神经干周围，暂时阻断神经末梢传入的刺激，使该神经分布的区域产生麻醉效果。神经阻滞麻醉用药量少，麻醉区域广，麻醉时间长，是口腔颌面部手术常用的麻醉方法。神经阻滞麻醉成功与否赖于穿刺入路和注药点的准确性。

（一）上牙槽后神经阻滞麻醉

又称上颌结节注射法。将麻醉药注射于上颌结节处上牙槽后神经孔附近，麻醉上牙槽后神经，使其分布的上颌黏膜，上颌第三磨牙、第二磨牙、第一磨牙远中颊根和腭根，以及对应的牙周组织、骨膜和牙龈无痛。

【方法】

患者坐位，头稍后仰，半张口，术者将患者口角和颊部尽量向外上方拉开，充分暴露上磨牙区。以上颌第二磨牙颊侧远中根部黏膜皱褶折处为进针点，注射针沿着骨膜面并与上颌牙𬌗平面成 45° 角向上、向后，同时向内推进，进针 2~2.5 cm，回吸无血后注药 1.5~2 ml，一般 5~10 分钟后显效（图 18-1）。

（二）腭前神经阻滞麻醉

又称腭大孔注射法。将麻醉药注射于腭大孔稍前处，麻醉腭前神经，使其分布的上颌前磨牙、上颌磨牙腭侧牙龈及黏骨膜产生麻醉效果。如果上颌磨牙缺失，腭大孔位于软硬腭交界前 0.5 cm 处。

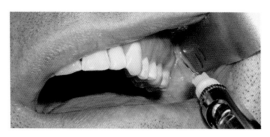

图 18-1　左上牙槽后神经阻滞麻醉

【方法】

让患者头后仰，大张口，充分暴露腭部。注射针在腭大孔的表面标志稍前处刺入黏膜，回吸无血后注药 0.5 ml。腭大孔麻醉注射部位不宜过后，麻醉药液量亦不宜过大，否则腭中、腭后神经被麻醉后产生异物感，可引起患者恶心、呕吐。

（三）鼻腭神经阻滞麻醉

又称切牙孔注射法。将麻醉药注射于切牙孔内，以麻醉鼻腭神经，使上前牙区腭侧牙龈及黏骨膜麻醉。

【方法】

操作时让患者头后仰，暴露前部。自切牙乳突侧方进针，在黏膜下注射少量麻醉药，然后改变针的方向，使之与中切牙长轴方向一致，进针 5~7 mm 达切牙管内。该处组织致密，注射麻醉药时需用较大压力，一般注入量为 0.25~0.5 ml。

（四）下牙槽神经阻滞麻醉

又称翼下颌注射法。将麻醉药注射到下颌升支内侧面的下颌孔附近，使同侧下颌骨、下牙、牙周膜，以及下颌第一前磨牙之前的唇侧牙龈、黏骨膜及下唇无痛。

【方法】

操作时让患者头稍后仰，大张口，使下牙𬌗平面与地面平行，将口角拉向外侧。在磨牙后方，将注射器摆向对侧前磨牙区，与中线成 45° 角，在𬌗平面上 1 cm 处平行进针，以颊脂垫尖为进针点。若颊脂垫不明显，可在翼下颌皱襞中点外 3 mm 处进针。当进针深

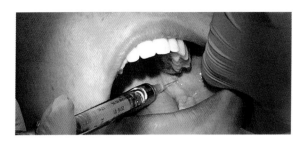

图 18-2　下牙槽神经阻滞麻醉

度为 2.5 cm 左右时触及下颌升支内侧、下颌孔上方的下颌神经沟骨面，回吸无血后注射麻醉药 1.5 ~ 2.0 ml（图 18-2）。

【麻醉失败原因及解决方案】

进针点和进针方向不准确是麻醉失败的主要原因。

1. 进针点偏高，使针尖高于乙状切迹，不能触及骨面。

2. 进针点偏低或进针方向向下，使针尖终点位于下颌小舌以下。

3. 进针方向偏后，使针尖不能触及骨面，超出下颌升支后缘，会将麻醉药注射于腮腺内，造成面神经麻醉后的暂时性面瘫。

4. 进针点靠前，则进针很浅就触及骨面（下颌升支前部），使注药点远离下牙槽神经。

针对上述原因，在注射麻醉药之前，应注意观察下颌骨形态。可能影响下颌孔位置的因素有：①下颌升支的宽度越大，则下颌孔到下颌升支前缘的距离越大，进针深度应增加。②下颌骨弓越宽，则注射针管越应尽量靠向磨牙区，加大与中线的夹角角度。③下颌角的角度越大，则下颌孔的位置相应越高，注射时进针点应适当上移。

（五）舌神经阻滞麻醉

麻醉区域为同侧下颌舌侧牙龈、黏骨膜，以及口底黏膜和舌前 2/3 部分。舌体有烧灼、肿胀、麻木感，尤以舌尖部更为明显。

【方法】

患者大张口，以颊脂垫尖为进针点，将注射器摆向对侧前磨牙区，进针约 1 cm，注射麻药约 1 ml。

（六）颊神经阻滞麻醉

麻醉区域为同侧下颌磨牙的颊侧牙龈、黏骨膜，以及颊部黏膜、肌肉和皮肤。

【方法】

以下颌磨牙𬌗平面水平线与下颌升支前缘交界为进针点，进针达黏膜下，注射麻药 0.5～1 ml。

（七）下牙槽、舌、颊神经一次阻滞麻醉

【方法】

患者大张口，注射器置于对侧口角，使针体与患侧黏膜面接近垂直，在𬌗平面上 1 cm、颊脂垫尖处进针，深 1.5～2 cm，针尖触及骨面，回抽无血后注入麻药 1.5～2 ml。随后注射针退回少许，再注入麻药 0.5 ml。

（八）颏神经阻滞麻醉

颏神经是下牙槽神经的终末支，出颏孔后分布于下唇黏膜、皮肤和颏部，口内分布至下颌第一前磨牙、尖牙和切牙的颊唇侧牙龈及黏骨膜。颏孔位于下颌第一前磨牙和第二前磨牙根尖的下方，下颌骨下缘上方约 1 cm 处。

【方法】

1. 口内法　用口镜向外拉开口角，在下颌第二前磨牙根尖相应的口腔前庭沟进针，向前、下、内方寻找颏孔，刺入孔内后注射麻醉药 0.5～1 ml。

2. 口外法　从下颌第二前磨牙根尖部稍后处皮肤进针，先注入少量麻醉药做一皮丘，然后推进到骨面，再用针尖向前、下、内方寻找颏孔，感到阻力顿减时，即表示进入颏孔，注入麻醉药 0.5～1 ml。

四、常用麻醉药物

局部麻醉药的种类很多，按其化学结构可分为酰胺类和酯类。常用酰胺类局部麻醉药有利多卡因（lidocaine）、阿替卡因（articaine）和盐酸布比卡因（bupivacaine），酯类局部麻醉药有普鲁

卡因（procaine）和丁卡因（dicaine）（表 18-1）。

1. 利多卡因　中效局部麻醉药，局部麻醉作用较强，其维持时间也较长，并有较强的组织穿透性和扩散性，可用作表面麻醉。对血管平滑肌无明显舒张作用，可用于不适合加肾上腺素的患者，但对原有室内传导阻滞者应慎用。临床上主要使用含 1 : 100 000 肾上腺素的 1% ~ 2% 利多卡因行阻滞麻醉，它是口腔科临床最常用的局部麻醉药之一。

2. 阿替卡因　商品名碧兰麻，组织穿透性和扩散性较强，给药后 2 ~ 3 分钟出现麻醉效果。适用于成人及 4 岁以上儿童。

3. 布比卡因　长效局部麻醉药，麻醉持续时间为利多卡因的 2 倍，一般可达 6 小时以上；麻醉强度约为利多卡因的 4 倍。常以 0.5% 的溶液与 1 : 200 000 肾上腺素共用，适合费时较久的手术。

4. 普鲁卡因　短效局部麻醉药，麻醉效果较好，曾是临床应用较广的一种局部麻醉药物。其血管扩张作用较明显，应用时常加入少量肾上腺素，以减慢组织吸收而延长麻醉作用的时间。普鲁卡因偶能产生过敏反应。

5. 丁卡因　易溶于水，穿透力强。临床上主要用于表面麻醉。

【不良反应及其处理要点】

1. 晕厥　为自主神经反射引起的一时性脑缺血，导致突发性、暂时性意识丧失。一般可由紧张、焦虑、恐惧、饥饿、疲劳、全身健康较差、疼痛以及体位不良等因素引起，穿刺针、手术器械、出血等造成的视觉不良刺激可诱发。

（1）临床表现：包括头晕、胸闷、面色苍白、全身冷汗、四肢无力、脉快而弱、恶心和呼吸困难等。

（2）防治原则

1）做好术前检查及思想工作，消除患者紧张情绪。

2）医生用语言转移患者过于集中的注意力。

3）避免在患者空腹时进行手术。

4）一旦患者发生晕厥，应立即停止注射，迅速放平坐椅，置患者于头低位，松解衣领，保持呼吸通畅。

表 18-1 常用局部麻醉药比较

药名	类型	效能强度	毒性强度	显效时间（分钟）	牙髓麻醉时间（分钟）	软组织麻醉时间（分钟）	阻滞麻醉浓度（%）	一次最大剂量（mg/kg）	备注
普鲁卡因	酯类	1	1	6~10	60~90	180~480	2~4	6.0	过敏者偏多
布比卡因	酰胺类	8	4	6~10	90~180	240~540	0.5	1.3	—
利多卡因	酰胺类	2	2	2~3	60	180~300	2	4.4	适用范围广，经济实惠
阿替卡因	酰胺类	1.9	1~1.5	2	45	120~300	4	7	4岁以下禁用

以普鲁卡因等于 1 作为标准，局部麻醉药含肾上腺素 1∶100 000。

5）对于程度较轻的晕厥，不需要特殊治疗，一般可逐渐缓解。

6）对于失去知觉的重症晕厥，可通过嗅氨水、乙醇刺激患者呼吸，压迫或针刺人中穴有助于意识恢复；心率、血压降低者可静脉注射阿托品 0.5 mg、麻黄碱 15～30 mg，必要时吸氧。

2. 过敏反应　指由细胞和（或）体液介导的、对不同浓度的抗原所产生的反应。临床上有关局部麻醉药过敏反应的病例时有报道，尤以普鲁卡因为多。

（1）临床表现

1）延迟反应：常表现为血管神经性水肿，偶见荨麻疹、药疹、哮喘和过敏性紫癜。

2）即刻反应：在注药后数分钟内即出现不同程度的中毒样反应，全身发痒和寒战，皮肤出现荨麻疹，严重者立即出现哮喘样呼吸困难并进入休克状态。若抢救不及时，可导致衰竭而死亡。

（2）防治原则

1）术前详细询问有无酯类局部麻醉药如普鲁卡因过敏史。

2）对酯类局部麻醉药过敏及过敏体质的患者，应选用酰胺类药物，如利多卡因，并预先做皮内过敏试验。

3）对轻症的过敏反应，可给脱敏药物如钙剂、异丙嗪、糖皮质激素肌内注射和静脉注射，以及吸氧等。

4）对严重过敏反应应立即注射肾上腺素，给氧；出现抽搐或惊厥时，应迅速静脉注射地西泮 10～20 mg，或分次静脉注射 2.5% 硫喷妥钠，每次 3～5 ml，直到惊厥停止；如呼吸、心搏停止，则按心肺复苏方法迅速抢救。

3. 过量反应　又称中毒反应，是指单位时间内进入血液循环的局部麻醉药量超过分解速度过多，血内浓度升高，达到一定浓度时出现的中毒症状。

（1）临床表现：局部麻醉药中毒的早期最典型症状之一是口周麻木。

1）兴奋型：表现为烦躁不安、多话、面色潮红、颤抖、恶心、呕吐、气急、多汗及血压上升，严重者出现全身抽搐、缺氧、发绀。

2）抑制型：较少见，症状隐蔽而易被忽视，轻者表现为神情淡漠、嗜睡、血压下降、脉细弱，重者呼吸变浅变慢、心率缓慢或心律失常，最终心搏停止。

（2）防治原则

1）了解局部麻醉药的毒性及一次最大用药量。

2）一般应使用含适量肾上腺素的局部麻醉药。

3）要坚持回抽无血再缓慢注射麻醉药。

4）麻醉前应用地西泮（安定）或巴比妥类药可提高机体对局部麻醉药的耐受能力；对可能发生高敏反应的患者，应尽量排除影响因素，术前给予适当镇静药，并减少局部麻醉药剂量，降低药液浓度和注药速度。

5）老年人、小儿、体质衰弱者，以及有心脏病、肾病、糖尿病、严重贫血及维生素缺乏等病的患者，对麻醉药的耐受力均低，应适当减少用药量。

6）一旦发生中毒反应，应立即停止注射麻醉药。对于中毒轻微者，将其置于平卧位，松解颈部衣扣，使呼吸畅通，待麻醉药在体内分解后症状可自行缓解；重者采取给氧、补液、抗惊厥、应用激素及升压药等抢救措施。

4. 血肿

（1）临床表现：注射后黏膜下或皮下出现紫色瘀斑、肿块，还可造成局部肿胀，引起患者不适并可能发生继发性感染。较常见于上牙槽后神经、眶下神经阻滞麻醉，特别是在刺伤静脉丛后。数日后，血肿处颜色逐渐变浅呈黄绿色，并缓慢吸收消失。

（2）防治原则

1）注射针尖不能有倒钩。

2）注射时避免反复穿刺，以免增加刺破血管的机会。

3）48 小时后局部热敷或理疗，可促使血肿吸收消散。

5. 感染

（1）临床表现：一般在注射后 1～5 天局部红、肿、热、痛明显，甚至有张口受限或吞咽困难，偶尔会引起全身症状。

（2）防治原则

1）注射器械及注射区的消毒一定要严格。

2）注射时防止注射针污染，避免穿过炎症区或直接在炎症区注射。

3）已发生感染者按炎症的治疗原则处理。

6. 暂时性面瘫　一般多见于下牙槽神经阻滞麻醉口内法注射时，由于注射针偏内、偏后，不能触及骨面，或偏上越过下颌切迹，致使麻醉药注入腮腺内麻醉面神经而发生暂时性面瘫。待麻醉药作用消失后，神经功能即可恢复，故无须特殊处理。对患者需做好解释工作，并对不能闭眼者给予眼保护措施。

7. 暂时性牙关紧闭　牙关紧闭或张口受限可发生于下牙槽神经阻滞麻醉口内法注射后，但比较罕见。由于注射不准确，麻醉药注入翼内肌或咬肌内，使肌肉暂时失去收缩与舒张的功能，并停滞于收缩状态，因而出现牙关紧闭。除感染所致之牙关紧闭外，一般都是暂时性的，大多在 2～3 小时内自行恢复。

8. 暂时性复视或失明　可见于下牙槽神经阻滞麻醉口内法注射后，由于注射针误入下牙槽动脉且未回抽，推注的局部麻醉药可逆行，经脑膜中动脉、眼动脉或其主要分支入眶，引起眼肌、视神经麻痹而出现暂时性复视或失明。待局部麻醉药作用消失后，眼运动和视力即可恢复。推注局部麻醉药前坚持回抽是预防这种并发症的有效方法。

9. 神经损伤　注射针刺入神经，或注入混有乙醇、防腐剂的溶液，可能造成神经损伤，出现感觉异常，如部分或完全身麻醉木。较易发生感觉异常的神经是下牙槽神经和舌神经。临床上，多数神经损伤是暂时性、可逆性的病变，轻者数日后即可恢复，无须治疗；严重的神经损伤则恢复较慢，甚至不能完全恢复。出现术后麻木症状未自行恢复者，应早期给予积极处理，促进神经功能的完全恢复。可以采用针刺、理疗，给予激素（损伤早期）、维生素 B_{12} 等治疗。

（黄进伟）

第十九章

牙体疾病治疗技术

第一节　龋病的预防和非手术治疗

一、龋病的预防

疾病预防的概念不仅是防止疾病发生，也包括对已发生的疾病进行适当的治疗，防止疾病发展以及进一步的损害。口腔临床医生要全面了解和掌握临床上龋病预防和控制的知识，在制订具体的口腔治疗计划时，将龋病的预防工作贯穿于整个临床工作实践中。

（一）控制菌斑

龋齿只有在菌斑存在的环境中才可能发生，因此，有效地清除或控制菌斑是预防龋齿的主要环节。控制菌斑主要靠患者自己。

【方法】

1. 让患者了解自己牙面菌斑的积聚情况，知道菌斑的危害。

2. 刷牙是主要的清除菌斑的方法。建议患者采用合格的牙刷和正确的刷牙方法。

3. 使用牙线能够有效清除邻面菌斑和嵌塞的食物碎屑，建议患者掌握正确的牙线使用方法。

4. 餐饮后漱口可以清除碎屑并有稀释食物中酸的作用，具体方法：口含 10 ml 左右的漱口液，用力鼓动颊部，30 秒后将漱口液用力吐出。

5. 建议患者定期到合格的口腔医疗机构清洁牙齿。

（二）使用氟化物

氟化物是经过科学研究和临床实践证明的、最有效的预防龋齿的制剂。其抑龋作用主要是通过局部加强牙齿结构、抑制脱矿过程和增强再矿化实现的。

1. 氟涂料　氟涂料含有较高浓度的氟化物，作为常规的龋齿预防制剂，一般每半年或1年使用一次。医院治疗时使用，适用于龋高危患者的龋病控制，也用于正畸治疗时的辅助预防，可随着治疗的频率每1~3个月使用一次。

2. 氟溶液　在口腔临床诊室常使用2%氟化钠溶液局部涂用。可常规在龋高危患者的牙面使用，每次就诊时均可使用。使用时需要隔离好唾液，避免将多余的液体咽下。

3. 氟凝胶　氟凝胶是一种方便的临床给氟方式，将氟溶液制成水性凝胶，用托盘或直接在牙面涂布。适用范围同氟溶液，每1~6个月使用一次。

（三）对含糖食品的限制

糖是菌斑代谢产酸的底物，限制糖的摄入或改变糖的摄入方式可以达到减少龋的效果。

1. 合理进食含糖食物　适当控制对糖的摄入量，强调减少进食糖的频率。强调睡前有效清洁牙齿的重要性。

2. 鼓励进食含纤维的食物　有利于清除牙面的菌斑和存留的糖，最好安排在餐饮的后期进食纤维类食品。

3. 使用糖代用品　糖的代用品指具有甜味但所产能量很低，不会被细菌利用产酸的一类物质，如木糖醇、山梨醇等。

（四）增强宿主的抗龋力

1. 发育健康的牙齿具有最强的抗龋力　牙齿发育时间的跨度很大，可以从胚胎期一直延续到青少年早期。这个时期母体和自体的全身健康状况都可能影响到牙齿的发育。牙发育期的均衡饮食和全身健康无疑是最重要的，而适量摄入氟化物也有利于牙齿发育。

2. 唾液是重要的抗龋物质　唾液对于清除和缓冲菌斑产生的酸是必不可少的。

3. 窝沟封闭 牙齿深的窝沟容易存留菌斑，且不易清洁。预防窝沟龋最直接的方法是早期使用窝沟封闭剂将窝沟与外界隔绝，使致龋过程不能在窝沟内发生。

二、龋病的非手术治疗

龋病的非手术治疗是针对牙齿未形成洞的早期龋的一种保守疗法，主要是采用化学药物疗法或再矿化疗法等来终止龋病的发展，但不能修复已有实质性缺损的龋齿，适用范围有限。

（一）化学药物疗法

药物治疗是采用化学药物治疗早期龋损，终止或消除病变。

氟化物

常用的氟化物有 75% 氟化钠甘油糊剂、0.8% 氟化亚锡溶液、单氟磷酸钠溶液、氟凝胶及氟涂料等。

【适应证】

1. 恒牙平滑面早期釉质龋。

2. 接近替换期的乳前牙邻面浅龋及乳磨牙邻面广泛性浅龋。

3. 致龋环境已经消失的釉质静止龋。

4. 恒牙釉质发育不全并发广泛性浅龋且备洞困难者。

【方法】

操作步骤如下：

1. 用橡皮杯清除牙面菌斑，隔湿，干燥患区牙面。

2. 用浸有氟化物的小棉球或者小毛刷反复涂擦患处 1~2 分钟，视患龋病情和效果可连续多次涂擦。氟涂料不必反复涂擦。

3. 专业氟化物浓度较高，不可让患者吞食。

4. 治疗后半小时避免进食和漱口。

氟化氨银

常用制剂为 38% 的氟化氨银。

【适应证】

1. 龋极度易感患者（口干综合征或严重的低幼儿童龋齿）。

2. 口腔治疗因患者行为或疾病原因受限。

3. 患者有多颗龋坏牙，不能一次处理完。

4. 难以处理的牙本质龋。

5. 得不到定期口腔护理的患者。

【禁忌证】

1. 绝对禁忌证　银过敏者。

2. 相对禁忌证　溃疡性龈炎、口腔炎患者。

3. 碘化钾饱和溶液（SSKI）禁忌证　孕妇、哺乳期妇女。

【方法】

操作步骤如下：

1. 清洁牙面，隔湿，吹干牙面。

2. 当病损靠近牙龈时，可用油膏保护牙龈。

3. 用蘸满氟化氨银的小棉棒直接浸润患区至少 1 分钟，用棉球吸走多余的药液。

4. 用另一只蘸满还原剂 SSKI 的小棉棒反复涂擦患区 1~3 分钟，直至没有更多白色碘化银沉淀生成。用棉球吸走多余的药液。

5. 用水冲洗。

（二）再矿化疗法

再矿化疗法是采用人工再矿化液使脱矿釉质或牙骨质再次矿化，恢复其硬度，终止或消除早期龋损的方法。

【适应证】

1. 恒牙平滑面早期釉质龋。

2. 龋易感者可用于预防，如佩戴固定正畸矫治器的患者、头颈部放疗的患者等。

3. 急性龋、猖獗龋充填修复治疗时的辅助治疗。

【方法】

1. 局部应用　适用于个别牙齿的再矿化。

（1）清洁牙面，隔湿，干燥牙面。

（2）将浸有再矿化液的棉球湿敷于患处，每次放置15分钟，每日 1 次。

（3）连续 15~20 次为一疗程，可连续做 2~3 个疗程，各疗程间隔 1 周。

2. 含漱　适用于全口多个牙齿再矿化的家庭治疗。

（1）正规细致刷牙后，用再矿化液含漱，每次 3 ~ 5 分钟，每日 3 次。

（2）建议在餐后进行再矿化液含漱，漱后 2 小时内不要进食。

（三）浸润治疗

浸润治疗是近年来逐渐形成和完善的用于早期龋的微侵入性治疗方法。其原理是具有低黏度、高渗透系数的树脂材料渗透到脱矿的釉质所产生的孔隙中，光固化后起到充填封闭脱矿釉质的作用，防止外界致龋因素对牙齿的进一步破坏。

【适应证】

牙齿光滑面或邻面早期龋。

【方法】

1. 清洁牙面，术区隔湿，患牙隔离。

2. 酸蚀　用专用工具在患区牙面涂布 15% 盐酸酸蚀剂，静置 2 分钟后高压水冲洗 30 秒。

3. 干燥　气枪吹干牙面，涂布干燥剂 30 秒，再用气枪吹干。

4. 涂布浸润树脂　用专用工具涂布浸润树脂，静置 3 分钟，去除表面多余材料，光固化 40 秒。再次涂布浸润树脂，静置 1 分钟，去除表面多余材料，光固化 40 秒。

5. 检查和抛光　用探针仔细检查，必要时用橡皮杯或邻面砂条进行表面抛光。

（赵晓一）

第二节　牙本质敏感症的脱敏治疗

牙本质敏感症是许多牙体硬组织疾病的共有症状，治疗前应首先确定并消除发病的危险因素。牙本质暴露是产生牙本质敏感症的基础。当患牙已经形成实质性牙体组织缺损时，应使用充填修复材料覆盖暴露的牙本质；若磨损较重且近髓，可能需要牙髓治疗；对反复脱敏无效且过敏症状严重的患牙，也可以采取有创治疗。脱敏治疗是通过药物的作用，降低局部神经敏感性和（或）形成沉淀物覆盖（阻塞）暴露的牙本质小管，隔绝刺激的传导。

【适应证】

有牙本质过敏症状，但无实质性牙体组织缺损或者无充填或修复间隙者。

【禁忌证】

1. 有实质性牙体组织缺损者。

2. 已有牙髓症状者。

3. 对脱敏剂成分过敏者。

【方法】

因牙本质敏感症的病因复杂、病情反复，尽管脱敏方法很多，但目前尚无特效的治疗方法。脱敏方法可以分为家庭疗法和诊室治疗两类。大多数脱敏剂有效成分可以同时用于家庭疗法和诊室治疗，只是使用浓度和剂型不同。家庭用脱敏剂有效成分浓度低，刺激性小，安全性高；而诊室用脱敏剂有效成分浓度高，起效迅速，但需小心使用。

家庭脱敏疗法通常将多种脱敏剂有效成分制成牙膏或漱口水，方便患者使用，但是家庭疗法起效慢，而且疗效与脱敏剂作用时间密切相关。使用脱敏牙膏时应适当延长刷牙时间，患区应反复涂擦。使用漱口液时应使药液在口内停留一定时间，或增加含漱频次。另外，还可让患者通过咀嚼茶叶、大蒜、生核桃仁等食物达到脱敏目的。

最常用的诊室脱敏方法是涂擦法，通常使用的脱敏剂型为液体、糊剂或凝胶。对牙龈有刺激性的脱敏剂仅限用于咬合面。在使用脱敏药物之前，须用橡皮杯等清除牙面的菌斑，隔湿并干燥患区牙面。蘸取药物涂擦敏感区 2～3 分钟，可反复涂擦，直至敏感消失。

【并发症及其处理要点】

脱敏治疗最常见的问题是效果不佳。可试行其他脱敏方法，或改行树脂充填。

【注意事项】

1. 75%氟化钠甘油糊剂　涂擦时，初期患牙可感酸痛，一般在涂擦过程中可逐渐减轻，如疼痛明显，可用温水洗去药物，5～10分钟后再继续操作。

2. 0.76%单氟磷酸钠凝胶（pH＝6.0）　涂布时，为保持氟的有效浓度，可配合使用托盘持续给药，增强脱敏效果。

3. 氟保护漆　将药液涂于牙面保持一定时间，使其在牙面形成一层薄膜，延长药物成分作用时间。常用的有多乐氟（Duraphat），含5%氟化钠，药液遇唾液凝固，呈淡黄色。

4. 氟化泡沫　建议低剂量多频次使用，我国常用的氟离子浓度为6000 mg/L。药剂呈泡沫状，配合托盘使用更易被牙齿吸收。应避免吞咽，误吞后可造成恶心、呕吐及氟中毒。

5. 香草酚熨热法　适用于咬合面个别敏感点的脱敏治疗。将浸透50%香草酚乙醇溶液的小棉片置于敏感区，并用烧热的充填器工作端熨烫小棉片。在熨烫香草酚小棉片时可产生烟雾，应嘱患者憋气或呼气，同时用强吸引器吸出烟雾。每个敏感点用同样的方法处理3～4次，直至敏感点对探诊不敏感为止。

6. 双组分药剂　使用时应注意药液使用顺序，并避免药液相互污染，降低有效成分。例如极固宁，1液是2种可溶性钾盐，2液含有钙盐、锶盐。先使用1液使神经纤维去极化，降低神经纤维的兴奋性，产生初期脱敏作用；再使用2液在牙本质上形成不溶性盐沉淀层，深度封闭原来呈暴露状态的牙本质小管。

7. 专用树脂类脱敏剂　有光固化和化学固化两种类型，也可使用牙本质粘接剂。使用时严格参照操作说明。

8. 激光　目前临床最常用于脱敏治疗的激光是小功率脉冲型Nd-YAG激光。激光脱敏适用于多个牙咬合面和牙颈部的点状过敏区，即刻效果较好，远期疗效报告不一。激光脱敏效果与激光器参数设置以及作用时间和使用方式密切相关。

（乔迪）

第三节　变色牙的漂白治疗

牙齿漂白技术是通过使用化学物质氧化牙齿中的有机着色物而使牙色变浅的方法。与其他改善牙齿颜色的美学技术相比，漂白治疗的优点是在治疗过程中对患牙创伤较小，甚至无创，可最大限度地保持牙齿硬组织的完整性；临床操作技术简单；治疗费用较低。缺点是治疗过程稍长，且疗效不是永久的，漂白效果不易预测，有些病例的预后可能达不到患者的期望值，治疗前应向患者说明。

一、活髓牙漂白术

【适应证】

所有牙冠完整、外源性或内源性着色的牙齿。

【禁忌证】

1. 牙本质敏感症患者。

2. 牙齿有大面积充填体。

3. 牙齿发育不全，髓腔过大或有裂纹。

4. 充填物有缺损或裂纹。

5. 牙齿局部变色，可通过充填修复手段改善者。

6. 孕妇、哺乳期妇女及对过氧化物制剂过敏者。

【方法】

1. 诊室漂白技术　诊室漂白技术常用药物为高浓度过氧化氢，每次的治疗时间为 45～60 分钟，根据患者牙齿着色原因和程度不同，一般需治疗 2～6 次，每次间隔 1～2 周。治疗前，最好拍摄 X 线根尖片，了解患牙有无隐匿性龋损及髓腔有无异常，谨慎对待非适应证患牙。治疗前可口服止痛药。治疗时最好不使用麻醉药，以使患者随时感知牙髓的敏感状况，出现牙齿过敏症状者应立即终止治疗，下次的治疗时间取决于牙齿敏感的恢复情况，无症状时再继续治疗。具体步骤如下：

（1）清洁牙面：用橡皮杯蘸适量浮石粉和水清除牙面的菌斑，去除遮挡牙面的材料（图 19-1），便于牙齿与漂白剂充分接触；避

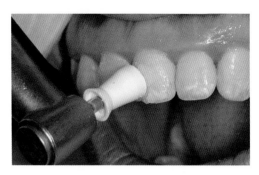

图 19-1　浮石粉清洁牙面

免使用含有甘油或氟的清洁剂；需用棉卷和拉钩保护唇舌。术前应比色。

（2）保护牙周软组织：在牙周软组织上涂布保护性软膏，使用与牙颈部贴合性很好的橡皮障或液体橡皮障（光固化树脂）隔离患牙（图 19-2）。

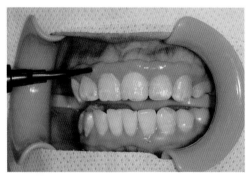

图 19-2　液体橡皮障隔离患牙

（3）漂白：将漂白剂按照要求的时间间隔涂在牙齿的唇面和邻面。可以选择专用的辅助工具以加速化学物质的反应，增加漂白效果（图 19-3）。

（4）治疗结束后冲洗及比色：用温水将牙齿表面的漂白剂冲洗干净，拆除橡皮障。勿用冷水降温，避免温差过大引起患者不适。

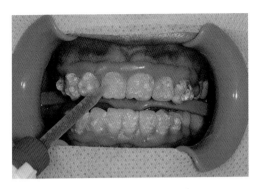

图 19-3 漂白剂涂于牙齿表面

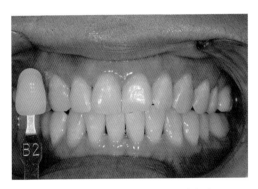

图 19-4 漂白结束后评估牙齿颜色

术后比色，评估牙齿颜色是否有所改善，询问患者有无牙齿敏感情况（图 19-4）。

（5）漂白后脱敏及再矿化：干燥牙面，用中性氟化钠糊剂涂布所有漂白过的牙面 3～5 分钟，并嘱患者在复诊间歇期使用含氟牙膏刷牙或用再矿化液含漱。

（6）漂白后注意事项：建议患者在漂白后两周内避免接触咖啡、茶、果汁等深色饮食。

2. 家庭漂白技术 家庭漂白技术常用药物为低浓度过氧化氢或高浓度过氧化脲，主要治疗步骤由患者在家进行。术前应进行充分的医患沟通，让患者了解治疗程序、方法、可能出现的问题及在出现问题后应采取的合适措施等。医生应与患者保持联系，定期复查，及时回应患者的问题，减少并发症的发生。具体步骤如下：

（1）制作个性化牙套：取印模，灌制模型，将上下颌模型修整为马鞍形，基底平坦，保留上颌或下颌的牙齿及牙周组织，不包括腭部或舌侧组织。根据需要可以在拟漂白牙的牙齿模型的唇颊侧预留空间，制作储药池，使用专用设备制作个性化牙套（图19-5）。

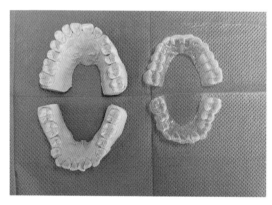

图 19-5　家庭漂白个性化牙套

（2）修整并试戴牙套：修整牙套使其边缘覆盖牙龈缘 1 mm 以上，打磨光滑，避免牙套边缘对口腔软组织造成刺激，教会患者使用方法。

（3）治疗过程中注意事项：①漂白剂用量适当，勿溢出牙齿范围，如有溢出应及时去除，以防吞咽；②每次的戴用时间和每天戴用的次数因产品不同会略有差异；③每次漂白完成后牙套及时冲洗、干燥，存放在阴凉处；④出现牙齿过敏、牙龈炎症时，停戴 1～2 天，并与医生联系；⑤漂白期间建议使用含氟牙膏刷牙。

（4）疗程：总的疗程难以确定，一般需 1～6 个月。每 2 周复诊一次，了解患者的操作是否正确，检查牙色改变状况、牙龈有无炎症、牙套有无缺陷等，发现问题及时解决。

【并发症及处理】

1.　牙齿敏感　此为活髓牙漂白术的主要并发症，约 2/3 的患者会出现轻微而短暂的牙齿敏感症状，但一般不会对牙髓造成实质性损伤，终止治疗后基本可恢复。为减少牙齿敏感症状的发生，可于漂白的术前、术后使用氟化物。

2.　软组织损伤　诊室内使用的高浓度过氧化氢容易造成软组织烧伤，烧伤通常较浅，大量水冲洗后在创面上涂布防腐抗炎类药物，一般会很快恢复，不会遗留后遗症。家庭漂白时出现的软组织损伤多为不合适的牙套所致，正常剂量的漂白剂不会造成明显的软组织损伤。

二、无髓牙漂白术

【适应证】

外伤或牙髓治疗后引起的牙齿变色。

【方法】

1.　冠内漂白法　使用的脱色剂浓度较高，治疗须在诊室内由口腔医生操作完成。操作步骤如下：

（1）完善根管治疗：漂白治疗前，确认患牙根管已做过完善的根管治疗。

（2）安装橡皮障：保护牙龈不被强氧化剂烧伤。

（3）髓腔清理：使用慢速球钻清除髓腔内容物，揭净髓室顶，确保髓角及其他可能隐藏牙髓组织的区域充分暴露，切勿残留树脂材料，保证脱色剂能与牙本质紧密接触并有效渗透。

（4）垫底：去除部分根充物，用玻璃离子水门汀或流动树脂等材料垫底，阻止脱色剂向根方渗透。垫底材料的厚度至少 2 mm，冠方高度与牙龈的附着上皮一致，以使脱色剂能渗入牙颈部 S 形的牙本质小管，脱去牙冠颈部的颜色。

（5）置入漂白剂：将 30% 过氧化氢溶液与过硼酸钠粉末调和成稠糊剂直接放入髓腔。为安全起见，也可将过硼酸钠与水或生理盐水调和成的糊剂或 10% 过氧化脲放入髓腔。

（6）髓腔封闭：用黏性较强的封闭剂封堵漂白剂，避免漂白剂泄漏（图 19-6）。

（7）复诊：根据所用漂白剂，确定复诊的间隔时间。每次复诊时均应记录牙齿颜色，复诊次数依颜色的变化而定，一般需 3～6 次。漂白完成时的牙色应略白于同名牙，给牙色回退留以空间；若牙色经多次复诊后仍未达到预定目标，且颜色已无明显变化，应征求患者意见，终止漂白治疗，根据需要做贴面或全冠修复。

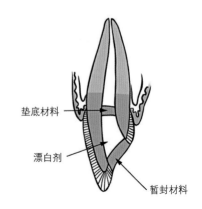

图 19-6　冠内漂白示意图

（8）完成：漂白治疗终止后 2 周，用适合牙色的复合树脂充填髓腔。

2. 冠外漂白法　当无髓变色牙因创伤造成根管钙化，不能采用冠内漂白法时，可以采用冠外漂白的方法。在具体操作中不需要去除现存的修复体，直接将漂白剂涂在专用的漂白牙套上。

【并发症及处理】

牙根外吸收是无髓牙冠内漂白法的主要并发症，发生率为 7%，原因不完全清楚。使用封闭性强的材料垫底、保证垫底物位置平齐牙龈或位于牙龈冠方、用过硼酸钠等弱氧化剂代替 30% 过氧化氢溶液等强氧化剂，也许会减少此类并发症的发生。

（潘洁）

第四节　银汞合金充填术

银汞合金作为传统充填材料，具有良好的抗压强度、硬度和耐磨性，性能稳定，且操作方便、价格低廉。银汞合金的缺点是颜色与牙齿不匹配，与牙齿无粘接性，须牺牲部分健康牙体组织来获取机械固位。此外，汞的生产和使用环节可对环境造成污染。以上缺点限制了银汞合金的使用，其在前牙及大部分后牙充填治疗中的应将已被牙色材料所取代。

【原理】

银汞合金充填术是采用牙体切割技术，去净龋坏组织，按窝洞的设计及制备原则将牙体缺损部分制备成可机械固位的规定形状，将新调制的银汞合金充填到窝洞中，以恢复牙体的形态和功能。

【适应证】

1. 后牙因龋或非龋性牙体疾病所致的牙体组织缺损，按备洞原则可制成规定形状者。

2. 后牙牙髓病、根尖周病经完善牙髓治疗后的牙体组织缺损（隐裂所致者除外）。

3. 其他非美学区域的牙体组织缺损。

4. 制作桩核冠的桩核（银汞核）。

【禁忌证】

1. 后牙牙尖缺失，边缘缺损范围过大且殆力过大者。

2. 牙冠有劈裂可能的牙体组织缺损（如隐裂牙）。

3. 汞过敏的患者。

【方法】

1. 窝洞的设计及制备原则

（1）生物学原则

1）彻底清创：去净病变组织，以颜色、硬度为标准，必要时配合龋蚀检知液染色观察。年轻恒牙近髓深龋洞去腐时，如预计可能露髓，则采取两次去腐法。

2）保护牙髓：熟练掌握牙髓腔解剖形态及其增龄性变化，备洞时注意避让髓角；保持切割器械锋利，高速涡轮和低速机头均应有喷水冷却装置，切割牙齿时应采用间断磨除法；中深度窝洞应注意垫底。

3）尽量保存健康牙体组织。

4）活髓牙治疗在局部麻醉下进行；对年老体弱者应注意全身变化，预防血压升高和心脏病发作。

（2）力学原则

1）抗力形：抗力形是使充填体和余留牙体组织能够承受咬合力而不会破裂的特定形状。抗力形的设计应使应力均匀地分布于充填体和余留牙体组织，尽量减少应力的集中。设计原则如下：

A. 洞缘线应避开咬合接触区，尽量保留尖、嵴等抗力强大的部位，洞缘外形线圆缓，转折处勿形成锐角。

B. 窝洞的深度应达到釉牙本质界下 0.2 ~ 0.5 mm，以使充填体获得足够的厚度（≥ 1.5 mm）。

C. 窝洞洞形应底平、壁直、点线角清晰而圆钝，以使内应力均匀分布，避免洞底及点线角处应力集中，致牙体折裂。

D. 鸠尾洞形的峡部不宜过窄，且不能使峡部与轴线角处于垂直连线上，以免造成充填体自峡部折断。

E. 备洞时应去除无基釉质，并避免在制洞过程中产生新的无基釉质；适当降低脆弱的牙尖。

2）固位形：固位形是使充填体能保留于洞内，承受咬合力后不移位、不脱落的特定形状。常用固位形式主要有以下几种：

A. 侧壁固位：盒状洞形的侧壁应相互平行并具有一定深度，使洞壁和充填体之间产生摩擦固位力。

B. 倒凹固位：是在侧壁髓线角区平洞底向侧壁作出的凹入固位形，一般应位于厚实坚固的牙尖下方，制作时注意避让髓角。

C. 梯形固位：是复面洞的邻面部分所采用的固位形，龈侧大于𬌗侧。

D. 鸠尾固位：是复面洞的一种固位形。鸠尾峡部宽度应与尾部比例协调，为尾部宽度的 1/2 ~ 2/3。峡部的位置应在牙尖之间，轴髓线角的靠中线侧；鸠尾头部在窝沟处扩展，仅略大于峡部，起到扣锁的固位作用即可。

E. 辅助固位：固位沟和固位槽。

2. 各类窝洞的制备方法

（1）Ⅰ类洞：多为单面洞，以磨牙𬌗面洞为例。

1）扩大洞口：用涡轮裂钻自龋损部位钻入洞内，然后向侧方去除无基釉质将洞口扩大。

2）去净腐质：用适当大小的球钻小心除净腐质，先去除外周腐质，再去除靠近髓腔的腐质。

3）制备洞形：根据龋损范围用涡轮裂钻制备成底平壁直的盒状洞形。窝洞范围应包括与龋损相邻的深窝沟，窝洞深度达到釉牙本质界下 0.2 ~ 0.5 mm，洞深超过此限之处，用垫底方法将洞底做平，保护牙髓。

4）修整洞形：用慢速手机裂钻对窝洞进行修整，使窝洞外形线圆缓流畅；牙尖部位的侧壁略内倾，窝沟部位的侧壁略外敞，与釉柱方向保持一致；洞缘角呈直角，切勿形成小斜面；点线角用慢速小球钻修成钝角；大而浅的窝洞在牙尖的下方用慢速倒锥钻制备倒凹固位形。

5）其他Ⅰ类洞制备要点

A. 𬌗面窝沟发生 2 个以上龋损时，在去净腐质后，若龋损之间距离≥1 mm，则分别制洞，以最大限度地保存牙体组织，否则将龋损合并成一个窝洞。

B. 上磨牙腭沟或下磨牙颊沟的龋损，如未累及𬌗面，则按单面洞制备。此部位承受咀嚼压力较小，制洞时主要考虑固位形，制备成盒状洞形，如制作倒凹固位形，则倒凹做在𬌗壁或龈壁上。

C. 舌面龋损累及𬌗面或𬌗面龋损在去净腐质后距边缘不足 1 mm 时，则须制成复面洞，制洞方法与Ⅱ类复面洞类似。

（2）Ⅱ类洞：大多须制备成复面洞，以邻𬌗复面洞为例。

1）寻找开口，扩大洞口：用涡轮裂钻从𬌗面边缘嵴处钻入邻面，然后向颊舌方向扩展，去除无基釉质，同时将洞口扩大。

2）去净腐质：用适当大小的球钻小心除净腐质，先去除外周腐质，再去除靠近髓腔的腐质。

3）制备洞形

A. 邻面洞制备：用涡轮裂钻向颊舌方向扩展洞形，邻面窝洞应包括所有龋损并将颊舌壁扩展至外展隙（自洁区）。颊舌壁略外敞，外形呈向𬌗面略聚拢的梯形；龈壁位置视龋损深度而定，首选龈上，其次齐龈，不得已时放在龈下，龈壁平直，宽度为 1～1.5 mm。

B. 𬌗面洞制备：用涡轮裂钻自邻面在釉牙本质界下 0.5 mm 处向𬌗面扩展，制备鸠尾固位形。𬌗面鸠尾榫做在窝沟处，鸠尾峡位于颊舌牙尖之间，在轴髓线角的靠中线侧。鸠尾峡部宽度一般为颊舌牙尖间距的 1/4～1/3，与鸠尾形最宽部的比例为 1∶2 或 2∶3。

C. 修整洞形：用慢速手机裂钻修整轴壁，使其与牙邻面弧度一致；用边缘修整器或倒锥钻去除龈壁无基釉质，使洞缘的釉质壁向颈部倾斜，以与釉柱保持一致。用边缘修整器或者倒锥钻或裂钻修整轴髓线角，使其圆钝。其他部位的修整同Ⅰ类洞（图 19-7）。

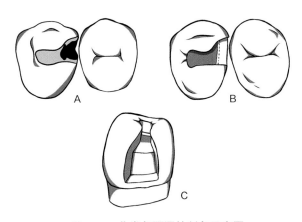

图 19-7　Ⅱ类复面洞的制备示意图

A. 根据龋坏范围设计邻𬌗面洞形；B. Ⅱ类复面洞完成后𬌗面观；C. Ⅱ类复面洞完成后邻面观。

D. Ⅱ类单面洞形制备要点：接触点已破坏的邻面龋损必须制备成复面洞，只有在下列情况下才制备单面洞。①与患牙龋坏部位相邻的牙齿缺失，且腐质去净后距𬌗面边缘嵴＞1 mm，有足够的操作空间制备单面洞。窝洞的颊舌壁略外敞，𬌗壁和龈壁制作倒凹固位形。②患牙与相邻的牙齿有接触，邻面接触点尚未被破坏。根据龋坏部位选择入口，如龋洞偏颊侧，则用裂钻从颊侧邻面磨一水平方向的沟通向龋洞，使其敞开，球钻去净腐质后用慢速手机裂钻制备舌、𬌗、龈壁，用慢速倒锥钻在𬌗、龈壁上制作倒凹固位形。

（3）Ⅲ类洞、Ⅳ类洞和Ⅴ类洞：由于涉及美观问题，现基本不采用银汞合金充填，多用牙色修复材料代替，此处不再介绍具体备洞方法。

3. 常用垫底材料的垫底方法

（1）目的：将绝缘且对牙髓无刺激性的材料垫于洞底，隔绝银汞充填材料的理化刺激，保护牙髓，修平洞底使窝洞符合生物学和力学原则。

（2）适应证

1）洞深超过标准窝洞深度和洞底不平整的活髓牙。

2）经过完善牙髓治疗后的无髓牙，在永久性修复材料充填前，通过垫底使窝洞满足标准要求。

3）单层垫底：洞深超过窝洞标准深度但未近髓时采用。聚羧酸盐粘固剂因刺激性小，为首选单层垫底材料。磷酸锌粘固剂因刺激性较大，一般用于无髓牙的垫底。

4）双层垫底：活髓牙近髓深洞，先用氢氧化钙间接盖髓，或用氧化锌丁香油酚粘固剂覆盖近髓洞底，再用聚羧酸盐粘固剂或磷酸锌粘固剂垫至标准深度。

（3）注意事项

1）垫底部位为𬌗面洞的髓壁和邻面洞的轴壁，与银汞合金充填体直接接触的周围各壁（侧壁和龈壁）切勿覆盖垫底材料，以防止继发龋的发生。

2）双层垫底的内层材料抗压强度低，尽可能薄；外层材料稠度要适当，以免影响强度。

3）垫底时窝洞保持干燥，垫底材料硬固后方可进行银汞充填。

4）垫底完成后检查窝洞是否符合抗力及固位要求。

（4）银汞合金充填及外形雕刻

1）检查、清洗窝洞，调磨对𬌗牙或邻牙高陡的牙尖斜面嵴或边缘嵴。

2）棉卷或橡皮障隔湿，干燥窝洞。

3）复面洞放置成型片和楔子。选择合适的成型片，固定后使龈壁位于成型片之内，并与邻牙相接触。选择适宜的楔子，既能压紧成型片，又不至于改变牙齿邻面的固有形态。

4）充填：银汞合金调制完成后，挤出余汞，使之表面光亮，有握雪感后即可充填。用银汞合金输送器将银汞合金少量、多次地送入窝洞内，先用小头充填器，后用大头充填器，逐层填压，将银汞合金填入倒凹并在点线角处压紧。复面洞先充填邻面，再充填𬌗面。

5）压光：用磨光器自中央窝部开始向侧方挤压，将超填的银汞合金进一步压实。

6）雕刻外形：用雕刻器去除洞缘外和洞表面多余的银汞合金，初步成形；放置成型片的邻𬌗面洞先用探针沿成型片将银汞合金按邻牙边缘嵴高度刮除，然后取出楔子，将成型片颊舌向拉松后沿邻面弧度紧贴邻牙𬌗向拉出。

A. 𬌗面刻形：初步刻形后，让患者轻轻咬合，根据印迹雕刻𬌗面外形。将雕刻器刃部以与洞缘垂直相交的方式置于充填体和牙齿交界处，依患牙的解剖形态进行雕刻，恢复𬌗面的窝沟和尖峰。

B. 邻面刻形：用探针检查修整邻面，发现悬突及时去除并恢复邻面的正常凸度。

7）磨光：充填24小时后，选用形态合适的磨光钻对充填体各部进行磨光。最后用磨光橡皮杯蘸浮石粉磨光表面。

【汞污染的预防】

调制、充填及对废弃银汞的处理等环节可能造成汞污染，应严加防护。

1. 环境设施和诊疗室通风良好，地面、墙壁应光滑平整。银汞调制最好在单独房间内进行，汞房环境整洁，勿堆放杂物，调制时应在有通风设备的密闭箱中进行。

2. 操作工作人员应戴帽子、口罩和手套，禁止用手直接触摸、揉搓银汞合金。挤出的余汞和废弃的合金残渣要丢到指定地点。

3. 定期检测工作环境空气中的汞含量，定期对工作人员进行体检。

【并发症及处理】

1. 咬合痛

（1）充填体高点：𬌗面充填体上有小光亮面，若与其接触的对𬌗牙有过锐的尖嵴，应予磨除，否则应调磨充填体的小光亮面。

（2）流电作用：对𬌗牙为异种金属修复体，咬合接触时出现电击样刺痛。应去除银汞合金充填体，更换为非金属材料充填。如对𬌗牙修复体不良，则更换对𬌗牙修复体。

2. 冷热刺激痛

（1）冷热刺激痛为一过性：可能为操作刺激所致的短暂牙髓充血反应。观察 1~2 周，若仍不好转，应除去充填体，进行安抚治疗；若疑有垫底不完善，应除去充填体，进行安抚治疗，待症状消失后再行充填。检查时应同时注意该牙是否遗漏龋洞，邻牙有无龋坏，有则予以充填。

（2）冷热刺激痛为迁延性：即去除刺激后，疼痛仍持续一段时间，或伴有自发痛，则可能为操作刺激过重，造成不可逆的牙髓炎症，也可能是将慢性牙髓炎误诊为深龋，此种情况应进行牙髓治疗。

3. 自发痛

（1）近期自发痛：可能是深龋有穿髓点而未发现，也可能是慢性牙髓炎或牙髓坏死误诊为深龋。应进行牙髓治疗，并注意同侧有无其他牙髓炎患牙。

（2）远期自发痛：可能为活髓牙洞深且未垫底，长期温度刺激发展为牙髓炎；也可能为腐质未去净，龋坏发展致牙髓炎症。应进行牙髓治疗。

4. 牙龈炎 充填后出现食物嵌塞、胀痛、牙龈出血和萎缩。可能病因如下：

（1）充填体悬突刺激牙龈。

（2）充填体与邻牙的邻接区在形状、位置、大小和牙间楔状间隙形态上存在异常。例如无接触，接触点面积过大或过小，充填体边缘嵴与邻牙边缘嵴高度不一致，邻牙边缘嵴缺损等。

（3）对𬌗尖或嵴过锐且正对患牙牙间隙。

针对以上原因对症处理，消除悬突，磨改邻面充填体形态，调整邻牙或对殆牙。若磨改后仍不理想，应行重新充填，间隙过大者可行全冠修复。

5. 充填体折断或脱落

（1）窝洞制备缺陷，抗力形和（或）固位形不佳，如窝洞过浅致充填体太薄，鸠尾峡部过窄或过宽，轴髓线角过锐、与鸠尾峡部同处一垂直平面等。对症重新制备窝洞。

（2）充填材料调制或充填不当，致使充填体结构疏松。需拆除旧充填体重新充填。

（3）患牙在 24 小时之内咀嚼食物使充填体折断，因此应做好术后医嘱。

6. 牙齿折裂

（1）窝洞制备缺陷，留有无基釉质或薄壁弱尖。

（2）患牙存在隐裂未发现。

（3）充填面积较大的无髓牙需做冠而未做。

（4）对殆牙殆力过大。

牙齿折裂后，如冠折片小，可重新获得良好固位形，则去除旧充填体后重新充填；若折裂片虽大，但在龈下不深，则重新充填后行全冠修复，或行嵌体修复，或根管治疗后行桩核冠修复；如在龈下过深（＞4 mm），考虑拔除。

（潘洁）

第五节　直接粘接修复术

复合树脂直接粘接修复术是借助牙体表面处理技术和粘接技术，使复合树脂与牙体硬组织牢固结合，修复牙体缺损或缺陷。因无须制备机械固位形，所以最大限度地保护了健康牙体组织。商品化的复合树脂种类很多，使用方法大同小异。牙本质粘接系统的发展更是日新月异，使用步骤应严格遵循厂家说明。现以最常用的第五代粘接系统（两步法全酸蚀湿粘接）和第六代粘接系统（两步法自酸蚀）以及光固化复合树脂为例介绍。

【适应证】

1. 前牙因龋或非龋性牙体疾病所致的牙体组织缺损以及经完善牙髓治疗后的牙体组织缺损，缺损面积小于临床冠 1/2 者。

2. 前牙色泽异常（四环素牙、氟牙症、无髓变色牙等）的直接贴面修复。

3. 前牙形态异常（畸形牙、扭转牙等）的改形修复。

4. 前牙小间隙关闭。

5. 后牙牙体组织缺损。

6. 制作桩核（树脂核）。

【方法】

1. 术前准备

（1）切割及修整磨光器械

1）涡轮车针：裂钻、金刚砂球钻、系列修形磨光金刚砂钻。

2）弯机车针：系列磨光砂片、系列抛光石、矽粒子、橡皮杯、抛光轮。

3）手用器械：邻面抛光砂条。

（2）粘接及充填材料

1）牙本质粘接系统：37% 磷酸凝胶、粘接系统、粘接系统配套小毛刷。

2）光固化复合树脂、比色板、可见光固化灯。

（3）充填及成型器械

1）前牙：赛璐珞条、生胶带、楔子、充填器。

2）后牙：分段成型系统、传统成型系统、楔子、充填器。

（4）调磨及隔离系统：咬合纸、橡皮障、排龈线。

2. 树脂充填

（1）选牙色

1）在自然光线下，用厂商提供的比色板或同种材料自制的比色板进行比色，选择相应型号树脂备用。

2）参照物为患牙完整部位或邻牙，比色时牙面保持湿润。

（2）开阔洞口，去净腐质：涡轮裂钻开阔洞口，慢速球钻去净腐质，洞缘色素、软垢及着色牙本质应一并去除，操作中要注意保护邻牙。

（3）制备洞缘斜面

1）非咬合面可用金刚砂钻将釉质边缘制备成传统斜面或凹形斜面，斜面宽度视缺损大小而定，原则上缺损面积应与制备的釉质面积相等。

2）咬合面不要做洞缘斜面，且洞缘外形线应避开咬合接触点。

（4）前牙直接贴面修复的牙体预备

1）牙体预备的方法是将唇面釉质平均磨除 0.2~0.5 mm，切缘及近远中边缘宜磨除略深，但不能破坏邻面接触点。

2）龈缘在不影响美观的前提下最好放在龈上，其次为齐龈，再次为龈下 0.5 mm 处。龈缘预备应清晰，以免使材料超填形成悬突。

（5）隔湿

1）尽量采用橡皮障隔湿技术。

2）对于楔状缺损的患牙，可用排龈线控制龈沟液的渗出。

3）有些龈下窝洞需用电刀切龈或在冠延长术后才能完成树脂充填。

（6）垫底

1）一般的深龋无须垫底，极近髓的窝洞可用氢氧化钙间接盖髓，光固化玻璃离子粘固剂垫底（面积越小越好）。

2）牙髓治疗后的患牙亦无须垫底，除非是需要择期行桩核冠修复的患牙，可选择玻璃离子水门汀或磷酸锌水门汀垫底，以方便桩核冠修复治疗时寻找根管口。

（7）邻面成形

1）后牙邻𬌗面洞多采用分段成型系统及楔子，以形成良好的龈阶封闭和邻面外形。

2）没有邻牙的孤立牙面采用传统成型系统。

3）前牙多采用赛璐珞条或生胶带隔离邻牙，前者有一定成形作用。

（8）牙面处理及粘接（分别以第五代和第六代粘接系统为例加以说明）

1）第五代粘接系统（两步法全酸蚀湿粘接）

A. 在制备的洞缘斜面或预备过的唇面釉质及牙本质洞壁上均匀涂布酸蚀剂（可先涂釉质，后涂牙本质），酸蚀剂留滞 15 秒，用高压水流冲洗 15 秒，洁净空气吹干 1～2 秒。

B. 注意保持牙本质湿润，也可在窝洞内放置湿润的小棉球以使牙本质保持一定的湿润度，而釉质面应尽可能干燥呈白垩色。

C. 用小毛刷蘸取牙本质处理剂（处理剂与粘接剂二合一）均匀涂布于酸蚀过的牙面及整个洞壁，需涂布 2 遍（或保证足够的涂布时间如 20 秒），用洁净柔风吹匀，按照产品说明书时间要求完成光照。

2）第六代粘接系统（两步法自酸蚀）

A. 在制备的洞缘斜面或预备过的唇面釉质上均匀涂布酸蚀剂，酸蚀剂留滞 15 秒（氟牙症酸蚀 1～2 分钟）后，用高压水流冲洗 15 秒，洁净空气吹干 1～2 秒。

B. 酸蚀过的牙面应呈白垩色，否则须重新酸蚀。

C. 用小毛刷蘸取牙本质处理剂，均匀涂布于牙本质面（无须涂布至牙釉质），静置 20 秒，洁净空气吹干。

D. 再用小毛刷蘸取粘接剂，均匀涂布于酸蚀过的釉质面及整个牙本质洞壁，用洁净柔风吹匀，按照产品说明书时间要求完成光照。

（9）充填

1）原则上通用型树脂可以用于前后牙各个牙面的树脂充填。

2）特殊选择：后牙𬌗面洞可选择更耐磨的可压树脂充填。范围较小的 V 类洞可选择硬度较小、弹性更好的高填料流动树脂充填。后牙根管治疗后的大面积缺损可选择超声波树脂充填，靠近髓腔者选择流动性好的大块树脂垫底（如 SDR 树脂），上方再使用可压树脂充填。前牙可选择抛光性能更好的纳米树脂及色彩更丰富的含牙本质及牙釉质双色系的美学树脂充填。

3）洞深超过 2 mm 时，应行分层充填，每层材料厚度不超过 2 mm，每层固化 20 ~ 40 秒。

4）面积大的贴面修复应分区固化。邻面用赛璐珞条成形，牙颈部可用薄不锈钢片成形。

5）充填后材料应略高于牙面。

6）前牙切端缺损超过 1/3 时，可取印模，制取石膏模型，在模型上恢复患牙牙齿形态，翻制硅橡胶背板。在临床上利用硅橡胶背板，用薄层流动树脂形成舌侧壁，再用牙本质、牙釉质树脂分层堆塑，完成良好的前牙树脂美学修复。

（10）修整和磨光

1）调𬌗及初步修整成形：用红标金刚砂钻针从修复体向牙面进行修整，调磨咬合高点，使修复体大致成形。

2）精修：用黄标金刚砂钻针从修复体向牙面进行修整，去除修复体飞边，雕刻牙体形态，精修后的修复体与牙面平滑衔接。

3）磨光：用系列磨光砂片由粗到细顺序磨光，或用白陶石 + 矽粒子磨光，邻面用磨光砂条磨光。最后可用抛光轮蘸系列抛光膏进一步抛光，获得光亮的树脂表面。

Ⅱ类洞树脂充填操作见视频 19-1。

视频 19-1　后牙Ⅱ类洞树脂充填操作

【注意事项】

1. 术前 1 周完成牙周基础治疗，消除牙龈炎症。

2. 比色板应避光保存，未固化树脂不能用于比色；比色时应采用瞬间（小于 5 秒）比色；比色时应去除周围色干扰（如擦掉口红等）。贴面修复时，选牙色应照顾患者肤色。

3. 去腐时应将洞缘色素、软垢及着色牙本质一并除尽。

4. 不宜用氧化锌丁香油酚粘固剂及含有乙醇、氯仿、乙醚类等阻聚成分的材料垫底，无粘接性的垫底材料不应过多地覆盖牙本质，更不得覆盖牙釉质。

5. 酸蚀过的牙面应呈白垩色，否则需重新酸蚀；酸蚀后的牙面严禁唾液、血液等污染。

6. 充填树脂时应遮挡强光，每层均应压实；充填器械保持干净，最好用非金属器械。

7. 重度着色牙树脂修复时，应正确选择使用遮色剂；修复体与牙体组织移行处的边缘牙体预备应足够，以免使修复体过薄透出底色。必要时先行漂白脱色治疗（牙齿漂白结束后 2 周开始后续树脂修复）。

8. 定期检测可见光固化灯，保证表面无污染物，且光强稳定。固化灯工作端与修复体表面距离初为 2～3 mm，切勿触及未固化的树脂表面；待光照超过 5 秒后，可贴于硬固的材料表面继续照射。按照产品说明书时间要求完成光照，注意保护眼睛。

【并发症处理】

1. 冷热刺激痛、自发痛

（1）排查邻牙的问题。

（2）判断患牙的牙髓状态

1）牙髓炎或牙髓坏死：表现为冷测疼痛持续或牙髓活力测试无反应，需进行根管治疗。分析原因可能为治疗过程中理化刺激过重，造成不可逆的牙髓炎症；或将慢性牙髓炎误诊为了深龋。

2）牙髓充血：表现为冷测一过性敏感。如有充填体咬合高点，则调𬌗并观察 1～2 周。若仍不好转，应除去充填体，进行安抚治疗，待症状消失后再行充填。分析原因可能是备洞、酸蚀等机械化学刺激所致。

3）牙髓状态正常：表现为冷测同对照牙，但存在以下情况。

A. 充填体粘接不良，有微动度，表现为充填体边缘冷测敏感，按压充填体部位有酸痛感，需重新充填。分析原因可能与隔湿不良、粘接剂涂布不充分、光固化不充分等有关。

B. 充填体完好，患牙其他部位有牙本质暴露，该位置探诊及遇冷热刺激敏感。需脱敏治疗，无须重新充填。

2. 牙龈炎　与牙龈接触的充填体边缘不光滑或存在悬突，应磨改充填体，消除悬突并抛光。

3. 充填体脱落

（1）粘接面积不够：增加机械固位洞形或釉质粘接面积；缺损超过冠 1/2 者，考虑冠修复。

（2）操作不规范：如酸蚀未达到要求，酸蚀后的牙面被污染，粘接剂涂布过厚等。

（3）充填体存在高点：咀嚼硬物后导致充填体脱落。

（4）𬌗关系异常：术前注意检查，对刃𬌗或咬合关系过紧的切端缺损，通过调𬌗不能解除异常𬌗关系者不宜选择本方法。

4. 边缘着色　原因可能有使用自酸蚀粘接系统，但没有选择性酸蚀釉质边缘，或材料超填形成飞边使色素滞留，或充填时边缘不密合。需要重新修整抛光充填体，如边缘裂隙较大，则须重新充填。

5. 充填体表面着色　充填体表面粗糙或患者的饮食习惯所致。需要重新抛光修复体，做好口腔卫生指导。

6. 继发龋　需对患牙重新充填修复。操作时应注意将腐质彻底去除干净，边缘充填密合，洞缘线在自洁区，同时做好口腔卫生指导，以免再发生继发龋坏。

（雍飚）

第二十章
牙髓及根尖周病治疗技术

第一节 活髓保存治疗

活髓保存治疗是在牙髓损伤局限或可逆时，选择以保存牙髓、牙本质器官功能和活性为目的的治疗方法。活髓保存治疗的特点是应用保护性的药物，防止牙髓继续遭受损伤并促进牙髓组织愈合和修复。治疗原则是去除病因、隔绝刺激和保护牙髓。活髓保存治疗包括间接盖髓术、直接盖髓术和牙髓切断术。

一、间接盖髓术

间接盖髓术是指将盖髓剂覆盖在接近牙髓的牙本质表面，以保存牙髓活力的方法。主要用于治疗深龋或深龋所致的可复性牙髓炎。

【原理】

氢氧化钙等盖髓剂有利于成牙本质细胞的分化，形成修复性牙本质。硬化层的保留和修复性牙本质的形成避免了牙髓的暴露，保留了生活的牙髓。间接盖髓术是保存活髓的有效治疗方法。

【适应证】

1. 深龋、外伤等造成近髓病损的患牙。

2. 深龋引起的可复性牙髓炎，X线片显示根尖周组织正常的恒牙。

3. 无自发痛，去除腐质未见穿髓，但龋损极近髓，难以排除慢性牙髓炎时，可以采用间接盖髓术作为诊断性治疗。

【方法】

1. 用橡皮障隔离牙齿或用纱卷隔离唾液。

2. 去腐　局部麻醉下尽可能去除所有龋坏组织，先用涡轮金刚砂球钻去除釉牙本质界周围大部分腐质，再以慢速球钻去除近髓处的软龋。对于年轻恒牙的急性龋，为避免牙髓暴露，可保留少量近髓处的软化牙本质。应注意避免意外穿髓。

3. 深龋可盖髓后直接充填　用棉球擦干窝洞，放置氢氧化钙盖髓剂于近髓处，用光固化玻璃离子水门汀覆盖盖髓剂并光固化 20 秒，复合树脂充填。

4. 可复性牙髓炎可盖髓安抚后择期充填　用棉球擦干窝洞，放置氢氧化钙盖髓剂于近髓处，用玻璃离子水门汀类暂封材料暂封。观察 1～2 周后，如果无任何症状且牙髓活力正常，可保留部分暂封剂垫底，再进行永久充填。

【预后】

成功：牙髓恢复正常，牙髓温度测试同对照牙，可正常行使咀嚼功能。

失败：牙髓充血症状未能消除，发展为牙髓炎。

二、直接盖髓术

使用药物覆盖牙髓暴露处，使牙髓组织免于新的损伤刺激，促进牙髓愈合修复，以保存牙髓活力的方法。可用于外伤性露髓、龋源性露髓、机械性露髓的治疗，但龋源性露髓患牙经盖髓治疗后，牙髓常呈慢性炎症状态，所以直接盖髓术多用于外伤性露髓和机械性露髓的治疗。

【原理】

在严格消毒无菌条件下，用具有保护和治疗作用的药物或材料（盖髓剂）覆盖露髓处，牙髓在受到刺激后分化出牙本质细胞样细胞，形成修复性牙本质，封闭露髓孔，保存牙髓活力。对于龋源性露髓且牙根未发育完成的年轻恒牙，可以进行直接盖髓术，然后根据牙体缺损大小及修复需求，待根尖孔发育完成后，可选择性地进行根管治疗。

【适应证】

1. 根尖孔尚未发育完全，因机械、外伤或龋源性因素点状露髓的年轻恒牙。

2. 根尖已发育完全的恒牙意外穿髓或外伤性露髓，穿髓孔直径不超过 0.5 mm。

【方法】

1. 无痛操作　根据患牙部位及患者全身情况选择局部麻醉、神经传导阻滞麻醉或 STA 麻醉。

2. 严格无菌操作　用橡皮障隔离术野，消毒橡皮障和患牙。术中应使用无菌、锐利的器械以减少牙髓再感染和受到刺激的机会。

3. 制备洞形，清除龋坏组织

（1）外伤性露髓的患牙：避开穿髓孔，并及时清除洞内牙体组织碎屑，以防止牙髓再感染。

（2）深龋近髓患牙：先去除洞壁腐质，后去除洞底腐质，近髓处的软化牙本质应最后清除，可以利用放大设备（如口腔科显微镜等带有照明的放大设备）和龋蚀检知液。一旦牙髓暴露，应立即用生理盐水冲洗窝洞，尽量减少细菌污染牙髓的机会。

4. 放置盖髓剂和暂封剂　用生理盐水缓慢冲洗窝洞，用消毒棉球蘸干窝洞，勿用气枪吹干。选用 MTA、iRoot BP 或者氢氧化钙等直接盖髓剂覆盖于暴露牙髓及周围 1～2 mm 的牙本质上，用玻璃离子粘固剂暂封窝洞，注意勿施压。

5. 永久充填　观察 1～2 周后，若患牙无任何症状且牙活力正常，可除去大部分暂封剂，保留厚约 1 mm 的玻璃离子粘固剂，如有必要再进行第二层垫底，最后行复合树脂充填。若患牙经过直接盖髓治疗 1～2 周后，对温度刺激仍敏感但无自发痛，可再观察数周，症状完全消失后再行永久充填。患牙盖髓和充填治疗后出现自发痛、夜间痛等症状，表明病情已向不可复性牙髓炎发展，不必完全去除充填物，改行根管治疗即可。

【注意事项】

1. 严格无菌操作。

2. 控制牙髓出血　如果出血多，不易控制，提示髓腔内压高，牙髓有炎症，建议选择其他牙髓治疗方法。控制牙髓出血可以采用生理盐水或 2.5%～5.25% 次氯酸钠棉球置于露髓孔处，不建议使用其他止血剂。

3. 直接盖髓术后应定期复查，每半年复查一次，直到 2 年，根据临床表现、牙髓活力测试及 X 线检查等判断疗效，如有异常应立即行根管治疗术。

【预后】

直接盖髓术能否成功与适应证的选择、操作时对牙髓的损伤及污染程度密切相关。选择适应证时，必须根据病变的程度、患者年龄以及全身健康情况等做出正确的判断。

成功：无临床症状，牙髓活力正常，X 线片无根内和根外吸收表现，根尖区无骨质破坏，直接盖髓处可有牙本质桥形成。

失败：出现牙髓炎、牙髓坏死、根内吸收等表现时，提示盖髓治疗失败。

三、牙髓切断术

牙髓切断术是指切除炎症牙髓组织，以盖髓剂覆盖于牙髓断面，保留正常牙髓组织的治疗方法。

【原理】

在判断牙髓炎症范围的基础上，通过临床体征确定切除组织的深度，彻底切除髓室内有炎症反应的牙髓，将盖髓剂覆盖于健康的牙髓组织断面，维持牙髓正常的状态和功能。

【适应证】

1. 根尖发育未完成的恒牙，若发生龋源性、外伤性或机械性露髓，可进行牙髓切断治疗以保存活髓，直到牙根发育完成。

2. 对于龋源性露髓的成熟恒牙，近年来也有行牙髓切断术成功的报道，但应谨慎选择适应证，不宜盲目推广。

【方法】

1. 无痛操作　根据患牙部位及患者全身情况选择局部麻醉、神经传导阻滞麻醉或 STA 麻醉。

2. 严格无菌操作　用橡皮障隔离术野，消毒橡皮障和患牙。术中应使用无菌、锐利的器械以减少牙髓再感染和受到刺激的机会。

3. 去腐　在喷水降温的前提下快速去腐。去腐顺序为先去除洞壁腐质，后去除洞底腐质，近髓处的软化牙本质应最后清除。

4. 牙髓切断　需再次消毒术区及机头，更换无菌的锐利器械。在显微镜下根据出血及牙髓状态判断做何种冠髓切断。如果观察到有根髓坏死的情况，则需改做根管治疗。

（1）部分冠髓切断：在穿髓孔处，用涡轮裂钻或小球钻磨去部分髓室顶，并切除 2～3 mm 露髓孔附近的冠髓。

（2）全部冠髓切断：用安全车针揭净髓室顶，用锐利挖匙或球钻自根管口下方（约 2 mm）切断牙髓，避免撕拉根髓，使牙髓在根管口处呈一整齐的断面。

在切髓后，使用 2.5%～5.25% 次氯酸钠及生理盐水，也可只用生理盐水冲洗组织断面，止血并去除组织碎屑。

5. 放置盖髓剂和暂封材料　用小棉球蘸少许生理盐水轻压齐整的牙髓断面，出血停止后，干燥窝洞，将 MTA 或 iRoot BP 等盖髓剂覆盖于牙髓断面上，厚度 2～3 mm，然后用玻璃离子粘固剂或氧化锌类水门汀封闭窝洞。操作中不要使用气枪，以免造成组织脱水和损伤。如果出血不止，多因根髓有炎症，恒牙需改做根管治疗，根尖孔未发育完成的年轻恒牙可改做牙髓再血管化治疗或根尖诱导成形术。

6. 永久充填　牙髓切断术后可立即行永久充填，亦可暂封后观察 1～2 周，若无症状，则去除部分暂封剂，用银汞合金或复合树脂充填。

牙髓切断治疗操作见视频 20-1。

视频 20-1　右上第一磨牙慢性牙髓炎牙髓切断治疗操作

【预后】

1. 牙髓切断术的预后与患者年龄、牙位及病变程度有关，牙髓炎症局限在冠髓的年轻恒牙预后较好。牙髓切断术后如出现急性或慢性牙髓炎的临床表现，则应改行根管治疗术。

2. 根管钙化、牙内吸收和牙髓坏死是牙髓切断术的潜在并发症，应要求患者在术后 2~4 年内定期复查。

（雍毅）

第二节　根管治疗术

根管治疗术的核心思想是控制感染，包括两个方面：一是彻底去除根管内的感染源，即用机械和化学的方法预备根管，达到清创的效果；二是杜绝再感染，通过严密地封闭根管，堵塞空腔，消灭再感染的途径。

【适应证】

1. 牙髓疾病　不能保存活髓的各型牙髓炎、牙髓坏死、牙内吸收、牙髓钙化（仅指可以除去髓腔内的钙化物，根管通畅达根尖部者）。

2. 根尖周病　各型急、慢性根尖周炎。

3. 牙周 - 牙髓联合病变。

4. 外伤牙　牙根已发育完成，牙冠折断、牙髓暴露者，或牙冠折断虽未露髓，但修复设计需进行全冠或桩核冠修复者，或根折患牙断根尚可保留用于修复者。

5. 某些非龋性牙体硬组织疾病的其他专科治疗需要

（1）重度的釉质发育不全、氟牙症、四环素牙等牙发育异常患牙需行全冠或桩核冠修复者。

（2）重度磨损患牙出现严重的牙本质过敏症状又无法用脱敏治疗缓解者。

（3）牙根纵裂患牙需行截根手术的非裂根管。

6. 需意向性摘除牙髓的患牙

（1）牙体缺损过大，牙冠修复时需要去除牙髓。

（2）错位、扭转或过长牙，义齿修复需要大量磨改牙冠，可能累及牙髓。

（3）颌骨手术涉及的牙齿，如治疗颌骨囊肿、肿瘤、颌骨畸形等，手术前应先做根管治疗。

（4）移植牙、再植牙。

【禁忌证】

1. 在牙列中没有功能也没有修复价值的患牙。

2. 牙周情况差、缺少足够牙周组织支持的患牙。

3. 患牙可疑为病灶感染的病源牙。

4. 患者张口受限，无法实施治疗操作。

5. 患者全身情况不佳，患有较严重的系统性疾病，无法耐受治疗。

6. 患者不愿意接受根管治疗。

【方法】

1. 髓腔进入和冠部预备

（1）确定患牙冠、根、髓腔的解剖位置，去除龋坏组织、修复体和薄壁弱尖，某些情况下需适当降低咬合面（如隐裂牙）。

（2）使用橡皮障隔离术区，必要时做假壁。

（3）设计入口洞形，穿通髓腔，使用慢速球钻或安全车针揭净髓室顶。

（4）修整髓室侧壁，形成便宜形，定位根管口。

（5）去除根髓，探查、通畅根管，建立根管通路。

（6）预敞根管上段，初步确定根管工作长度和初始工作宽度。

2. 根管清理和成形

（1）确定工作长度：根管的工作长度是根管预备和根管充填的范围，指从牙冠部参照点到根尖牙本质牙骨质界的距离，牙本质牙骨质界通常位于根管最狭窄处。一般选择切端或洞缘作为冠部参照点。冠部参照点应稳定，有可重复性。

确定工作长度的方法如下：

1）电测法：根尖定位仪是目前临床上最常用的测定根管长度的设备。

2）X线片估测法：是临床上比较常用的根管工作长度测量方法。拍X线片可采用平行投照技术或分角线投照技术，通常前者更为准确；对于根管重叠的病例，可近远中向偏移20°投照。

（2）根管机械预备的常用技术

1）步退技术：步退技术是最基本的手用不锈钢锉根管预备方法，适用于较直和轻度弯曲根管。

A. 采用08号或10号预弯的不锈钢K锉探查并通畅根管。

B. 用通畅锉确定工作长度（WL）。确定初锉（IAF），即可达到工作长度的最大号不锈钢K锉。

C. 根尖部预备：根尖部预备时每号锉都要达到工作长度全长，要求至少预备至比初锉大3号的主锉（MAF）。根尖预备完成后，主锉应顺利且无阻力地达到工作长度，但向根尖方施力时可以感觉到明显的阻挡感，表示有根尖止点形成。

D. 根管中部预备：当根尖区预备完成后，每增大1号根管锉，进入根管的长度减少1 mm，称为步退1 mm。一般连续步退3号锉。

E. 根管冠1/3预备：常用GG钻（1~3号）做根管冠1/3的预备，仅限于根管弯曲的上部。冠部根管扩大后，再用主锉回锉根管，以使管壁光滑、根管通畅。

2）步进技术：步进技术也被称为组合法，它结合了步退技术和冠向下技术的特点。

A. 通畅根管后，根管冠1/3初预备，形成顺畅的通路。

B. 确定工作长度后，根尖区预备同步退法的根尖预备步骤。

3）冠向下技术：冠向下技术依据外科清创原理，先使用直径较大的器械进行根管冠2/3预备，然后再用直径小的器械向下深入预备根尖区。现在临床上医生多采用非ISO标准大锥度机用旋转镍钛器械来完成冠向下预备。

A. 使用 ISO 标准的细小不锈钢手用器械探查根管，建立通畅的入路，并确定 3 个重要的参数：工作长度、初始工作宽度和终末工作宽度。

B. 在此基础上，根据镍钛器械设计不同，按照器械的操作规程完成镍钛旋转器械的根管预备操作（视频 20-2）。

视频 20-2　镍钛旋转器械根管预备操作

3. 根管冲洗和消毒

（1）根管冲洗：根管冲洗是指在根管治疗过程中预备根管时，使用液态的根管冲洗剂对根管系统进行灌洗，从而达到杀灭微生物、溶解坏死组织、中和毒素、润滑和清洁根管壁以及机械冲刷等目的。

1）根管冲洗剂

A. 次氯酸钠（NaClO）：次氯酸钠具有广谱杀菌效力，能迅速杀灭常见的致病菌和病毒。

B. EDTA：EDTA 通过螯合作用结合牙本质中的钙离子并使牙本质脱矿，能清除玷污层，暴露牙本质小管口。

C. 氯己定：口腔临床上应用的氯己定冲洗剂为质量浓度 2% 的氯己定葡萄糖酸盐水溶液。氯己定可与牙本质结合并在一段时间内逐渐释放，起到持久杀菌的作用，且不会造成微生物耐药。因此，氯己定是唯一的长效根管冲洗剂。

2）根管冲洗的操作要点

A. 所有的机械预备过程都要在根管内有冲洗剂的湿润条件下进行，一定不要在干燥的根管内使用任何根管器械。

B. 冲洗器针头应尽可能插入根管深部，接近根尖区，但也不能楔入太紧，推送冲洗剂时动作要轻。

C. 冲洗剂的液量要足够大，每更换一个根管器械，应使用大约 2 ml 冲洗剂冲洗根管，整个机械预备过程中每个根管使用 10 ~ 20 ml 冲洗剂。

3）加强根管冲洗效果的辅助手段

A. 超声波装置：超声技术尤其适用于清除根管系统中难以清洁的区域如侧支根管和根管峡部。超声波驱动冲洗剂进入根管系统的细微结构中，帮助冲洗剂深入发挥清洁和杀菌作用。

a. 使用次氯酸钠作为冲洗剂，工作尖应选用无切割刃的细锉（15 号或 20 号）或表面光滑的细针。

b. 如果采用连续超声荡洗法，每个根管连续荡洗 3 分钟，冲洗剂流量可设定为 15 ml/min。

c. 如果采用间断超声荡洗法，每个根管间断荡洗 3 次，每次 20 秒，总计 1 分钟。超声荡洗的间隔用 2 ml 新鲜次氯酸钠冲洗根管。

d. 器械进入根管的深度：无切割刃工作尖可进入到比工作长度短 1 mm 处，有切割刃的锉针只可进到短于工作长度 3 mm 处。

B. 激光及光化学反应：有关各类激光去除根管内微生物效果的研究已经有多年的历史，早期的比较研究表明激光的杀菌效果低于次氯酸钠冲洗的杀菌效果。到目前为止，各种激光装置用于根管治疗尚难以达到根管内完全无菌的状态。

C. 臭氧和电化学活化水：近年来，新技术被越来越多地应用于根管消毒领域，研究较多的是臭氧、低能量激光光化消毒以及电化学活化水的应用。但到目前为止，还没有证据表明这些新方法比现有的方法更有效，因此这些清洁根管的新方法尚未被业界广泛接受。

（2）根管封药：有研究结果显示，根管治疗一次完成和多次完成的成功率并无统计学差异，因而提倡尽量通过一次疗程完成根管治疗。但是在有些情况下，根管治疗的各步骤需要分几次完成，这时就需要进行诊间封药和根管消毒，其目的是进一步杀灭机械预备后根管内残留的细菌，清除或减少感染根管中的细菌，对机械预备无法到达的小管系统发挥消毒作用，以及作为屏障防止来自冠方的渗漏。

1）根管消毒药物

A. 氢氧化钙 [Ca（OH）$_2$]：氢氧化钙生物相容性好，使用安全，而且有刺激骨组织形成的功能，同时具有较强的杀菌作用。

B. 氯己定：氯己定凝胶与 Ca（OH）$_2$ 混合作为根管内封药。

C. 其他根管封药：抗生素制剂作为根管内封药在历史上曾有一段时间应用于临床。近年来，抗生素封药出现在了一项新的治疗方法中，即牙髓血运重建技术。治疗中使用甲硝唑、米诺环素和环丙沙星三联抗生素进行根管消毒。

2）根管封药的适应证

A. 患牙有根尖区急性炎症表现，炎症渗出明显。

B. 因时间或其他因素所限无法一次完成根管治疗。

C. 根尖孔未形成而牙髓发生坏死并发生根尖骨质病变。

3）根管消毒封药的操作：诊间根管封药首选的药物是氢氧化钙制剂。氢氧化钙制剂的有效作用时间一般为 1～2 周，故封药时间应在此时限内，如需延长药物作用时间，应定期更换新的药剂直至完成整个治疗。从安全性和杀菌效果之间进行权衡的角度考虑，应逐渐减少酚类化合物封药直至彻底淘汰该类药物。

4. 根管充填　根管充填是利用生物相容性材料，对经过清洁和成形的根管进行严密的充填和封闭。

（1）根管充填的时机

1）完成完善的根管预备，根管内干燥，无渗出。

2）牙齿无疼痛、不适等自觉症状。

3）临床检查无肿胀、叩痛等症状。

（2）根管充填的材料

1）牙胶：牙胶为生物学惰性材料，对根尖周组织刺激性小，过敏反应少，易于放入和取出，不使牙齿着色，有 X 线阻射性；此外，牙胶的三维结构稳定，加热变软后具有流动性，能较好地封闭根管系统。

2）根管封闭剂：根管封闭剂的作用是粘接根管壁和牙胶并充填

之间的间隙，包埋根管内残留的细菌，以及充填根管系统的不规则结构，如侧支根管、峡部、根尖三角区等。

3）其他根管充填材料

A. MTA：MTA是一种无机三氧化物聚合物，具有良好的封闭性、稳定性和抑菌性，并具有良好的组织相容性及独特的硬固性。

B. iRoot：iRoot是一类新型生物陶瓷材料，它与MTA的基本组成成分类似，但其优点是可预先混合成膏状（iRoot BP）或糊状（iRoot SP），使用时无须调拌，易于操作且固化快。

（3）根管充填技术：目前临床上最常用的根管充填技术为侧方加压技术、热垂直加压技术和连续波加压技术。

1）侧方加压技术：侧方加压技术是传统的根管充填技术，适用于多数根管的充填。

A. 充填前的准备

a. 选择主牙胶尖：主牙胶尖应可达工作长度，放入根管后在根尖部 1～3 mm 处与根管壁紧密贴合，向根管外拉出主牙胶尖时会感觉有一定的阻力。拍X线片确定主牙胶尖是否符合要求。

b. 选择侧压器：常可选用与根管预备时主锉相同型号或小一号的侧压器。

c. 准备根管：用 2.5%～5.25% 的 NaClO 与 17% 的 EDTA 交替冲洗根管，以进一步清洁根管并去除玷污层。根管充填前用吸潮纸尖彻底干燥根管系统。

d. 调制根管封闭剂。

B. 根管充填

a. 导入根管封闭剂：可用纸尖、牙胶尖、锉或扩大器蘸封闭剂将其涂布在根管壁上，也可用螺旋充填器尖端蘸封闭剂置于根管中。

b. 充填牙胶尖：将已选择好的主牙胶尖尖端蘸少许封闭剂，缓慢插入至标记的长度。沿主牙胶尖的一侧插入侧压器至标记长度（WL–1 mm）。在侧方加压形成的间隙中插入相应的辅牙胶尖，其深度应至侧压器进入的深度，其型号可与侧压器相同或小1号。继续侧方加压已经填入的牙胶尖，并填入相应的辅牙胶尖，直至侧压器只能进入根管口下 2~3 mm。

c. 髓室的处理和冠部暂时封闭：用加热器械齐根管口烫断牙胶尖，并在根管口向根方做垂直加压，使根管冠方的牙胶与根管壁贴合（视频 20-3）。

C. 拍摄 X 线片评价根管充填的结果。

D. 冠部用暂封材料严密封闭。

视频 20-3　侧方加压技术

2）热垂直加压技术：热垂直加压技术利用牙胶加热后熔融、可流动、易塑形的特点，不仅使牙胶与根管形态有良好的适合性，还易于进入侧支根管。

A. 充填前准备

a. 试主牙胶尖：采用热垂直加压技术时应选择大锥度牙胶尖，锥度和形态与所预备的根管尽可能一致。所选主牙胶尖长度可比工作长度短 0.5~1 mm，插入根管试尖时主牙胶尖有明显的回抽阻力。

b. 试垂直加压器：可选择 2~3 个垂直加压器，一个与根尖部 3~4 mm 处相适合，另两个分别与根尖 1/3 和根中 1/3 相适。

c. 选择携热器：热垂直加压技术需要使用携热器来加热，携热器的工作端应能够进入到所需的长度，且与根管直径相适合。

d. 其他同侧方加压技术。

B. 根管充填

a. 置入根管封闭剂：用纸尖蘸少量根管封闭剂送入根管内。

b. 充填根管的根尖 1/3：将主牙胶尖的尖端蘸一薄层根管封闭剂，轻轻插入根管中至标记好的长度（WL–1 mm）。先用携热器的工作端将主牙胶尖齐根管口烫断；继而由冠部向根尖部边加热边加压，使携热器工作端进入根管 2 ~ 3 mm，随后停止加热并保持向根尖方向的压力片刻，再加热 1 秒，停留 1 秒，然后迅速取出并将包裹在携热器工作端的牙胶带出，再用手用垂直加压器压紧根管内已加热变软的牙胶。如此反复 1 ~ 2 次，至仅余根尖部 3 ~ 4 mm 牙胶时，则完成根尖 1/3 的充填。

c. 充填根管的冠方：回填技术一般采用热牙胶枪注射技术。其方法为：将牙胶置于热牙胶注射枪内加热到所要求的温度，将注射枪的工作端插入根管内与已充填牙胶相接，边回退边注入流动的热牙胶 2 ~ 3 mm，而后用手用垂直加压器压紧已注入的热牙胶，以免产生空隙；如此反复 1 ~ 2 次，直至填满根管至根管口（视频 20-4）。

d. 髓室的处理和冠部封闭见前文。

视频 20-4　热垂直加压技术

3）连续波加压技术：连续波加压技术是热垂直加压技术的变异。

A. 充填前准备：同热垂直加压技术。

B. 根管充填

a. 置入根管封闭剂：用纸尖蘸少量根管封闭剂送入根管内。

b. 充填根管的根尖 1/3：将主牙胶尖的尖端蘸一薄层根管封闭剂，轻轻插入根管中至标记好的长度（WL–1 mm）。先用携热器的工作端将主牙胶尖齐根管口烫断，在根管口处用垂直加压器加压牙胶尖；继而使用携热器由冠部向根尖部快速（1 ~ 2 秒内）加压至距工作长度 4 ~ 5 mm；冷却携热器维持 5 ~ 10 秒；再加热携热器 1 秒并迅速取出，将包裹在携热器工作端的牙胶带出，再用手用垂直加压器压紧根管内已加热变软的牙胶，完成根尖 1/3 的充填。

c. 充填根管的冠方：回填技术一般采用热牙胶枪注射技术（视

频 20-5)。

　　d. 髓室的处理和冠部封闭同前。

视频 20-5　　连续波加压技术

　　5. 根管充填效果的评价　　在临床上评价根管充填是否符合标准，主要依据 X 线片上根管充填物的影像。X 线片上根管充填的效果可分为以下几种情况。

　　（1）恰填：在 X 线片上根管内充填物恰好严密填满根尖狭窄部以上的空间，充填物距根尖端 0.5 ~ 2 mm，且根尖部无 X 线投射的根管影像。恰填被视为根管充填合格，可进一步对患牙进行冠部充填或修复。

　　（2）超填：在 X 线片上根管内充填物不仅充满根管，而且超出了根尖孔，进入根尖周组织和（或）根尖周病损区。

　　（3）欠填：在 X 线片上根管内充填物距根尖端 2 mm 以上，或在充填物的根尖部仍可见 X 线投射的根管影像。

　　（4）充填不严密：在 X 线片上充填物虽已达距根尖端 0.5 ~ 2 mm 处，但在根尖 1/3 不严密，可见气泡，根管壁与根充物之间有间隙（暗影）。

（赵晓一）

第三节　根尖屏障术

　　根尖屏障术是将具有根尖封闭作用的药物置入根管的根尖区域，待其硬固后形成根尖止点，达到根尖封闭的效果。目前最常用的是无机三氧化物聚合物（MTA）和生物陶瓷类材料，例如 iRoot BP。

【适应证】

牙髓坏死或伴有根尖周炎，根尖孔未发育完全或由于根尖炎症、根外吸收导致根尖孔开放的恒牙。

【禁忌证】

年轻恒牙因根尖仍具有一定的继续发育潜力，不适宜采用根尖屏障术。

【方法】

1. 术前拍 X 线片。

2. 局部麻醉下用橡皮障隔湿，常规备洞开髓，清理根管，去除根管内坏死牙髓组织。测量工作长度并拍主牙胶尖片确认。由于患牙根管壁较薄，避免过度使用机械预备。

3. 采用 2.5%～5.25% NaClO 溶液结合超声冲洗根管，用氢氧化钙糊剂对根管进行药物消毒，直至根尖周炎症控制为止。

4. 去除根管内氢氧化钙，干燥根管。手术显微镜下用 MTA 输送器或垂直加压器将 MTA 或 iRoot BP 置入根尖部，垂直加压器做好标记，适当加压，直至将根尖段 4～5 mm 填充密实，如使用 MTA，需放置湿棉球于根管中上段。暂封，拍 X 线片检查确认 MTA 或 iRoot BP 位置及充填质量。

5. 术后 1～2 天复诊。确认 MTA 或 iRoot BP 硬固后采用热牙胶注射技术充填根管中上部，最后行复合树脂充填。

6. 定期随访，每 3～6 个月复查一次，检查有无临床症状，特别是根折的发生，拍 X 线片观察根尖周情况（视频 20-6）。

视频 20-6　根尖屏障术操作

【并发症及处理要点】

1. 复诊时若 MTA 或 iRoot BP 尚未硬固或者未完全封闭根尖

区，需再次清理根管，重新置入。

2. 对于根尖屏障术不能治愈的根尖周炎，可考虑行根尖手术或者拔除。

第四节 根尖诱导成形术

根尖诱导成形术是指牙根完全形成之前发生牙髓严重病变或根尖周炎的年轻恒牙，在消除感染或治愈根尖周炎的基础上，用药物诱导根尖部的牙髓和（或）根尖周组织形成硬组织，使牙根继续发育和根尖孔缩小或封闭的治疗方法。

【适应证】

1. 牙髓病变已波及根髓的年轻恒牙。

2. 牙髓全部坏死或并发根尖周炎症的年轻恒牙。

3. 因根尖周炎引起根尖吸收的恒牙。

【方法】

1. 术前拍摄 X 线片。

2. 局部麻醉下用橡皮障隔湿，去净腐质，开髓，揭髓室顶，根据 X 线片初步确定根管工作长度，避免损伤牙乳头。清理根管，常用 1%～2% NaClO 溶液或 3% 过氧化氢溶液与生理盐水反复交替冲洗，彻底去除根管内的感染组织，尽量减少机械预备切削牙本质。

3. 根管干燥后于根管内封氢氧化钙糊剂，暂封，每周更换1 次，直至无渗出或无症状。

4. 充填诱导剂 取出根管内封药，将装有碘仿诱导剂如 Vitapex 糊剂的注射器前端插入根管至根尖 1/3 处，加压注入，使 Vitapex 糊剂充满根管并接触根尖部组织。拍 X 线片检查药物充填效果。

5. 玻璃离子水门汀严密充填窝洞，治疗后每 3～6 个月复查一次，至根尖形成或根端闭合为止。复查时检查有无临床症状，如疼痛、肿胀、有无窦道等。拍 X 线片观察根尖周情况，如根尖处糊剂吸收而牙根未继续发育，应及时更换糊剂，直至牙根根尖封闭或根尖处形成钙化屏障。

6. 患牙无临床症状，X线片显示根尖周病变愈合、牙根继续发育并成形，或根管内探查根尖端有钙化物沉积时，行根管永久充填。继续随访观察。

【并发症及处理要点】

1. 根尖钙化屏障未能形成　采用根尖屏障术或根尖倒充填术治疗。

2. 严重的牙根吸收　拔除患牙。

（朱文昊）

第五节　牙髓血运重建术

牙髓炎及根尖周炎的传统治疗方法是根管治疗。对于牙髓坏死的年轻恒牙，常规治疗有根尖屏障术与根尖诱导成形术，但这两种治疗只能消除牙根周围的炎症，把根尖封闭。而牙髓血运重建是利用体外建立的根管系统的血流通道，使牙髓病变和根尖周病变的恒牙根管内的牙本质能够继续生成，从而促使根尖孔闭合、牙根长度增加、根管壁增厚，并可能使治疗后牙髓活力测试呈阳性。

【适应证】

1. 牙髓坏死、根尖孔尚未发育完成的恒牙（根尖孔开放呈喇叭口状或与根管平行，患者小于25岁）。

2. 患牙最终修复时不需要使用髓腔或根管固位。

3. 患者对治疗全程用药和必要的抗生素无过敏反应。

【禁忌证】

1. 根尖孔已发育完成的恒牙。

2. 对需要使用的抗生素过敏者。

3. 治疗中症状持续，感染无法控制者。

【方法】

1. 第一次就诊

（1）局部麻醉，采用橡皮障隔离术，开髓。

（2）使用 20 ml NaClO 进行大量轻柔的冲洗，尽量避免冲洗液超出根尖孔（例如使用尖端封闭、侧方开口的冲洗针头）。建议使用低浓度 NaClO（1.5% NaClO，每个根管 20 ml）冲洗 5 分钟，继而使用生理盐水或 EDTA（每个根管 20 ml）冲洗 5 分钟。冲洗针头末端位于距根尖 1 mm 处，尽量减小对根尖周组织干细胞的细胞毒性。

（3）使用纸尖（或消毒棉捻）干燥根管。

（4）使用注射器（或螺旋输送器）向根管内导入氢氧化钙或低浓度的三联抗生素糊剂。如果使用三联抗生素糊剂，需要考虑到：①使用牙本质粘接剂封闭髓腔以减少染色的风险；②环丙沙星、甲硝唑、米诺环素以 1∶1∶1 的比例混合，最终浓度为 0.1 mg/ml。

（5）如果使用三联抗生素糊剂，应确保它位于釉牙骨质界以下，尽量减少冠部着色。

（6）使用氧化锌水门汀 + 临时充填材料（例如玻璃离子水门汀或其他临时材料）进行 3~4 mm 的冠方封闭，封药时间为 1~4 周。

2. 第二次就诊（第一次就诊后 1~4 周）

（1）评估初次就诊的治疗反应，如果存在感染持续的症状或体征，需要考虑增加一次抗生素封药或改为抗生素封药。

（2）使用不含肾上腺素的麻醉药（如 2% 利多卡因），使用橡皮障隔离术区。

（3）使用 20 ml 17% EDTA 大量轻柔冲洗根管。

（4）使用纸尖（或消毒棉捻）擦干根管。

（5）使用预弯的无菌 K 锉超出根尖孔 2 mm 旋转刺破根尖周组织，使血液充盈整个根管到达釉牙骨质界下约 4 mm。另外一个创造血凝块的方法是使用富血小板血浆（PRP）、富血小板纤维蛋白（PRF）或自体纤维蛋白基质（AFM）。

（6）止血并保留上方 3~4 mm 充填材料的空间。

（7）在其上方轻柔放置 MTA 或 iRoot BP 材料至釉牙骨质界下方 1~2 mm，保证 MTA 或 iRoot BP 厚度至少 2 mm。

（8）在盖髓材料上轻柔放置 3~4 mm 的玻璃离子水门汀。使用粘接剂和树脂充填釉质层。

3. 复查（临床及影像学检查）

（1）无疼痛，无软组织肿胀或窦道（通常会在第一次和第二次就诊时观察到）。

（2）根尖透影区缩小（通常会在治疗后 6～12 个月观察到）。

（3）根管壁厚度增宽（会先于根长增加被观察到，通常发生在治疗后 12～24 个月）。

（4）牙根增长。

（5）牙髓活力测试阳性。

【并发症及其处理要点】

1. 当 X 线片显示牙根发育完成、根尖孔闭合时，仍需定期复查。如果出现根尖周感染的临床症状，或需要修复治疗的牙齿出现根管钙化，则进行根管治疗术。

2. 如果治疗中临床症状持续或者再次出现临床症状，术后 3 个月 X 线片显示根尖病变无变化，牙根没有继续发育，则建议改行根尖诱导成形术或重新消毒后再次行牙髓血运重建治疗。

【注意事项】

1. 注意无菌操作。

2. 尽量减少机械预备，避免造成根管壁薄弱。

3. 第一次就诊时应避免器械超出根尖孔。

4. 应使用大量冲洗液。

5. 第二次就诊时应使用不含肾上腺素的麻醉药。

（乔迪）

第二十一章

牙龈及牙周病治疗技术

第一节　龈上洁治术

龈上洁治术是指用洁治器械去除龈上牙石、菌斑和色渍，并抛光牙面，以延迟菌斑和牙石再沉积，可让牙龈炎症减轻或消退。

【适应证】

1. 牙龈炎和牙周炎　洁治术是牙龈炎的主要治疗方法，是牙周炎治疗的第一步。洁治术是治疗各型牙周病最基本的方法。

2. 预防性洁治　洁治术是维持牙周健康、预防牙龈炎和牙周炎发生或复发的重要措施。

3. 其他口腔治疗前的准备　在其他口腔治疗前（如修复、正畸、种植、口腔内外科手术前）进行洁治可在一定程度上保证其治疗效果。

【方法】

临床中进行洁治的方法主要分为手工洁治和超声波洁治，两者器械和操作方法不完全相同。

1. 手工洁治术　手工洁治需要依靠手腕 - 肘 - 肩的力量来刮除牙石，是牙周专科医师的基本功。

（1）手用器械的构造和种类：手用洁治器主要由工作端、颈部、手柄三部分组成（图 21-1）。根据其工作端的形状主要分为镰形洁治器和锄形洁治器。

1）镰形洁治器（图 21-2）

直角形和镰刀形：用于前牙，其工作端、颈部和柄部在同一

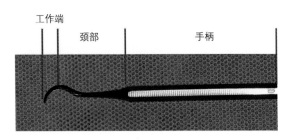

图 21-1　手工洁治器外形

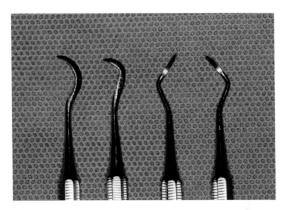

图 21-2　常见的 4 种镰形洁治器
从左到右依次为镰刀形、直角形和牛角形。

平面。

弯镰刀形（牛角形）：用于后牙，左右成对，方向相反。

镰形洁治器的基本特点为：工作端的横截面为等腰三角形，底边和两腰构成两个切割刃（图 21-3）。

2）锄形洁治器：左右成对，为线性单侧刃，多用于去除颊（唇）舌面的色素（图 21-4）。

（2）手工洁治的器械握持和支点（图 21-5）

1）改良握笔法：将洁治器的颈部紧贴中指腹，示指弯曲位于中指上方，握持器械柄部，拇指指腹紧贴柄的另一侧，并位于中指和示指的 1/2 处，使拇指、示指、中指呈三足鼎立，从而稳固地握持

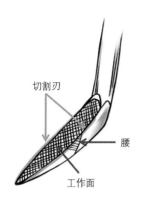

图 21-3 镰形洁治器工作端
外形

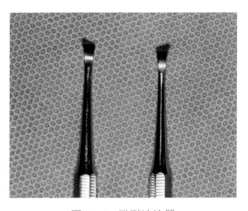

图 21-4 锄形洁治器

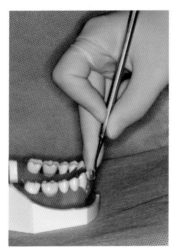

图 21-5 改良握笔法 + 中指
支点示意图

器械，并能通过转动手指灵活转动器械。

2）建立稳固的支点：中指单独作为支点或中指与无名指（环指）贴紧一起作为支点。支点位置尽量靠近被刮治的部位，使用手腕的力量刮除牙石。

3）常用的支点主要为口内支点，除此之外还有同颌对侧牙支点、对颌牙支点、指 - 指支点、口外支点等。无论选择何种支点，都应保证操作时稳定，不会损伤软硬组织。

（3）手用洁治器的放置和角度

1）镰形洁治器的工作刃为工作端的尖端处 1~2 mm。

2）工作刃尖端紧贴牙面，放于牙石的根方。不要将工作刃的中部贴近牙面，以免其尖部损伤牙龈。

3）拇指和示指可将器械转动，以保持工作刃尖端始终与牙面接触，尤其是进入邻间隙时，避免工作刃尖端刺伤牙龈。

4）洁治器工作面与牙面的角度为 45°~90°，以 70°~80° 为宜（图 21-6）。

5）用于后牙的牛角形洁治器的选择：柄部朝向口外，工作面与𬌗面平行一致，颈部与工作端之间的角度与牙面弧度一致（图 21-7）。

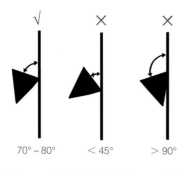

图 21-6　洁治器工作面和牙面角度示意图

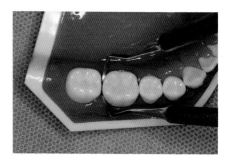

图 21-7　牛角形洁治器的选择

（4）用力方法和方向

1）用力方法：向牙面施加侧向压力，使用腕部 - 前臂转动发力，通过爆发力将牙石整体从牙面刮下，避免层层刮削牙石。

2）用力方向主要为冠向、斜向和水平向等，通过提拉动作进行洁治（图 21-8）。

（5）医患操作体位

1）医生体位：两脚平放在地面上，大腿和双肩与地面平行。头、颈、胸、背、腰部成自然直立位，双肘关节与患者口腔高度在同一水平面上（图 21-9）。

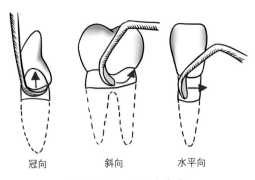

冠向　　　斜向　　　水平向

图 21-8　刮治用力方式

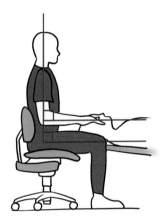

图 21-9　医生操作体位示意图

2）患者体位：治疗部位与术者肘部平齐。治疗上颌牙时，上颌𬌗平面与地面成 45°～90°；治疗下颌牙时，下颌𬌗平面与地面尽可能平行。治疗时可嘱咐患者低头、仰头或向左、向右偏转（图 21-10）。

3）操作体位：医生根据所洁治牙的区段、牙面不同，移动到合适的操作位置，前牙区段为 7—8 点或 12 点，后牙区段为 9—11 点（图 21-11）。

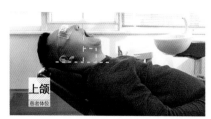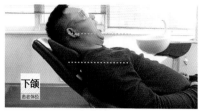

图 21-10　患者上颌和下颌体位

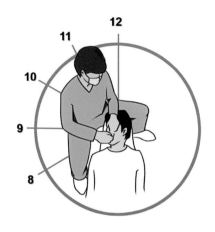

图 21-11　医生操作体位示意图

（6）洁治顺序

1）全口牙一般分为 6 个区段，按顺序进行洁治，避免遗漏牙齿。

2）洁治邻面时，洁治器应从颊、舌两侧越过邻面 1/2，以保证清除邻面牙石。

3）避免频繁更换器械和医生体位。

4）洁治完成后应用探针仔细检查是否干净，尤其是邻面和龈缘处，避免遗漏。

2. 超声龈上洁治术　目前临床中广泛使用的超声波洁牙机是一种高效去除牙石的仪器设备，具有省时省力的优点。

（1）超声波洁牙机的分类

1）磁伸缩式（图 21-12），代表产品为 Dentsply。

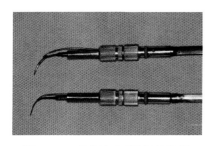

图 21-12 磁伸缩式超声波洁治器
从上到下分别为龈上洁治器和龈下洁治器。

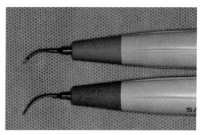

图 21-13 压电式超声波洁治器
从上到下分别为龈上洁治器和龈下洁治器。

2）压电式（图 21-13），代表产品为 EMS。

（2）龈上超声波洁治术操作方法（以压电陶瓷式超声机为例）

1）调节机器及功率：功率大小应根据牙石厚薄而定。脚踏开关后见工作头有水雾喷溅，则超声振动已发生。洁治前后应空踩开关 1 分钟，清除管路中的细菌。

2）以握笔式将工作头前端部分以与牙面平行或 < 15° 的角度接触牙石的根方，往复运动，利用超声振动击碎或震落牙石。

3）洁治完成后用探针检查有无遗漏牙石，对于细小或邻面难以进入的牙石，可以用手用器械清除。

（3）注意事项

1）禁止将工作头的顶端停留在一点上振动，或角度 > 15° 接触牙面，避免损伤牙面。

2）禁用于安装心脏起搏器者，但使用新型起搏器的患者可以采用超声洁治术。

3）对于患有乙肝、结核等慢性传染病者，不宜采用超声洁牙。

4）禁用于出血性疾病如白血病、血友病患者。

5）金属超声工作头禁用于钛种植体表面，建议使用碳纤维洁治器。

6）注意喷雾污染，超声洁治开始前可用3%过氧化氢含漱消毒。

3. 抛光　在全口牙洁治完成后应进行牙齿抛光，除去残留的细碎牙石和色素，并抛光牙面。

　　方法：将橡皮抛光杯安置在弯机头上，蘸湿润的抛光糊剂，稍施压力使边缘稍进入龈下，低速旋转，抛光牙面（图 21-14）。

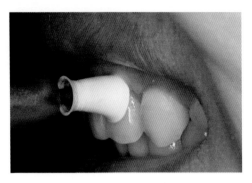

图 21-14　抛光示意图

（乐迪）

第二节　龈下刮治术和根面平整术

　　龈下刮治术用于清除附着于牙周袋内根面上的龈下牙石和菌斑。根面平整术用于清除附着和嵌入牙骨质内的牙石，并刮除牙根表面受到毒素污染的病变牙骨质，从而形成光滑、坚硬且清洁的根面，使根面成为具有生物相容性的表面，有利于牙周组织的附着和新生。因此，龈下刮治术和根面平整术是同时进行且难以分开的。

【适应证】

　　牙周洁治后探诊深度 ≥ 4 mm。

【方法】

　　临床中进行刮治的方法与洁治类似，也分为手工龈下刮治和超声龈下刮治，两者器械和操作方法不完全相同。临床中主要以手工操作为主。

1. 手工龈下刮治术

（1）基本手用刮治器的分类和结构

1）临床中手用刮治器主要分三类：匙形刮治器、锄形刮治器和根面锉。其中最常用的是匙形刮治器。

2）结构（以匙形刮治器为例）：其工作端为匙形，器械顶端为圆形，横截面为半圆形。器械底部呈圆滑的凸面，底部侧边与工作面相交形成工作刃，工作刃为一侧或两侧。

当刮治器颈部与地面垂直时，相对低的刃为工作刃；当工作面与地面平行时，弧度大、相对长的刃为工作刃（图 21-15）。

3）Gracey 刮治器和通用型刮治器的区别（表 21-1，图 21-16）

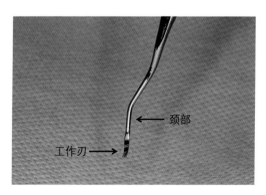

图 21-15 匙形刮治器工作刃图

表 21-1 Gracey 刮治器与通用型刮治器的区别

	Gracey 刮治器	通用型刮治器
工作刃	· 只有一侧刃为工作刃 · 两侧边缘弯曲，不平行 · 长而凸的外侧为工作刃	· 两侧均为工作刃 · 两侧刃长度相等且平行
切刃角度	· 工作刃与器械颈部成 70° 角	· 工作刃与器械颈部成 90° 角
应用区域	· 有牙位和牙面的特异性，适用于不同牙的不同面	· 有前后牙之分，但每只适合每个牙的各个面

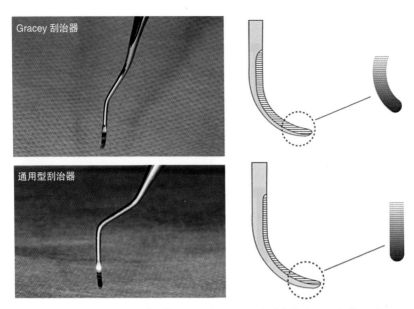

图 21-16　Gracey 刮治器（上图）和通用型刮治器（下图）的区别

（2）Gracey 刮治器的选择（图 21-17 和视频 21-1）

5/6 号：前牙。

7/8 号：后牙的颊面和舌面。

11/12 号：后牙的近中面。

13/14 号：后牙的远中面。

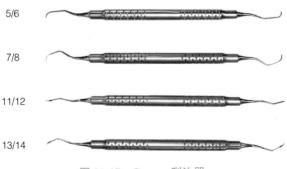

图 21-17　Gracey 刮治器

视频 21-1　Gracey 刮治器的选择

（3）龈下刮治器的握持和支点（视频 21-2）：参见第一节中"手工洁治的器械握持和支点"。

视频 21-2　手工洁治和刮治的器械握持和支点

（4）龈下刮治器放置的位置和角度（视频 21-3）

视频 21-3　龈下刮治器放置的位置和角度

1）Gracey 刮治器的工作刃为工作端的前 1/3。

2）工作前端紧贴牙面，不要将工作刃的中部贴近牙面，以免其尖部损伤牙龈。

3）刮治器工作面与根面的角度以 70° ~ 80° 为宜。

4）刮治器应以 0° 角进入牙周袋内，并放于牙石的根方。刮治过程中，器械颈部与牙长轴平行，则工作刃与根面成 80° 角，并向冠方用力（图 21-18）。

（5）龈下刮治用力方式、方向和注意事项（视频 21-4）

1）用力方式：向牙面施加侧向压力，使用腕部 - 前臂转动发力，通过爆发力将牙石整体从牙面刮下，避免层层刮削牙石。

刮治器以 0° 角进
入牙周袋内

刮治器放在龈
下牙石根方

刮治器与根面成 80°
角，并向冠方用力

图 21-18　刮治操作示意图

视频 21-4　龈下刮治用力方式、方向和注意事项

2）用力方向主要为冠向、斜向和水平向，采用提拉动作进行。

3）幅度：不要过大，由牙周袋底向牙冠方向移动，工作端不要超出龈缘。

4）动作连续性：每一个动作的刮除范围要与前次有部分重叠，连续不间断。要有一定次序，不遗漏牙面。

（6）操作体位

1）医生和患者体位：同洁治术（视频 21-5）。

2）医生操作位置（视频 21-6）：医生根据所刮治牙的区段和牙面不同，移动到合适的操作位置。

A. 上、下颌前牙右侧牙面：医生位于 7—8 点位。

B. 上、下颌前牙左侧牙面：医生位于 12 点位。

C. 右侧上、下颌后牙颊侧面和左侧上、下颌后牙舌侧面：医生位于 9—10 点位。

视频 21-5 医生和患者体位

视频 21-6 医生操作位置

D. 右侧上、下颌后牙舌侧面和左侧上、下颌后牙颊侧面：医生位于 10—11 点位。

（7）龈下刮治注意事项

1）刮治前应检查器械的锐利度，如果刃缘变钝，应及时磨锐器械。

2）龈下刮治和根面平整的器械一定要注意按正确的角度深入牙周袋和以正确的工作角度进行刮治，并避免人为造成牙龈组织的损伤。

3）对于深牙周袋，可以在局部麻醉下进行刮治，以免引起患者疼痛。

4）龈下刮治和根面平整完成后应用探针仔细检查是否干净，根面是否平整、光滑，尤其是邻面轴角和龈缘处，避免残留牙石。同时检查是否遗留肉芽组织。

5）刮治检查完成后可用 3% 过氧化氢或 0.12% 氯己定冲洗牙周袋。

6）龈下刮治和根面平整术后 4~6 周内不宜探诊牙周袋。

2. 超声龈下刮治术　操作方法基本同龈上洁治，注意应选择细而长的工作头，以便深入牙周袋内，特别是根分叉区或者根面凹陷区进行刮治，减少对软组织的损伤。

操作过程中随时用探针检查根面是否已经干净。但要注意超声治疗不能代替手工器械刮治和根面平整。

（乐迪）

第三节　松动牙固定术

松动牙固定术是通过牙周夹板将松动的患牙连接，并固定在健康稳固的邻牙上，形成新的咀嚼单位。通过固定分散殆力，减轻患牙负担，调动牙周组织的代偿能力，为牙周组织的修复和行使正常功能创造条件。

【适应证】

1. 牙周常规治疗后仍松动的患牙，有保留价值，但妨碍咀嚼功能。

2. 患牙的剩余支持组织已不能承担正常咬合力，导致患牙动度增加甚至移位，应做夹板固定，以增强功能，阻止病情加重。

3. 牙周手术治疗前，为预防手术后牙齿松动、移位，可预先暂时固定。

4. 牙周治疗过程中，先暂时固定松动牙，待综合治疗告一段落，再进行永久性夹板固定。

5. 外伤松动牙，有保留价值者。

【禁忌证】

口腔卫生不佳的牙周疾病患者。

【方法】

1. 不锈钢丝结扎法

（1）取直径 0.178～0.254 mm 的一段钢丝，长度以水平围绕要拴结的牙齿唇面和舌面再延长 5 cm 为宜。

（2）在一侧稳固的基牙上绕成双圈，在邻面以顺时针方向做扭结。

（3）用钢丝围绕下一个牙，在牙间隙处再做扭结。

（4）依次连接其他牙齿，在每个牙邻面牙间隙处均做扭结，扭结数目的多少视牙间隙大小而定，应正好占据间隙，而不使松牙受力产生移位。

（5）必要时可加用釉质粘接剂或复合树脂，加强结扎的稳固性。

2. 强力纤维强化树脂夹板（图 21-19）

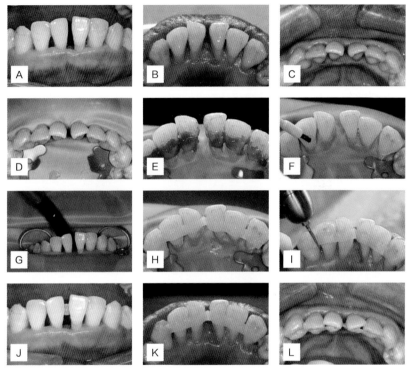

图 21-19　强力纤维强化树脂夹板
北京大学口腔医院乐迪医生提供。
A 至 C. 固定前；D. 上橡皮障隔湿；E. 酸蚀；F. 涂粘接剂；G. 光固化；H. 置强力纤维粘接后即刻；I. 修整表面形态；J 至 L. 固定后。

（1）取一段牙线，长度与需固定牙面的宽度一致，用专用剪刀剪取相应长度的强力纤维，以粘接剂浸润强力纤维后，避光放置。

（2）酸蚀牙面中 1/3 处，冲洗并干燥、隔湿。

（3）牙面涂布粘接剂，放入粘接剂浸润的强力纤维，使之与牙面贴合，保持其位置，去除多余树脂，每牙依次光固化。

（4）在强力纤维表面添加流动树脂至完全覆盖强力纤维，光固化。

（5）修整表面形态并磨光。

3. 粘接剂直接邻面粘接固定（图 21-20）

（1）清洁牙面。

（2）酸蚀牙面，冲洗并干燥、隔湿。

（3）按比例调制活化剂、蘸粉剂，将树脂放置在牙齿邻面接触点区域，将相邻的牙齿粘接在一起，达到固定的效果，并保留一定的龈间隙，以利清洁。

（4）自然光下待其硬化，修整表面形态并抛光。

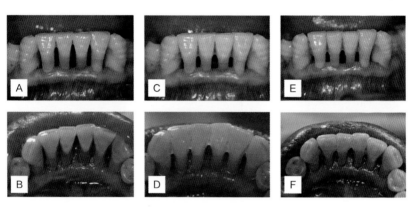

图 21-20　粘接剂直接邻面粘接固定

松动下前牙在固定前（A、B）、固定后（C、D）及固定两年后（E、F）唇、舌侧的临床照片。

【注意事项】

1. 一定要在松动牙两侧选稳定的基牙，一般选择尖牙。

2. 粘接固定后检查咬合状况，如有咬合高点则进行调𬌗。

3. 注意牙齿位置，尽量固定在原来的正常位置上，不要造成牙齿倾斜、扭转等，以免引发新的创伤。

4. 应不妨碍患者的口腔卫生措施，对患者加强口腔卫生宣教，教会患者松牙固定后如何控制菌斑。

（安娜）

第四节　牙周维护治疗

牙周维护治疗，又称牙周支持治疗，是指牙周治疗后的定期专业维护治疗。它是牙周整体治疗计划中必不可少的重要一环，对于有效控制菌斑和各种牙周病危险因素，预防牙周病的复发具有极其重要的作用，也是维持牙周长期疗效的唯一有效手段。

【目的】

1. 通过定期的维护治疗，预防或减少牙周病的复发，同时使牙龈疾病得到更好的控制。

2. 预防或减少牙齿和种植体的缺失，以维持长期的稳定。

3. 及时发现和处理口腔中其他疾病及不良状况。

【原则和主要内容】

1. 评估和更新全身病史及口腔病史。

2. 临床评估　包括口腔外部及内部软硬组织评估，并与前一次的结果相比较（图21-21）。检查项目包括：

（1）𬌗检查。

（2）牙周检查。

（3）种植体及其周围组织的检查。

3. X线检查。

4. 根据临床及X线检查结果与初诊或上次记录进行对照，评估牙周状况及变化。

5. 患者菌斑控制的实施和强化以及纠正个人的口腔卫生行为。

6. 与患者充分沟通。

7. 必要的治疗

（1）清除龈上、龈下菌斑和牙石，预防性洁治。

（2）指导患者改变不良的口腔卫生行为。

（3）如有需要，进行适宜的调𬌗。

（4）对牙周炎复发的患者应及时中断维护治疗，重新制订全面的治疗计划，进一步进行必要的治疗。

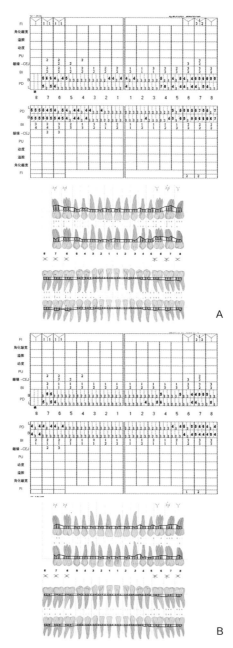

图 21-21　治疗前（A）及牙周基础治疗后 3 个月（B）临床指标对比

【间隔期的确定及时间分配】

对于大多数牙龈炎患者，6 个月一次的维护治疗应可达到良好的效果。对于大多数牙周炎患者，复诊间隔期应以不超过 6 个月为宜，一般为 3 个月，以有效地维护牙周状况的稳定，降低进一步破坏的概率。在维护治疗的初期，间隔期为 3 个月，后续维护治疗的间隔期可按照各人的临床状况及评估结果做出相应的调整，因人而异。对于口腔卫生状况控制不良等重点人群，复查的间隔期宜缩短为 1~3 个月。

（安娜）

第五节　牙周翻瓣术和牙冠延长术

一、牙周翻瓣术

牙周翻瓣术是采用不同的手术切口使牙龈与下方的组织分离，形成牙龈组织瓣，暴露病变区的根面和牙槽骨，在直视下刮除病变组织和菌斑、牙石，彻底清除感染肉芽组织后，将牙龈瓣复位至合适的位置上并缝合，达到消除牙周袋或使牙周袋变浅的目的。

【适应证】

1. 经基础治疗后仍有 5 mm 以上的深牙周袋或有复杂性牙周袋，袋壁有炎症，牙周探诊后有出血。

2. 袋底超过膜龈联合的深牙周袋。

3. 牙槽骨缺损需做骨修整或进行植骨、牙周组织再生性治疗。

4. 根分叉病变伴深牙周袋或牙周 - 牙髓联合病变患者，需采用翻瓣术，在直视下进行根面平整，暴露根分叉或截除某一患根，从而达到治疗根分叉病变的目的。

5. 范围广泛的显著肥大增生的牙龈，单纯牙龈切除术会形成过大的创面，此时可采用翻瓣术，或翻瓣术与牙龈切除术联合应用。

【方法】

1. 翻瓣术的切口设计　翻瓣术的切口分为水平切口和纵向切口（或称垂直切口）。水平切口是指沿龈缘附近所做的近远中方向的切口，使牙龈与牙根面分离，形成龈瓣。垂直切口是为了减小组织张力，更好地暴露术区，将纵行松弛切口做在水平切口的近中端或在近、远中两端。

（1）翻瓣术的水平切口：水平切口一般包括术区患牙，并向近中和远中各延伸 1~2 个健康牙。水平切口包括以下三个步骤（图 21-22）。

1）内斜切口：切口从近龈缘处切入，刀尖指向根尖方向，切至牙槽嵴顶或其附近，将牙周袋内壁切除，形成创面朝向根面的龈

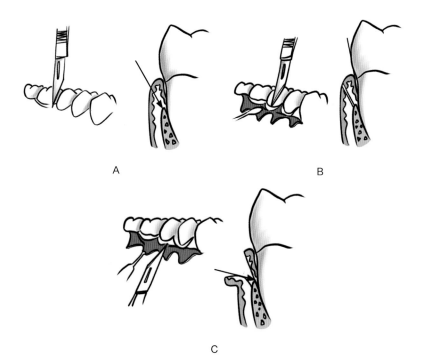

A   B

C

图 21-22　翻瓣术水平切口的步骤
A. 第一切口：内斜切口。B. 第二切口：沟内切口。C. 第三切口：牙间切口。

瓣，又称第一切口。

在进行内斜切口时，可选用 11 号或 15 号刀片，一般在距龈缘 0.5～2 mm 处进刀，刀片与根面成 10° 角左右，切向根尖方向，直达牙槽嵴顶或其附近；以提插方式移动刀片，每次均切至牙槽嵴顶。从术区唇面（或舌面）的一端开始，沿龈缘的外形切向术区的另一端。刀片的方向要随着牙龈的扇贝状外形而变化，尤其在到达龈乳头部位时，刀片的方向要转向邻面，在邻面中央将颊舌侧龈乳头断开，保留龈乳头的外形，避免因刀片方向未转变而将龈乳头切除。

内斜切口完成后，将保留的龈瓣组织与根面和骨面分离，而需切除的袋内壁部分（领圈组织）仍包绕着牙齿，在手术中应被彻底清除。

2）沟内切口：完成第一切口后，刀片从袋底切至牙槽嵴顶或其附近，将袋壁组织与根面分离，为第二切口。围绕牙齿的一周均做此切口。

3）牙间切口：在内斜切口和沟内切口之后，用骨膜起子将牙龈骨膜瓣从骨面略做分离，暴露内斜切口的最根方，然后再做这一切口，又称为第三切口。将刀片与牙面垂直，在骨嵴顶的冠方水平地切断袋壁组织与骨嵴顶的连接，重点是在相邻牙齿之间的邻面进行，刀片伸入邻间隙，从颊舌方向将欲切除的组织与骨嵴顶彻底断离。

（2）翻瓣术的纵向切口：指在水平切口的近中或近、远中端做的纵向切口，从龈缘开始，经过附着龈，越过膜龈联合，直达牙槽黏膜或达颊侧移行沟处，也称垂直切口。目的是减小组织张力，松弛龈瓣，以便更好地暴露术区。

纵向切口应做在术区近、远中侧比较健康的牙龈组织上，位于牙的颊面轴角处。一般将龈乳头包括在龈瓣内，以利于术后缝合；切口切忌位于龈乳头中央或颊面中央处，否则会影响愈合及外观。在近、远中侧均做纵向切口时，应使龈瓣的基底部略大于龈缘处，略呈梯形，以保证龈瓣的血供。尽量避免在舌、腭侧做纵向切口，

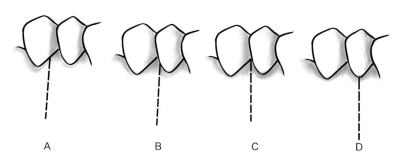

图 21-23　翻瓣术纵向切口位置

A 和 B. 正确的纵向切口位置：在牙的近中线角或远中线角处。C 和 D. 错误的纵向切口位置：在龈乳头中央处、在颊面的中央处。

以免伤及血管、神经（图 21-23）。

（3）保留龈乳头切口：在龈乳头的近远中径较宽时，为了适应植骨术等再生性手术的需要或前牙美观的需要，在做水平切口时，应将整个龈乳头保持在某一侧（唇颊或舌腭侧）的龈瓣上，而不是将龈乳头分为颊、舌两部分，这种切口称为保留龈乳头切口。方法是围绕术区的每个患牙做环形的沟内切口，在邻面不要将颊舌侧龈乳头切断，而在腭侧或颊侧距龈乳头顶端至少 5 mm 处做一弧形切口，贯通近、远中邻牙的轴角，再用柳叶刀切断龈乳头与根方牙槽嵴顶的连接，从而将龈乳头从牙间隙翻至另一侧（颊侧或舌侧）的龈瓣上（图 21-24）。

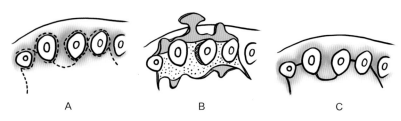

图 21-24　保留龈乳头切口

A. 虚线为切口，将龈乳头保留在颊（或舌）侧的龈瓣上。B. 龈乳头被翻起至颊侧，暴露出下方的骨质。C. 龈瓣和龈乳头复位。

2. 龈瓣的种类　龈瓣的种类包括全厚瓣和半厚瓣。

（1）全厚瓣：翻起的软组织瓣包括牙龈组织全层及下方的骨膜，使骨面暴露，这种软组织瓣称为全厚瓣，也称为黏膜骨膜瓣。全厚瓣用于大多数的翻瓣术中。在手术操作中，是在完成手术切口后，用骨膜分离器进行钝分离，沿牙槽骨将骨膜连同龈瓣一同翻起，使术区的根面和骨面都得以暴露。

（2）半厚瓣：半厚瓣是指翻起的龈瓣只包括表面的牙龈上皮及下方的一部分结缔组织，而深部的结缔组织连同其下方的骨膜仍覆盖于牙槽骨上，牙槽骨并不暴露。在一些膜龈手术中，或者在牙槽骨板很薄或有"骨开窗"等情况下，为了保护牙槽嵴，避免骨暴露所导致的吸收，需要设计为半厚瓣。做切口时，切口深度仅达结缔组织层即可，不要切透骨膜达骨面，然后用锐利的 11 号或 15 号刀片将龈瓣与下方的结缔组织和骨膜锐性分离。

3. 龈瓣的复位　在龈瓣复位之前，必须先彻底除去致病因子、清创，彻底刮除病变区内的肉芽组织，并仔细检查根面，在直视下刮净牙根表面的牙石，进行根面平整，刮除含有内毒素的表层牙骨质，然后复位、缝合。在龈瓣复位前，还可对龈瓣进行必要的修剪，用小弯剪刀清除龈瓣内侧面残留的肉芽组织和上皮，并适当修剪龈瓣外形，使之与骨的外形相适应，并能覆盖骨面，颊、舌侧龈瓣在邻面应能对接。修剪完毕后，用生理盐水冲洗创口并仔细检查，确认无残留牙石及肉芽组织后，将龈瓣复位。

4. 龈瓣的缝合　在翻瓣术中，龈瓣复位后要进行缝合。缝合全厚瓣时通常使用三角针。在牙周手术中对龈瓣的缝合一般使用 4-0 缝线，如采用显微技术，也可采用 5-0 或 6-0 缝线，甚至 8-0 缝线。

龈瓣的缝合方法有多种，如牙间间断缝合、悬吊缝合、褥式缝合、锚式缝合等。

（1）牙间间断缝合：在牙齿邻间隙处将颊、舌侧龈乳头瓣直接拉拢缝合。颊、舌两侧龈瓣的张力相等、高低一致时适用。牙间间断缝合有两种缝合方法，一种是直接环形间断缝合，另一种是 8 字形间断缝合（图 21-25）。一般在颊、舌侧龈瓣相距有些距离时采用

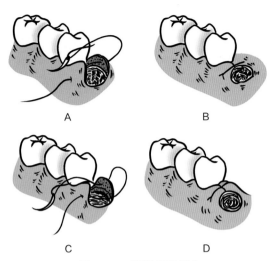

图 21-25　牙间间断缝合

A 和 B. 直接环形间断缝合。C 和 D. 8 字形间断缝合。

8 字形间断缝合。

（2）悬吊缝合：在缝合时利用术区的牙齿来悬吊、固定龈瓣。悬吊缝合包括：

1）单个牙的双乳头悬吊缝合：利用术区牙齿来固定其近、远中的两个龈乳头，单侧翻瓣或双侧翻瓣均可采用。

2）连续悬吊缝合：分为单侧和双侧。

A. 单侧连续悬吊缝合：适用于只需缝合单侧龈瓣时；还适用于涉及多个牙的颊、舌两侧龈瓣复位高度不一致时，此时可分别在颊、舌侧做单侧连续悬吊缝合，将两侧龈瓣分别固定于各自的水平（图 21-26）。

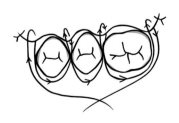

图 21-26　单侧连续悬吊缝合

B. 双侧连续悬吊缝合：适用于颊、舌侧龈瓣高度一致时。先行一侧的单侧连续悬吊缝合，之后在远中端的牙上环绕一周，再进行另一侧的单侧连续悬吊缝合，在近中端的牙上再环绕一周，拉紧后打结（图 21-27）。

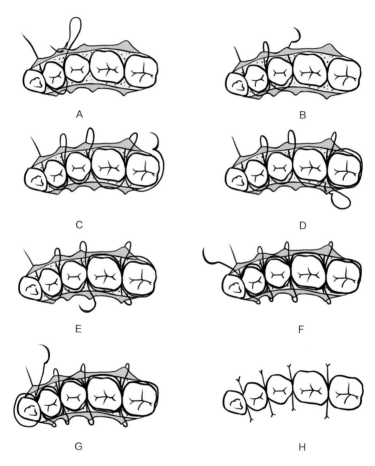

图 21-27 双侧连续悬吊缝合

A. 从最近中端的颊侧龈乳头进针后，绕过牙的舌侧，从颊侧第二个乳头进针。B. 依次缝合颊侧乳头。C. 到最远中端时，从远中绕至颊侧。D. 再从近中绕至舌侧，即在最远中端的牙上绕圈，然后从舌侧最远中乳头进针。E. 从牙的颊侧绕至舌侧。F. 依次缝合舌侧乳头。G. 到术区的最近中端时，缝线要在邻近的牙上绕圈，目的是加强颊、舌侧龈瓣的固定。H. 拉紧缝线、打结，颊、舌侧龈瓣被悬吊固定在牙齿上。

（3）褥式缝合：适用于两牙之间有较大缝隙或龈乳头较宽时，为了使龈瓣能更好地贴合骨面，可在该乳头处做一水平褥式缝合（图 21-28）。

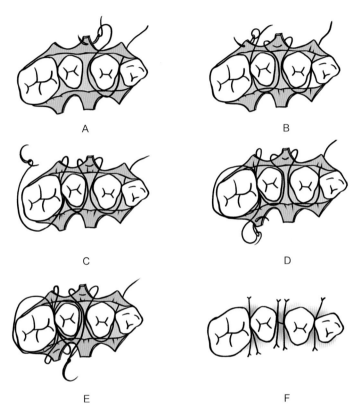

A   B

C   D

E   F

图 21-28　连续悬吊缝合 + 水平褥式缝合

A. 从最近中端的颊侧龈乳头进针后，绕过牙的舌侧，从颊侧第二个乳头进针。B. 当颊侧第二个龈乳头较宽时，可水平向进针，从龈乳头颊侧穿出，再绕过牙齿舌侧，依次缝合颊侧乳头。C. 到最远中端时，从远中绕至颊侧。D. 再从远中绕至舌侧，即在最远端牙上绕圈，然后从舌侧最远中乳头进针。E. 此处舌侧乳头较宽，再次行水平向进针，穿出后从牙的颊侧绕至舌侧。F. 依次缝合舌侧乳头，遇乳头较宽时，可同前加水平褥式缝合，最后拉紧缝线打结。

（4）锚式缝合：将最后一个磨牙远中的龈瓣或缺牙间隙处的龈瓣以锚样的固定方式固定在邻近的牙齿上，适用于最后一个磨牙远中楔形瓣的缝合，或缺牙间隙相邻处的龈瓣闭合。在缝合时进针应尽量靠近牙齿，以使龈瓣紧贴牙面，避免愈合后在牙齿邻面的牙龈形成一 V 形缺口（图 21-29）。

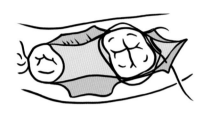

图 21-29 锚式缝合

缝合完毕后应仔细检查，观察龈瓣是否紧密贴合骨面，龈缘有无卷曲，骨面是否被完全覆盖，张力是否适中等。如果发现牙龈发白，表示张力过大，应给予改正。在轻压龈瓣片刻后，检查创口有无渗血。在放置牙周塞治剂之前，用湿纱布在表面轻压 2～3 分钟，由根方压向冠方，挤压出多余的血液及空气，使瓣与骨面、牙面紧贴，其间仅有一薄层血块，从而避免术后形成死腔和感染，利于术后愈合。

【术后护理】

1. 翻瓣术后的护理要遵循防止出血、减轻组织水肿、控制菌斑、防止感染、促进组织愈合的原则。

2. 术后 24 小时内手术相应部位的面部应尽量冷敷，不剧烈运动。

3. 手术当天可刷牙，但不刷术区；局部使用 0.12% 或 0.2% 氯己定液含漱。

4. 如果手术范围广，或进行了骨成形、植骨、牙周组织再生术等，可预防性口服抗生素 4～5 天。

5. 术后 1 周复诊，除去塞治剂并拆线；如为植骨术或牙周组织再生术，可于术后 10～14 天拆线。如创口愈合欠佳，可再敷塞治剂 1 周。

6. 塞治剂去除后，常见到在局部牙龈表面有一层白膜或灰膜，用生理盐水或氯己定液可将其冲洗掉，也可用湿棉球轻轻除去。此时术区创口处组织仍会有轻度水肿，碰触后会出血，应注意避免损伤，切忌探诊。此时还要注意检查根面上有无残留的牙石及菌斑，如有残留应轻轻地去除。

7. 有些患者术后会出现根面敏感，一般数周后会渐渐消失。术后短期内牙齿动度也会增加，一般术后 4 周可恢复至术前水平。愈合过程需要至少 6 周时间，因此，术后 6 周内不要探查牙周袋。

【术后并发症及处理】

1. 术后持续出血　应去除塞治剂，找出出血部位及原因，可通过压迫法止血，必要时可采用电烧灼法止血。止住出血后重新放置塞治剂。

2. 术后疼痛

（1）牙周塞治剂过度伸展，越过了膜龈联合或妨碍了系带的活动，造成局部黏膜水肿甚至溃疡。这种疼痛常出现在术后 1~2 天，只要除去塞治剂的过度伸展部分，疼痛即可消失。

（2）手术过程中骨暴露及骨面干燥的面积过大和时间过长，也会引起术后较严重的疼痛。可服用非甾体抗炎镇痛药物，但对同时服用降血压药的患者需慎用，因为此类药会干扰抗高血压药物的效果。

（3）如果术后疼痛严重，需在局部麻醉下去除塞治剂，仔细检查原因。与感染有关的术后疼痛常伴有局部淋巴结肿大和（或）低热，应服用抗生素和止痛药。

3. 肿胀

（1）在术后 2 天内，有些患者术区相应面颈部可能会出现肿胀，一般质软、无痛，淋巴结也可能肿大，但术区局部并无异常表现。这是对手术过程的非感染性炎症反应，一般在术后 3~4 天会逐渐消退。

（2）如果肿胀持续存在或加重，或出现疼痛，则应使用抗生素，并告知患者在肿胀区做间断热敷，以利于肿胀消退。

（3）对于某些较复杂的手术，术后预防性使用抗生素有助于防止感染和肿胀的发生。

4. 术区牙齿咬合痛

（1）塞治剂过多干扰咬合时会引起咬合痛，通过检查即可发现。去除多余塞治剂即可。

（2）术前调𬌗不够，存在咬合高点，术后可能出现咬合痛。调𬌗有助于症状消除。

（3）术后炎症反应扩展至牙周韧带也可能导致咬合痛，症状一般会随着时间的延长逐渐消退。但如果症状逐渐加重，则应去除塞治剂，检查有无术区感染及残留牙石等局部刺激物。如果术区有脓肿形成，应切开引流，并彻底清除残留的牙石。

5. 全身性反应　患者偶尔会在术后 24 小时内感觉虚弱，或有低热，这可能是手术过程引起短暂菌血症的全身性反应。术前 24 小时开始服用抗生素，并连续服用数天，可防止这种症状的发生。

6. 塞治剂脱落　应及时复诊，重新放置塞治剂。也有学者认为，只要能保持口腔及术区清洁，良好地控制菌斑，术后不放置塞治剂同样可以实现良好的愈合。

二、牙冠延长术

牙冠延长术是通过手术的方法降低龈缘位置，去除相应的牙槽骨，使过短的临床牙冠加长，从而利于牙齿的修复或解决美观问题。生物学宽度是指从龈沟底到牙槽嵴顶的距离，为 2 mm 左右，包括结合上皮的长度（平均 0.97 mm）和牙槽嵴顶冠方牙龈结缔组织附着于根面的宽度（平均 1.07 mm）（图 21-30）。这一距离基本是恒定的。牙冠延长术是基于生物学宽度的原理，通过手术降低牙

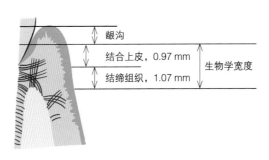

图 21-30　生物学宽度

槽嵴顶和龈缘的水平，在龈沟底与牙槽嵴顶之间建立起符合生物学宽度的距离。

【适应证】

1. 牙齿折裂、龋坏等原因导致残根边缘达龈下，影响牙体预备、取印模及修复，需将牙根断缘暴露者。

2. 龋坏达龈下、根管侧穿或牙根外吸收在牙颈部 1/3 处，而该牙尚有保留价值者，将其暴露出来，以利治疗。

3. 修复体破坏了生物学宽度，需手术重建生物学宽度，并暴露出一定的牙齿结构以重新修复。

4. 临床冠过短，修复体难以固位，或无法粘贴正畸装置者。

5. 因牙齿被动萌出不足或牙龈过长而导致露龈笑，需改善美观者。

【禁忌证】

1. 牙根过短，冠根比失调者。

2. 牙根折断达龈下过多，为暴露牙齿断缘而做骨切除术后，剩余的牙槽骨高度不足以支持牙齿行使功能者。

3. 患牙在术后的长期预后不佳，而手术会导致剩余牙槽骨不足以进行种植修复者。

4. 为暴露牙齿断缘需切除的牙槽骨过多，从而导致与邻牙不协调或明显损害邻牙者。

5. 全身情况不宜手术者。

【方法】

术前要消除牙龈炎症，进行口腔卫生指导；患者能较好地控制菌斑。

1. 切口

（1）在进行手术切口之前先探明牙断端的位置及范围，如在前牙，还应考虑术后龈缘的位置要与邻牙相协调。然后确定预期的术后龈缘位置，根据术后龈缘的新位置确定内斜切口的位置，即位于未来的龈缘处。

（2）前牙美容性牙冠延长术是为了解决露龈笑的问题，此时，切口位置应遵循牙龈的生理外形，龈缘应与上唇的笑线一致（图21-31）。

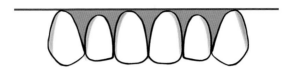

图 21-31　上前牙的龈缘位置关系

中切牙与尖牙的牙龈缘位置相同，侧切牙的龈缘位置向切缘靠近 1 mm。

2. 翻瓣及刮治　沿切口翻开全厚瓣，除去残留的领圈牙龈组织并刮除肉芽组织，暴露根面或牙根断面（图21-32A）。

3. 观察骨嵴顶的位置　观察骨嵴顶的位置，测量骨嵴顶与牙断缘的距离；如为前牙美容手术，则测量骨嵴顶到釉牙骨质界的距离，以及中切牙、侧切牙、尖牙的协调关系。判断是否需要进行骨切除。

4. 骨切除及骨修整

（1）如果骨嵴顶距牙断缘的距离小于 3 mm，则需切除部分支持骨，一般骨嵴顶需降至牙断缘根方至少 3 mm 处，使骨嵴顶的位置满足术后生物学宽度的需要。在骨修整时，需注意使骨嵴高度与其他部位及邻牙的骨嵴逐渐移行，这样才能在术后获得良好的牙龈外形（图21-32B）。

（2）若为改善露龈笑的美容手术，则骨嵴顶应在釉牙骨质界下方 2 mm 处，使得术后牙龈缘位于釉牙骨质界的冠方 1 mm 处。如果

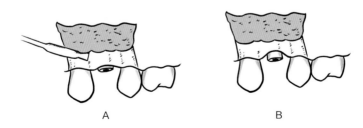

图 21-32　牙冠延长术

A. 翻瓣后，显示牙断缘与牙槽嵴顶的关系；B. 修整骨嵴顶，使其在牙断缘根方至少 3 mm 处，并与其他部位和邻牙的骨嵴移行。

是薄生物型的患者，术后发生骨吸收和进一步龈退缩的可能性大，对这类患者去骨时要保守一些，留有余地。

5. 根面平整　对暴露的根面进行彻底的根面平整，去除根面上残余的牙周膜纤维，防止术后形成再附着。

6. 龈瓣的修剪、复位及缝合

（1）将龈瓣复位后观察其位置、外形和厚度，必要时做适当的修剪。龈瓣的厚度一定要适宜，过厚会影响术后牙龈缘的外形，过薄则可能会出现牙龈退缩。

（2）将龈瓣复位并缝合于牙槽嵴顶处水平。一般采用牙间间断缝合，必要时可配合水平或垂直褥式缝合。如果角化龈过窄，则可将龈瓣做根向复位，采用悬吊缝合。

7. 放置牙周保护剂　对术区进行冲洗、压迫止血后，观察龈缘的位置及牙齿暴露情况，然后放置牙周保护剂。

【术后护理】

与翻瓣术相同。

【牙冠延长术后的修复治疗】

1. 牙冠延长术后修复体的制作应待组织充分愈合、重建后再开始，不宜过早。

2. 一般在术后 4~6 周组织愈合，龈缘位置基本稳定；在术后 6 周至 6 个月期间，仍可有小于 1 mm 的变化（牙龈继续退缩或冠向移动）。

3. 最好能够在术后 1~2 周时先戴临时冠，永久修复体最好在术后 6 周以后再开始制作。

4. 涉及美容的修复应至少在术后 2 个月后开始；如为薄生物型患者，永久修复的开始时间还应后延。

（廖雁婷）

第二十二章

口腔修复治疗技术

第一节　嵌体及高嵌体

一、嵌体

嵌体是一种嵌入牙体窝洞内部，恢复牙齿形态和功能的冠内修复体（图22-1）。

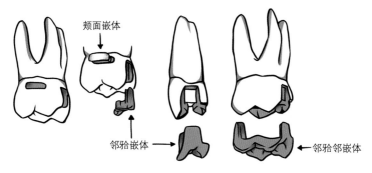

图 22-1　嵌体示意图

【分类】

1. 根据覆盖牙面不同分为单面嵌体、双面嵌体、多面嵌体。
2. 根据修复牙体缺损部位不同分为𬌗面嵌体、颊面嵌体、邻𬌗嵌体等。
3. 根据制作材料不同分为合金嵌体、瓷嵌体、树脂嵌体。

【优点】

嵌体修复与充填体修复相比具有以下优越性：

1. 嵌体可以更好地恢复咬合接触关系和邻面接触关系。

2. 嵌体一般在口外模型上制作，比充填体更能精确地恢复𬌗面的尖窝形态和邻面接触点的部位、大小、松紧等，从而能更好地建立咬合关系和邻面接触关系。

3. 嵌体采用的合金材料比银汞等充填材料具有更好的机械性能，能抵抗外力而不易出现变形、折裂等。

4. 瓷嵌体和树脂嵌体比树脂充填材料具有更好的美学性能和机械性能。

5. 嵌体制作时通过高度抛光可以减少菌斑的附着，从而有更好的生物学性能。

【缺点】

1. 嵌体是外形线较长的修复体，通常在龋坏率低、口腔卫生好的情况下应用。

2. 嵌体（除外高嵌体）能修复缺损的牙体组织，但不能为剩余的牙体组织提供保护。

3. 因就位等要求，其牙体制备量较充填体稍大。

4. 通常采用间接法制作，不能一次完成。

【适应证】

能够采用充填法修复的牙体缺损原则上都可以采用嵌体修复。患牙的龋坏面积不能过大，应有足够的剩余牙体组织来保持自身的抗力并为修复体提供支持，若有这类缺损的患者不愿意接受充填治疗，可选用嵌体修复。嵌体修复也可以用于充填治疗失败的病例。选择适应证时应注意以下几点：

1. 易裂的牙，如失髓牙等，应避免使用嵌体修复。

2. 基牙的鸠尾宽度大于基牙颊舌径的 1/3，缺损造成的窝洞过深。此时，由于牙体缺损的程度使剩余牙体组织不能为嵌体提供固位和保证自身的抗力，在口内行使功能时容易产生嵌体的脱落或牙体的折裂。

3. 为美学要求极高的患者选择嵌体修复时应注意牙位及缺损部位。例如上颌后牙𬌗面金属嵌体对美观影响较小，而下颌则不同；又如前牙采用瓷、树脂嵌体修复时，其边缘线的位置应尽量避免位于牙冠表面，以免粘接界面的暴露影响修复效果。

4. 当患者有磨牙症、紧咬牙、磨耗重等患牙受力大的情况存在时，应避免使用嵌体修复。

【固位原理】

嵌体的洞形预备在预防性扩展、底平、壁直、点线角清楚等方面与充填体的窝洞预备要求相同；嵌体的固位主要借助洞固位形，固位力的大小主要取决于洞固位形的深度和形态（图22-2）。

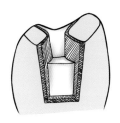

图22-2　嵌体的洞形

【牙体预备】

1. 各轴壁无倒凹并尽可能平行　嵌体是在模型上制作完成后戴入到制备的洞形内的，要求所有轴壁不能有倒凹，否则不能戴入。金属嵌体轴壁要求尽量平行或微向𬌗面外展6°，非金属嵌体轴壁外展12°～15°（图22-3）。

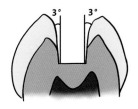

图22-3　轴壁的聚合度（金属嵌体）

2. 洞缘斜面的设计　合金制作嵌体时洞形的边缘特别是在船面洞形的边缘应预备 45° 的洞缘斜面（图 22-4）。它的作用是去除洞缘无牙本质支持的釉质，防止边缘釉质折裂；增加边缘的密合度，防止继发龋的产生。但瓷嵌体和树脂嵌体不能制备洞缘斜面，因为合金有着良好的延展性和强度，金属边缘虽薄但不易折裂，而瓷和树脂材料必须有足够的厚度才能满足强度要求。

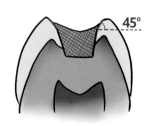

图 22-4　合金嵌体修复时要预备洞缘斜面（45°）

3. 辅助固位形　为了增加固位，还可以增加针道固位形、沟固位形等。

以邻船嵌体的牙体预备为例：

（1）船面洞形的预备

1）去净腐质后建立船面轮廓。用咬合纸仔细检查咬合接触点的位置，根据缺损大小和咬合接触点的位置，设计洞形的外形和扩展范围。

2）使用短锥状钨钢车针或金刚砂车针预备洞形。无缺损时从点隙处开始预备，有龋坏的牙由龋损处开始预备，通过釉牙本质界深达牙本质，预备洞形的深度至少为 2 mm：洞越深，固位越好，但牙体组织的抗力会下降。洞形的底应预备成平面，底平可使应力均匀分布。去腐后洞底多为不规则状，可使用垫底材料将洞底垫平；当局部洞底去腐后预备较深时，为保护牙髓，其他部位的洞底可以预备为正常深度，最终形成不同深度的洞底平面。所有轴壁要求尽量平行或船向外展 6°，建立箱形结构。

3）窝洞可做适当的预防性扩展，窝洞边缘应位于健康的牙体组织内。修复体和预备体的边缘无论是从强度还是从防龋来说，都是薄弱区域，所以为了保护修复体的边缘和洞缘的牙体组织，预备𬌗面洞形时𬌗面轮廓的外形线应避开咬合接触区至少 1 mm。

4）为了防止嵌体水平脱位，需要在𬌗面预备鸠尾固位形（图22-5）。鸠尾的峡部一般放在两个相对牙尖的三角嵴之间，宽度为颊舌尖宽度的 1/4～1/3。鸠尾固位形的预备应尽可能利用缺损区和发育沟，在达到固位要求的同时尽量减小对牙体抗力的影响。

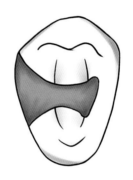

图 22-5 预备鸠尾固位形

（2）邻面洞形的预备

1）使用平头锥状钨钢车针或金刚砂车针预备邻面箱状洞形。邻面箱状洞形的三个轴壁与𬌗面洞形的三个轴壁应保持平行，与就位道方向一致。

2）颊舌两轴壁可外展 6°，龈阶宽度 1.0～1.5 mm，底的平面与髓壁近垂直以提供抗力，其洞斜面为 45°～60°。

3）邻面箱状洞形的颊舌轴壁和龈壁应离开邻面接触点，位于自洁区；洞形与邻牙应有 0.6 mm 的间隙以方便制取印模。

（3）辅助固位形的建立：如需辅助固位形固位，可在𬌗面洞形的底部健康牙本质部位预备针道，在邻面洞形的轴壁与龈阶结合处预备轴沟来辅助固位。

（4）精修完成：连接各轴线角形成连续光滑的外形，用抛光车针仔细抛光边缘线。

【印模制取】

1. 取印模前检查，预备体洞形需要满足以下要求：边缘清晰，无倒凹，洞底及侧壁光滑圆钝，龈下边缘具有可操作性，与邻牙无接触，颌间间隙恰当。

2. 传统印模　使用硅橡胶类或聚醚橡胶类印模材料制取印模，方法与全冠类似。印模要求：牙列完整，预备体边缘清晰、无气泡，预备体各面、点线角清晰、无气泡，无倒凹。

3. 数字印模　使用口内扫描仪进行口内扫描（以 Cerec 系统为例）：首先使用环形开口器隔湿；然后行牙体清洁、边缘暴露，吹干，关闭手术灯；使用结构式扫描模式，上颌、下颌、颊侧依次扫描，从第二磨牙开始扫描至同侧尖牙，颊侧扫描 3 个牙位即可。

【椅旁数字化瓷嵌体的制作】

1. 计算机辅助设计（CAD）/计算机辅助制造（CAM）全瓷嵌体材料选择　根据组成材料不同分为传统玻璃陶瓷、增强型玻璃陶瓷和混合物陶瓷。

根据加工方式不同分为：

（1）直接加工完成最终的修复体，不需要后期烧结等工序。

（2）加工的材料为预烧结材料，先形成修复体的胚体，经过后期烧结或烤瓷技术完成最终修复体的制作。

2. 椅旁数字化瓷嵌体的设计、制作流程　以 Cerec 系统为例，主要包括新建患者资料、口内扫描、绘制预备体边缘、设定就位道、设计形态、研磨等步骤（图 22-6）。

【试戴】

1. 去除预备体洞形内的暂封材料，反复冲洗。

2. 检查嵌体组织面有无缺陷或凸起。

3. 将试戴喷剂喷在嵌体组织面上，在预备体上轻轻试戴，不能用力，否则会引起折裂；用较细的车针逐步磨除标记出的阻碍就位之处，直至完全就位。

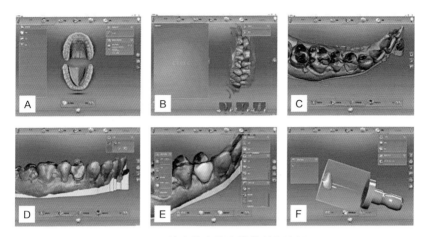

图 22-6 椅旁数字化瓷嵌体制作流程

A. 新建患者资料,在管理界面选择牙位、修复体类型、设计模式及材料;B. 口内扫描;
C. 调整模型中心轴,绘制边缘;D. 设定就位道;E. 设计形态;F. 研磨(10 分钟)。

4. 检查嵌体有无翘动、固位如何、边缘是否密合、咬合是否有高点或干扰等,如有问题做调整。

5. 调𬌗。

6. 再次检查全部边缘是否密合。

7. 上釉(瓷嵌体)、抛光。

【粘接】

1. 基牙粘接前处理 使用无氟抛光膏彻底清洁牙面,牙釉质使用 32% ~ 37% 磷酸酸蚀 30 秒,冲洗,吹干。涂布粘接剂(有些粘接系统需在之前涂布前处理剂)。

2. 玻璃陶瓷修复体粘接前处理

(1)10% 氢氟酸处理嵌体组织面 60 ~ 90 秒后用中和剂中和,然后用流水冲洗干净,再用水汽冲洗。操作目的是选择性地去除玻璃陶瓷中的玻璃相,增加陶瓷内表面粗糙度,形成微孔状结构,从而在增加粘接面积的同时利于树脂突渗透进入形成机械锁结,获得牢固的粘接。

(2)将清洗后的修复体超声震荡 4 ~ 5 分钟(液体为 95% 乙醇、

丙酮或蒸馏水）后取出擦拭，气枪吹干。操作目的是彻底清除剩余氢氟酸及陶瓷表面遗留的沉淀物。

（3）嵌体组织面用硅烷偶联剂进行硅烷化处理：加压均匀涂擦，然后用气枪轻吹，可以重复 2～3 次。操作目的是促使树脂和玻璃陶瓷形成紧密的粘接。

3. 混合物陶瓷修复体粘接前处理

（1）Enamic（Vita 公司）材料是在多孔瓷材的基础上将聚合物材料渗入其中然后固化形成的。对于 Enamic 嵌体，建议进行氢氟酸酸蚀加硅烷偶联剂处理。

（2）Ultimate（3M 公司）材料是将纳米级陶瓷颗粒均匀混入复合树脂中，再通过加热固化形成致密团块，不能进行氢氟酸处理。Ultimate 嵌体粘接前经喷砂（喷砂材料为粒度 50μm 的氧化铝颗粒，强度为 200 kPa）、蒸馏水超声荡洗 3～5 分钟，然后进行硅烷偶联剂处理。

4. 粘接　基牙洞形表面和嵌体组织面均涂擦粘接剂，光固化10 秒，然后使树脂水门汀均匀覆盖基牙洞形表面和嵌体组织面。涂布水门汀过程中避免光照并尽快将修复体就位，用小棉棒擦去多余的水门汀，然后光固化 20～30 秒。

5. 粘接操作中的技术细节

（1）使用橡皮障可以保证粘接过程中良好的隔湿效果。

（2）可使用超声器械辅助嵌体就位。

二、高嵌体

高嵌体是覆盖整个𬌗面的嵌体修复体，一般由 MOD（近中 - 𬌗面 - 远中）嵌体演变而来。当牙体缺损大导致剩余牙体组织颊舌壁薄弱、邻面受到累及导致 MOD 缺损时，预备嵌体洞形后在受力时牙体内部会产生有害的拉应力，容易导致牙折裂。此时，可通过采用覆盖患牙整个𬌗面的方法，使牙体内部有害的拉应力转变为压应力，以保护剩余的牙体组织（图 22-7）。

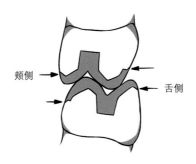

图 22-7　高嵌体受力示意图

【优缺点】

优点：可使洞壁牙体组织的受力性质由嵌体时的拉应力改为压应力，从而使牙折的可能性大为减小。

缺点：牙体预备较复杂，边缘线较长。

【适应证】

1. 取代较大面积的充填体。

2. 后牙的多面缺损。

3. 患牙窝洞的𬌗面部分宽度较大时用嵌体无法支持，但有完整的颊舌壁可保留而不需要全冠修复的情况。

4. 患牙有牙尖需保护。

5. 𬌗重建时恢复咬合关系。

邻面箱状洞形颊舌壁外形线超过轴线角或缺损大，洞形的固位力明显下降时，应使用全冠修复。

（钱锟　刘亦洪）

第二节　贴面

随着树脂粘接技术和全瓷材料性能的进步，粘接修复已经实现，即主要依靠修复材料和牙体之间的粘接力来获得固位，进行牙体缺损的修复。其中贴面是该领域应用最为成熟、效果最好的修复形式。贴面修复是在不磨牙或少磨牙的情况下，应用粘接技术，将复合树脂、瓷等修复材料覆盖在缺损牙体、着色牙、变色牙或畸形牙等患牙表面部位，以恢复牙体正常形态或改善其色泽的一种修复方法。

贴面的常用材料主要是树脂和玻璃陶瓷。其中树脂的价格相对较低，玻璃陶瓷的美观性能、机械强度和耐磨性更佳。玻璃陶瓷又可按照加工方式分为烤瓷贴面、热压铸造瓷贴面（即铸瓷）、CAD/CAM 贴面，其中铸瓷和 CAD/CAM 贴面更为常见。无论哪种加工方式，一定要选择能被氢氟酸酸蚀处理的玻璃陶瓷，因为只有这类陶瓷才能够获得良好的粘接性能。

【适应证】

1. 各种原因造成的前牙区域牙齿体积不足，如切端或邻面的局部缺损、发育异常造成的过小牙、牙齿间隙。

2. 牙齿牙色缺陷，特别是对于牙齿漂白效果不佳的。比如氟斑牙、四环素牙等发育阶段造成的牙色缺陷，或者死髓变色等后天因素造成的牙齿变色。

3. 牙齿表面结构缺陷，如由先天发育异常、后天异常磨耗等原因造成的牙体表面结构异常。

【禁忌证】

1. 釉质大面积缺损。

2. 影响修复预后的咬合异常，如明显的反𬌗、严重的深覆𬌗等。

3. 较严重的排列异常，如严重的牙列拥挤、牙列不齐以及明显的唇倾等排列异常。

【牙体预备】

贴面的牙体预备方式通常有三种：开窗式、对接式和包绕式（图 22-8），其中最常用的是前两种，均有很好的长期临床效果，可根据不同的临床情况进行选择。主要考量是否要改变牙齿的切端形态、预备后的剩余牙体组织量以及所需的瓷材料厚度。

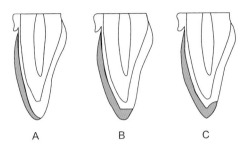

图 22-8　贴面的牙体预备方式
A. 开窗式；B. 对接式；C. 包绕式。

【印模制取】

贴面的印模制取基本同全冠。应在取模前对颊侧牙龈进行排龈，暴露预备体边缘，采用硅橡胶印膜材，按照印膜材的要求制取印模。

【比色】

比色方法同全瓷冠修复。值得注意的是，使用何种材料制作贴面，就应该使用配套的比色板进行比色。另外，在比色时最好能够提供预备体的比色信息，以便技师制作。

【试戴】

由于贴面的厚度薄、透度高，最终修复体呈现出来的颜色由三方面共同决定：贴面、水门汀和预备体。所以在贴面试戴时，一方面要重点检查贴面是否就位，边缘是否密合，邻面接触是否松紧适当，还要对即将使用的水门汀颜色进行试戴。目前市面上主流的贴面粘接系统都配有多支不同颜色的水门汀以及配套的试戴糊剂。在试戴时应在贴面组织面放置少量试戴糊剂，来检验不同颜色水门汀对贴面颜色造成的影响，对最终呈现的颜色效果进行微调。比如基牙颜色正常，追求自然效果，则常用透明色，而如果想对颜色进行适当调整，则选择偏白、偏黄或者遮色型糊剂进行试戴。在这一环节还可以征求患者的意见，共同确认美学效果。

【粘接】

以全瓷贴面为例，粘接的关键就是牙体组织和修复体组织面的处理：预备体表面应以牙釉质为主，并采用全酸蚀技术进行处理；

瓷贴面的组织面则应用氢氟酸进行酸蚀处理，冲洗吹干后辅以硅烷偶联剂，使得粘接剂能够和瓷产生牢固的物理化学结合。

以铸瓷贴面的粘接为例，具体步骤如下：

1. 用开口器或棉卷进行软组织的撑开和隔湿。

2. 排龈，起到暴露边缘、隔绝龈沟液、避免水门汀侵入龈沟等作用。

3. 磷酸酸蚀牙面 15 ~ 30 秒，冲洗并吹干。

4. 根据所选用的粘接系统，在牙面涂布粘接剂，擦拭，在规定时间后吹薄。

5. 在医师处理牙面时，助手可对贴面进行处理：

1）氢氟酸酸蚀贴面组织面 20 ~ 60 秒（根据不同瓷材料的要求而定），冲洗并吹干（氢氟酸为强腐蚀剧毒物，操作时应小心谨慎）。

2）在酸蚀后的贴面组织面涂硅烷偶联剂，静置 1 分钟，吹干；涂粘接剂，吹薄。

3）将之前试戴时选定颜色的水门汀涂抹在贴面上，交由医师放置。

6. 医师在贴面放置过程中要注意力量柔和，避免压碎贴面，确保贴面四周均有少量多余水门汀溢出后用小毛刷去除多余水门汀。

7. 确认贴面完全就位后光固化 1 ~ 2 秒，去除多余水门汀（在这一过程中应注意用力方向，并由助手辅助，避免贴面移位）。

8. 在多余水门汀清除干净后，彻底光固化，通常每个方向的光照时间应在 40 秒以上。

（许桐楷）

第三节　全冠

全冠是覆盖全部牙冠表面的修复体，多用于牙体组织缺损大、利用嵌体或部分冠无法修复时。全冠修复时需要切割的牙体组织较多，但对剩余组织的保护作用好，且牙体预备相对简单，固位力好，在临床上最为常用。

【适应证】

1. 牙体缺损范围大，剩余牙体组织不能在局部单独承受正常殆力，但可为全冠形成足够固位力形与抗力形者。

2. 因发育等问题存在牙间隙、釉质发育不全、轻度错位等，需要恢复正常邻接、咬合及美观者。

3. 作为固定义齿的固位体。

4. 可摘局部义齿基牙需改形、保护者。

5. 严重牙本质过敏，其他治疗无效者。

6. 隐裂牙需要预防折裂者。

【分类】

1. 根据制作材料类型不同可以分为金属全冠、非金属全冠和混合全冠。其中非金属全冠包括塑料全冠和全瓷冠，混合全冠包括烤瓷熔附金属全冠和金属树脂混合全冠。

2. 根据加工工艺不同可以分为铸造全冠、热铸压全冠、计算机辅助切削全冠等。

现阶段临床上最为常见的是铸造金属全冠、烤瓷熔附金属全冠及全瓷冠（图 22-9 和图 22-10）。

【固位设计】

1. 固位原理　全冠的固位力主要来源于摩擦力、约束力和粘接力。

2. 临床影响全冠固位的因素

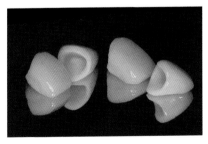
图 22-9　全瓷冠

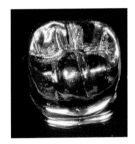
图 22-10　铸造金属全冠

（1）预备体相对轴面的聚合度越小，全冠预备体之间的摩擦固位力越大，对修复体脱位的约束力越大，一般要小于等于6°（图22-11）。

（2）预备体的殆龈高度越大，摩擦力和粘接力越大，预备体抵抗旋转脱位的能力越大，一般预备体的殆龈高度应大于3 mm（图22-12）。

（3）预备体的横截面积越大，旋转脱位的半径越大，抗脱位能力越小（图22-13）。

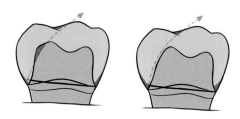

图 22-11　预备体相对轴面的聚合度对全冠固位的影响

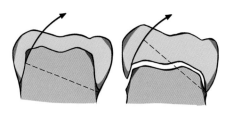

图 22-12　预备体的殆龈高度对全冠固位的影响

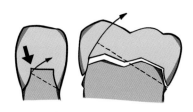

图 22-13　预备体的横截面积对全冠固位的影响

当通过控制以上三个因素不能获得良好固位时，可以增加辅助固位形，如设计沟固位形、针道固位形和洞固位形作为辅助固位。

在良好的固位形设计的基础上，选择良好的粘接水门汀可以提供对修复体的固位。对于固位较差的修复体可以选用树脂粘接剂，对于全瓷冠则必须使用树脂粘接剂。

【牙体预备与要求】

1. 铸造金属全冠的牙体预备要求（图 22-14）

（1）𬌗面预备：功能尖至少预备 1.5 mm，非功能尖至少预备 1.0 mm。

（2）预备功能尖斜面：在功能尖上预备与患牙牙体长轴约成 45°、宽 1.5 mm 的斜面，功能尖斜面与对𬌗牙的牙尖三角嵴平行。

（3）各相对轴壁应相互平行，或𬌗向聚合度小于 6°。

（4）边缘为宽 0.5 mm 的无角肩台，位于龈上至少 0.5 mm。

（5）有必要的辅助固位形。

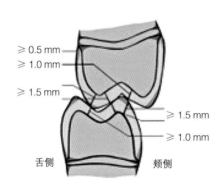

图 22-14 铸造金属全冠牙体预备要求

2. 烤瓷熔附金属全冠的牙体预备（以前牙为例）

（1）切端预备 2.0 mm。

（2）唇面预备 1.2 ~ 1.5 mm。

（3）舌侧预备 0.7 ~ 1.0 mm。

（4）唇侧边缘预备 1 mm 直角肩台，舌侧边缘预备 0.5 mm 无角肩台。

3. 全瓷冠的牙体预备（以前牙为例）

（1）切端预备 1.5 mm。

（2）唇舌面及邻面预备 1.0 mm。

（3）边缘预备为宽 1.0 mm、内线角圆钝的直角肩台。

【比色】

1. 准确翔实地描述和记录患牙各区的颜色特征。

2. 可使用比色板进行比色，也可以使用比色仪比色。

【排龈、印模制取与临时冠制作】

1. 通过排龈，使预备体的龈边缘与牙龈之间形成间隙，利于印模材进入而形成清晰、准确的边缘形态。可以采用机械法、机械化学联合法和高频电刀法等手段获得边缘形态。

2. 全冠制作对印模的精确程度要求较高，宜选用硅橡胶或聚醚橡胶等强度较高的印模材料，灌制超硬石膏模型进行制作。也可以使用椅旁扫描技术获得数字印模，完成数字化切削冠的制作。

3. 临时冠可以用预成冠重衬，也可以用间接法制作，调磨抛光后用临时粘接水门汀粘接。

【全冠的试戴与粘接】

1. 去除临时冠，清洁牙面。

2. 试戴全冠修复体，找出阻碍就位之处，调改至完全就位。

3. 检查有无翘动、固位如何、边缘是否密合，并且行咬合检查。

4. 调𬌗。

5. 上釉、抛光。

6. 选择合适的粘接剂进行粘接，清除多余的粘接材料。

（王琳）

第四节 桩核冠

桩核冠是在残冠或残根上利用插入根管内的桩固位，形成金属桩核或树脂核，然后再制作全冠的修复体。

【适应证】

1. 临床冠大部分缺损，无法直接使用全冠修复者。

2. 临床冠完全缺损，断面达龈下，但经冠延长术或正畸牵引术后可暴露出断面以下最少 1.5 mm 者。

3. 错位、扭转牙而非正畸适应证者。

4. 畸形牙需冠修复，但直接制备固位形不良者。

【设计要求】

1. 剩余牙体硬组织的设计 为了达到牙本质肩领和生物学宽度的要求，牙槽嵴顶以上要保留至少 4 mm 的牙体组织，包括 2 mm 的生物学宽度、1.5 ~ 2 mm 的牙本质肩领和 0.5 mm 的全冠边缘与龈沟底之间的距离。

2. 桩的设计 桩的长度大于等于临床冠长，为根长的 2/3 ~ 3/4；骨内桩长大于骨内根长的 1/2，保留根尖 3 ~ 5 mm 的根尖封闭区（图 22-15）。桩的理想直径为同一横截面根径的 1/3，桩周围根管壁至少 1 mm 厚。

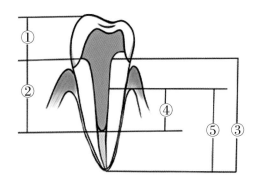

图 22-15 桩的设计要求

首先要保证 3 ~ 5 mm 根尖封闭区。①冠长；②根桩长度；③牙根长度；④牙槽骨内桩的长度；⑤牙槽骨内的根长。要求②≥①，②≈（2/3 ~ 3/4）③，④≥⑤/2。

3. 修复时机　炎症未累及根尖者，根充后 3 天可做；炎症累及根尖者，根充后观察 1 周以上；有大面积根尖病变者，需观察至根尖病变明显减小。

【桩核的制作】

1. 直接法桩核　多使用预成桩加树脂核。预成桩系统包括多种型号的预成桩及与其外形匹配的根管预备钻。根管预备完成后选择与最后的根管预备钻配套的预成桩，用树脂水门汀粘接在根管内，使用配套核树脂材料完成核的制作（图 22-16）。

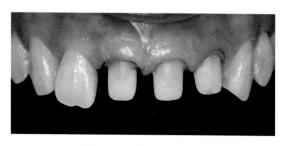

图 22-16　纤维桩树脂核

2. 间接法桩核　根管预备完成后制取印模，灌注模型，由技师在口外模型上完成桩核的制作后，由医生在临床戴入患者口内（图 22-17）。桩核制作完成后继续进行全冠修复。

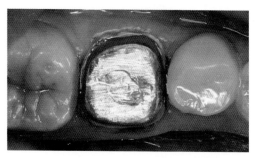

图 22-17　金合金铸造桩核

（王琳）

第五节　固定义齿

固定义齿，又称固定局部义齿或固定桥，是用于修复牙列中少数牙缺失或者少数牙间隔缺失的固定修复体。种植修复也有一部分属于广义的固定义齿，将在后边章节单独讨论。

【优缺点】

固定义齿是修复小范围牙列缺损的经典方式，其与可摘局部义齿比较的优缺点见表 22-1。

表 22-1　固定义齿与可摘局部义齿的优缺点比较

	固定义齿	可摘局部义齿
佩戴舒适性	佳	尚可，需适应
咀嚼效率	佳	差
美观性	佳	有卡环暴露可能
费用	高	相对低
基牙预备量	大	小
适用范围	少数牙缺失	各种牙列缺损修复

【适应证】

固定义齿通常需要磨除大量的基牙牙体组织，所以选择固定义齿修复一定要非常慎重。随着种植修复的不断发展，传统固定义齿修复因需磨除大量基牙牙体组织、基牙负担重等不利因素，很多情况下已经不再作为牙列缺损修复的首选。一般情况下固定义齿可用于修复前牙区缺失的 1~4 颗切牙，或后牙区缺失的 1~2 颗牙，第二磨牙游离缺失除外。尖牙单牙缺失时，由于其位于牙弓转角位置，扭力大，不宜行固定义齿修复。

另外，固定义齿对基牙的要求也要高一些：牙冠应具有正常的外形，能够满足抗力形和固位形的要求；牙根长、多者为佳；牙周健康，牙槽骨吸收少于 1/3；冠根比＜ 1；倾斜角度＜ 30°。

【组成】

固定义齿由三部分组成：固位体、桥体和连接体。

1. 固位体　有冠内固位体、冠外固位体和根内固位体几种，其中临床上最常用的是全冠型冠外固位体，是固位力最强的固位体，包括金属全冠、金属烤瓷全冠、全瓷全冠。各固位体间应有良好的共同就位道，在就位时不对基牙产生任何应力。另外，在牙体预备过程中应注意在颊舌向和近远中向都要尽量控制聚合度，因为受扭力矩影响，固定桥在这两个方向都容易发生脱位。如果基牙临床冠短，可制备 2～4 条轴沟，以增加固位力。固定桥两端的固位体固位力大小应接近，否则在使用中固位力小的一侧容易发生松脱，但义齿并不脱落，造成松脱端继发龋。

2. 桥体　是固定义齿修复缺失牙形态和功能的部分。其按照桥体龈端外形可分为球形、改良盖嵴式和悬空式三种。桥体的龈端设计有两个原则：不压迫、能清洁。后牙区多采用球形和改良盖嵴式，前牙区多用改良盖嵴式，悬空式因其影响美观和后牙舌侧感觉，仅用于牙槽嵴严重吸收的情况。后牙桥体的近远中径和颊舌径通常根据邻牙尺寸进行设计，在基牙条件欠佳的情况下，可进行减径设计，缩小桥体在咀嚼时的受力面积。后牙桥体设计时应尽量恢复正常覆盖，否则可能导致咬腮。

3. 连接体　是连接固位体和桥体的部分，分为固定连接体和活动连接体两种，临床较为常用的是固定连接体，即把固位体和桥体固连形成一个不活动的整体。在设计制作连接体时要考虑决定其强度的横截面积，避免在此处发生折裂。前牙的连接体设计与美学效果有较大关系，应与技师加强沟通。

【牙体预备】

固定义齿的牙体预备主要是两端固位体的预备，常用的形式为全冠型冠外固位体，制备方式同全冠。不同固位体间应形成共同就位道，可在预备完成后用制作临时桥的方式来检验是否满足要求。

【材料选择】

固定义齿根据缺牙的位置、咬合情况、修复空间、对美观的需求等多方面因素来选择采用何种材料制作，常用的材料有各类铸造金属、各类金属烤瓷、氧化锆、二硅酸锂增强玻璃陶瓷等。其中全瓷材料因其更好的生物相容性、更好的美学效果，甚至更好的强度，应用越来越广泛。

【试戴和粘接】

试戴的操作和全冠修复体基本一样，不同的是要对桥体外形和龈端外形进行检查和调整，调整的目标为龈端与黏膜有接触，但无持续压力，可通过观察固定义齿就位后桥体龈方的黏膜颜色来辅助判断。粘接时也与全冠一致，可酌情选择粘接力更大的树脂水门汀进行粘接。在清理多余水门汀时，应格外注意清理桥体下方的水门汀，可在戴牙前预先留置牙线或使用引线器帮助牙线穿过桥体。

（许桐楷）

第六节　可摘局部义齿

可摘局部义齿是利用余留天然牙以及基托下黏膜和骨组织作为支持，依靠义齿的固位体和基托来固位，用人工牙恢复缺失牙的形态和功能，用基托材料恢复缺损的颌骨、牙槽骨及周围软组织形态，患者能够自行摘戴的一种修复体。可摘局部义齿由固位体、连接体、基托和人工牙组成，是牙列缺损的修复方法之一。

【适应证】

1. 各种类型的牙列缺损，单颌牙列从缺失一个牙齿到仅剩一个牙齿，尤其是游离端缺失者，均可采用可摘局部义齿修复。

2. 因职业需求不能有缺失牙影响外观和功能者，或患者高龄体弱，不能拔除过多数目的牙齿时。

3. 缺牙并伴有牙槽骨、颌骨和软组织缺损者。

4. 腭裂患者需以基托封闭裂隙者。

5. 不能耐受固定义齿修复过程（磨除牙体组织）或主动要求做可摘局部义齿修复者。

【禁忌证】

1. 缺牙间隙过小，义齿强度不能达到修复要求者。

2. 基牙呈锥形，固位形态过差，义齿不能获得足够的固位力者。

3. 精神疾病患者或生活不能自理、易将义齿误吞者。

4. 口腔黏膜溃疡经久不愈者，以及严重的龋病或牙周病未得到治疗控制者。

【义齿设计】

可摘局部义齿应该在保证口腔剩余组织健康的前提下，具有良好的固位、稳定和支持，达到良好的功能效果，戴用舒适，摘戴方便，坚固耐用。可摘局部义齿的分类设计如下：

1. Kennedy 第一类义齿设计　Kennedy 第一类指牙弓双侧远中游离端缺牙，或称牙弓双侧远中游离缺失。通常采用混合支持式义齿设计。当余留牙数目少且牙周健康状况差时，也可采用黏膜支持式设计。混合支持式义齿设计要点是尽量控制游离鞍基的翘动、旋转和摆动，以减小基牙扭力，保护牙槽嵴健康。可采取以下措施：

（1）在主要基牙上设计近中𬌗支托或采用应力中断式卡环，如 RPA 卡环、RPI 卡环、改良 RPA 卡环或回力卡环等，以消除末端基牙上的扭力。

（2）设计间接固位体。

（3）用大连接体或基托连接，扩大游离鞍基，使咬合力分散到更广泛的牙槽嵴上。

2. Kennedy 第二类义齿设计　Kennedy 第二类指牙弓单侧远中游离端缺牙，或称牙弓单侧远中游离缺失。此类由于为单侧游离缺失，因此义齿不易平衡、稳定。设计要点如下：

（1）游离端只缺失一个第二磨牙时，可设计活动桥。

（2）游离端侧缺牙两个以上者，必须做双侧设计。在游离端侧末端基牙上放置卡环，此卡环设计近中𬌗支托或采用应力中断式卡环，以消除末端基牙上的扭力。用大连接体连到牙弓的对侧，在对侧牙弓上选择一个基牙放置卡环，卡臂尖应位于支点线游离端一侧或位于支点线上。

（3）设计间接固位体。如对侧也有缺牙，则可在缺隙远中侧的基牙上放置卡环，缺隙近中侧的基牙上可仅放置𬌗支托作为间接固位体。

3. Kennedy 第三类义齿设计　Kennedy 第三类指牙弓单侧后牙非远中游离端缺牙。此类义齿多为牙支持式义齿。

设计要点：义齿的𬌗力由基牙负担，牙弓两侧联合设计，以大连接体相连，缺隙前后和牙弓两侧各固位体间有交互对抗，起到均衡固位与跨弓稳定作用。

为保证义齿稳定，可采取以下措施：

（1）在缺隙两侧的基牙近缺隙侧边缘嵴处均要放置𬌗支托。

（2）单个后牙缺失，或两个牙间隔缺失者，可设计活动桥。

（3）若一侧牙弓上有多个牙缺失，除在邻近基牙上设计直接固位体外，还需在牙弓对侧设计间接固位体，卡环数量一般不超过 4 个。若牙弓两侧均有缺牙，可用大连接体连接（双侧联合设计）。

4. Kennedy 第四类义齿设计　Kennedy 第四类为越过中线的前部缺牙。此类的缺隙在牙弓的前端，余留牙在牙弓的远端。设计要点如下：

（1）少数前牙缺失、余留牙健康者，可设计牙支持式义齿。在邻牙缺隙侧采用舌支托，在两侧后牙上设计间隙卡环或联合卡环。

（2）多个前牙缺失者，前部缺隙形成游离端，常设计混合支持式义齿。为了控制前牙区游离端的翘动，可在远中余留牙上设计卡环或𬌗支托作为间接固位体，以平衡、稳定义齿。

（3）直接固位体通常放在第一前磨牙远中的余留牙上，以免影响美观。

（4）当远中为孤立牙时，应将𬌗支托置于远中，固位卡臂尖进入近中倒凹，既可抵抗前方翘动和旋转脱位，还可减小基牙受到的扭力。

（5）前牙为深覆𬌗时，腭侧应设计金属基托。

【修复治疗方法】

1. 修复前准备

（1）拔牙：余留牙是否要拔除既要考虑其病变的程度、治疗的可行性和预后效果，还要考虑保存与拔除该余留牙对修复效果的影响。

（2）外科手术：包括牙槽嵴修整术（如骨尖、骨突、下颌隆突修整术）、软组织成形术（如唇、颊、舌系带附着位置过高以及松软牙槽嵴的修整术）和肿物切除与治疗。

（3）牙体牙髓治疗：余留牙存在龋病、楔状缺损、牙髓病变和根尖病变者，应进行完善的充填或根管治疗。

（4）牙周治疗：余留牙存在牙龈炎、牙周病者，修复前应进行系统的牙周治疗。

（5）调𬌗：余留牙存在咬合干扰、创伤者，可通过调磨等方法尽快去除咬合创伤。

（6）必要的正畸治疗。

（7）黏膜疾病治疗。

2. 可摘局部义齿的牙体预备

（1）基牙和余留牙的调改：磨除过高牙尖和锐利的𬌗边缘嵴；调整过长或下垂的牙，制作出𬌗支托凹间隙，改善𬌗平面及𬌗曲线；根据就位道方向调整基牙固位倒凹的深度和坡度；牙齿外形重建以改善卡环的位置，圆环形卡环固位臂的起始部分和所有对抗臂均应位于外形高点线以上。

（2）导平面的预备：基牙邻面导平面的制备应在𬌗支托凹预备之前进行，这样不影响𬌗支托凹的深度、宽度与形态。一般用柱状金刚砂车针制备，与就位道平行且相互平行。龈𬌗向的预备长度多为临床冠长的 1/3 ~ 2/3，约 3 ~ 4 mm，沿天然牙颊舌向曲度进行预备，并抛光。小连接体所经过的区域也可制备出小的导平面。

（3）𬌗支托凹的预备：一般预备在缺隙两侧基牙的近、远中边缘嵴处。建议用棒槌状金刚砂车针进行预备。铸造𬌗支托呈圆三角形，在基牙边缘嵴处最宽，是颊舌径的 1/3 ~ 1/2，向𬌗面中部逐渐变窄（图 22-18）；长度为近远中径的 1/4 ~ 1/3；深度在边缘嵴处为

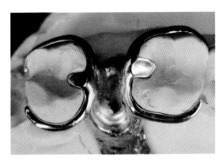

图 22-18 𬌗支托的形态

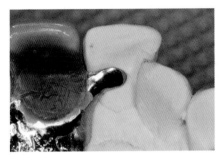

图 22-19 舌隆突支托的形态

1~1.5 mm。支托凹与基牙长轴垂直或成 20°斜面，使𬌗支托传递的𬌗力与基牙长轴一致。所有线角圆钝，抛光。

（4）舌隆突支托凹的预备：舌隆突支托凹主要用于上下颌尖牙。一般用棒槌状金刚砂车针进行预备，应位于舌隆突上方中央区，颈 1/3 和中 1/3 交界处，侧方观察呈圆钝的倒"V"字形（图22-19）。近远中长 2.5~3 mm，唇舌径宽 1.5~2 mm，切龈径深1~1.5 mm，并抛光。舌隆突支托凹应提供确定的垂直终止点。

（5）隙卡沟的预备：钢丝弯制卡环一般深度以 0.9~1 mm 为宜，铸造间隙卡环隙卡沟的深度和宽度要求均为 1.5~2 mm。建议用柱状金刚砂车针进行预备，不要破坏两个邻牙的邻接触点，以免形成楔力使基牙移动。沟底应修整为圆形，颊舌外展隙的转角适当加大并磨圆，抛光。

（6）修改基牙外形以改善卡环位置，根据就位道降低天然牙外形高点，使卡臂位置向中 1/3 或龈 1/3 移动。

3. 印模制取和颌位关系记录

（1）印模：可摘局部义齿的印模不仅要求取得基牙和余留牙的准确形态，还要取得余留牙周围、缺牙区牙槽嵴及所有义齿覆盖区域完整、精确的组织形态，以及软组织的功能状态。多数情况使用成品托盘；Kennedy 第一类、第二类及缺牙较多的第三类和第四类牙列缺损的患者可采用个别托盘进行印模制取，从而获得较高的精确度。

制作个别托盘时，首先用红膏和藻酸盐制取初印模（图 22-20A）并灌注石膏模型。在模型上确定个别托盘边缘，用不同颜色的线或实线、虚线来分别表示边缘反折线及个别托盘边缘线（图 22-20B）。模型填倒凹（图 22-20C），涂布石膏分离剂。用光固化树脂基托材料制作个别托盘并修整（图 22-20D）。

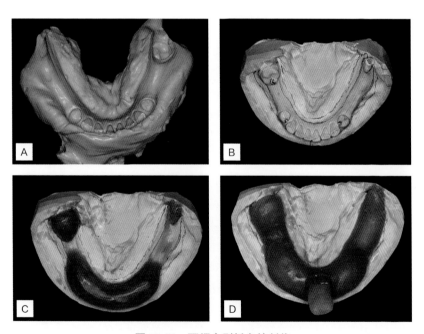

图 22-20　下颌个别托盘的制作

A. 下颌初印模；B. 石膏模型，黑线表示边缘反折线，红线表示个别托盘边缘线，个别托盘边缘线较边缘反折线短约 2 mm；C. 下颌模型填倒凹；D. 制作完成的下颌个别托盘。

藻酸盐印模材最为常用（图 22-21），还可应用橡胶类印模材以获得更精细、准确的印模。

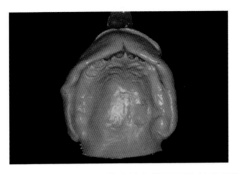

图 22-21 个别托盘＋藻酸盐印模材制取的终印模

（2）颌位关系记录：远中或近中游离缺失等牙列缺损患者，余留牙在口内可维持正常的正中𬌗，但在模型上，上下颌咬合关系不稳定者，需要制取颌位记录。

对于缺失牙过多，或者上下颌牙交错或间隔缺失，余留牙丧失咬合支持，不能维持正常、稳定的正中𬌗和面部垂直高度的患者，需要像全口义齿修复一样记录𬌗平面、前牙丰满度、人工前牙排牙标志线、垂直距离和水平关系（图 22-22）。这时需要制作光固化暂基托以确保暂基托强度足够、不变形。具体制作流程依次为画边缘

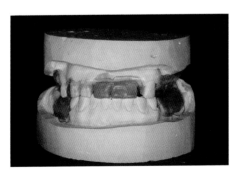

图 22-22 颌位关系记录上前牙丰满度、
中线、垂直距离及水平关系

反折线（图 22-23A）、填倒凹（图 22-23B）、涂布分离剂、铺暂基托（图 22-23C）、光固化及打磨边缘。

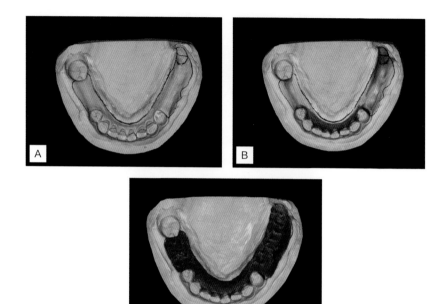

图 22-23　光固化暂基托的制作

A. 按基托边缘线要求画线；B. 模型填倒凹；C. 制作光固化暂基托及倒刺。

4. 可摘局部义齿的试支架与试排牙　通过试支架与试排牙的步骤（图 22-24），可以检验工作模型有无变形，金属支架是否能够完全就位以及有无变形，制取的颌位关系是否正确，对于美观要求较高的患者可以进行美学评估，以免造成制作完成的义齿返工重做。主要检查以下内容：

（1）义齿金属支架是否能完全就位，通过观察𬌗支托、舌隆突支托及大连接体前后缘的密合程度来判断。

（2）义齿金属支架是否稳定，有无翘动。

（3）义齿蜡型的咬合关系是否正确，后牙区人工牙是否在牙槽

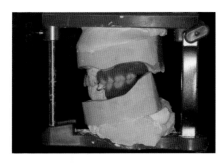

图 22-24　颌位关系记录上前牙丰满度、中线、垂直距离及水平关系

嵴顶连线上。

（4）义齿蜡型恢复的𬌗平面及𬌗曲线是否正确。

（5）义齿前牙区的人工牙排列是否满足美观要求。

5. 可摘局部义齿的初戴　义齿就位时，将薄咬合纸垫在义齿组织面下进行试戴，不要强行戴入，少量、多次缓冲调改直至义齿完全就位。检查基托、大连接体与黏膜的密合性。检查基托与相邻活动软组织之间的关系。调节固位力，使其达到理想状态。向患者交代戴牙须知。

【检查咬合关系的方法】

1. 检查正中𬌗　后牙双侧均匀接触，前牙与对𬌗牙有良好的接触关系，达到最广泛的牙尖交错咬合关系。

2. 检查咬合垂直距离　确认可摘局部义齿没有不适当地升高或降低垂直距离。

3. 检查牙齿接触关系　在咀嚼运动过程中，上下牙列有适当的接触关系。

【并发症及处理】

1. 基牙疼痛　基牙受力过大者可适当放松卡环或缓冲基托。基牙患龋病或牙周病者进行相应治疗。

2. 软组织疼痛

（1）基托边缘过长、过锐，基托组织面小瘤，牙槽嵴骨尖或骨突、骨嵴等均可造成局限性压痛。处理方法：采用义齿压痛糊剂进行定位，基托组织面局部进行少量、多次缓冲处理。

（2）𬌗支托未起到支持作用、咬合高及咀嚼时义齿不稳定均可导致大范围的弥漫性疼痛，表现为黏膜红肿、压痛明显。处理方法：增加𬌗支托支持，扩大基托支持面积，调𬌗解除𬌗干扰等。

3. 固位不良

（1）义齿弹跳者应检查并修改卡环臂。

（2）义齿松动者应修改卡环与𬌗支托，或重新制作卡环。

（3）基托与组织不贴合，或边缘贴合不好者，应对基托做重衬处理。

（4）基牙牙冠小或呈锥形，缺乏有利的固位倒凹者，应增加基牙或改变卡环的类型。

（5）人工牙排列位置不当者，应按照选磨调𬌗的原则进行磨改，如无法改善，应重新排列人工牙。

（6）基托边缘伸展过长者，可将基托边缘磨短，避开基托系带处。

4. 义齿咀嚼功能差

（1）𬌗低者加高咬合。

（2）人工牙𬌗面过小者应加大𬌗面，改良𬌗面形态。

（3）𬌗关系不好者重新排牙。

（4）义齿恢复的垂直距离过低者恢复正确的垂直距离。

5. 摘戴困难　根据相应原因进行处理，包括调改卡环，磨改基托，教会患者如何摘戴义齿。

6. 食物嵌塞　义齿设计、牙体预备时应预备导平面，尽量减小不利倒凹。加强患者口腔卫生和义齿的清洗。

7. 发音不清晰　基托过大、过厚者适当磨薄基托，磨小或调磨人工牙的舌面以改善发音。

8. 咀嚼肌和颞下颌关节不适　可通过加高或降低垂直距离以及调𬌗来解决。

（李思雨）

第七节 全口义齿

无牙颌是指各种原因导致的上颌和（或）下颌牙齿全部缺失后的颌骨。牙列缺失是发生在口腔的一种常见病、多发病，多见于老年人，导致牙列缺失最常见的两个病因为龋病和牙周病。

全口义齿是牙列缺失的常规修复治疗方法，它是采用人工材料替代缺失的上颌或下颌完整牙列以及相关组织的可摘义齿。全口义齿由人工牙和基托两部分组成，靠义齿基托与无牙颌黏膜组织紧密贴合及边缘封闭产生的吸附力和大气压力，使义齿吸附在上下颌牙槽嵴上，恢复患者的缺损组织和面部外观，恢复咀嚼和发音功能。全口义齿是黏膜支持式义齿，义齿基托覆盖下的黏骨膜和骨组织承担义齿的咬合压力。

【印模和模型】

二次印模法是先采用成品托盘加印模膏或藻酸盐制取初印模，然后灌注石膏模型，在模型上制作个别托盘，即与特定患者个体无牙颌形态相适应的印模托盘，最后用个别托盘加终印模材取得终印模。此方法虽然相对繁琐，但是印模准确性好，是临床上普遍采用的方法。

选择合适的托盘：成品无牙颌托盘多为无孔托盘。上颌托盘为半椭圆形，覆盖牙槽嵴和上腭；下颌托盘仅覆盖牙槽嵴，为马蹄形。托盘的宽度应比牙槽嵴宽 2~3 mm，周围边缘高度应离开黏膜皱襞 2~3 mm，在唇、颊、舌系带处有切迹。上颌托盘后缘两侧应伸至翼上颌切迹，腭侧至颤动线后 3~4 mm；下颌托盘后缘应盖过磨牙后垫。

1. 操作方法一 用成品托盘加印模膏取得初印模，然后将初印模修改成个别托盘，再加流动性较好的藻酸盐印模材取得终印模。

（1）将印模膏放置在 60~70℃的热水中软化后，取适量软化的印模膏放置在托盘上，用手指轻压，使印模膏表面形成牙槽嵴形状的凹形。

（2）边缘整塑：保持托盘稳定不动，通过被动功能整塑和（或）

主动功能整塑，确定印模边缘的正确位置和形态。边缘整塑的关键是印模膏的温度和量，整塑可分段进行（图 22-25A）。

（3）将印模膏初印模的组织面及边缘均匀刮除一层（1～2 mm），去除组织面的倒凹，在切牙乳突和有骨性隆突等需要缓冲的部位应适当多刮除一些（图 22-25B）。

（4）将经过修整的初印模作为个别托盘，吹干后，取藻酸盐印模（图 22-25C）。

（5）将印模从口内取出，检查印模质量。不可强力脱模，终印模表面应完整，无气泡和缺损，组织纹理清晰，终印模材厚度适中、均匀，最好没有印模膏暴露（图 22-25D）。

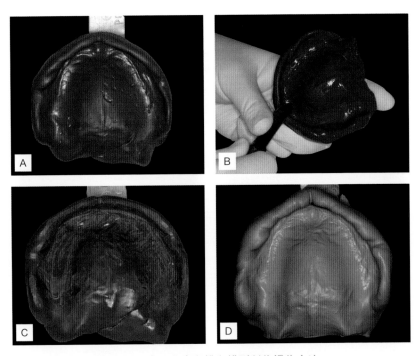

图 22-25　全口义齿印模和模型制作操作方法一
A. 制取完成的初印模组织面；B. 修整初印模组织面；C. 修整完成的初印模组织面；
D. 制取完成的终印模组织面。

2. 操作方法二　先用成品托盘加藻酸盐印模材取初印模（或以方法一的终印模作为初印模），并灌注石膏模型。然后在石膏模型上制作光固化树脂个别托盘，再用此个别托盘加终印模材取得终印模。

（1）取初印模。

（2）用初印模灌注石膏模型。

（3）制作个别托盘

1）确定个别托盘的边缘：在石膏模型上，用铅笔沿前庭沟底和下颌舌侧黏膜皱襞沟底画一条虚线，上颌后缘线为腭小凹后 4 mm 处，下颌后缘线包括整个磨牙后垫。在此虚线内向牙槽嵴方向 2 mm 处再画一条实线，此线即为个别托盘的边缘（图 22-26A）。

2）在属于缓冲区的部位（如切牙乳突、上颌隆突、下颌隆突）适当涂蜡进行缓冲。有倒凹的部位应填倒凹（图 22-26B）。

3）模型表面涂布凡士林或藻酸盐分离剂。

4）应用预成 2 mm 厚的光固化树脂暂基托材料在模型上压塑成型，沿模型上所画实线去除多余部分，然后在光固化灯下照射，即可硬固（图 22-26C）。或调拌适量的专用自凝树脂，压成 2 mm 厚的片状，再铺塑在模型上去除多余部分，在前部牙槽嵴顶中线部位添加手柄，手柄的位置不要妨碍上下唇活动。

5）待树脂硬固后，将个别托盘从模型上取下，对托盘边缘进行打磨修整（图 22-26D）。

（4）取终印模：用终印模材制取。常用的终印模材有藻酸盐（图 22-27）、各种低黏度的橡胶类印模材及氧化锌丁香油糊剂等。

由初印模灌制的模型称为初模型，用于制作个别托盘。由终印模灌制的模型称为工作模型，用于制作暂基托和全口义齿。为了防止工作模型磨损，保证义齿制作的准确性，工作模型最好采用硬石膏灌制。

工作模型的尺寸要求：模型最薄处不能少于 10 mm，边缘宽度 3 mm，超过印模边缘外侧 3 mm 高。工作模型的灌注方法有围模灌注法和二次灌注法两种。

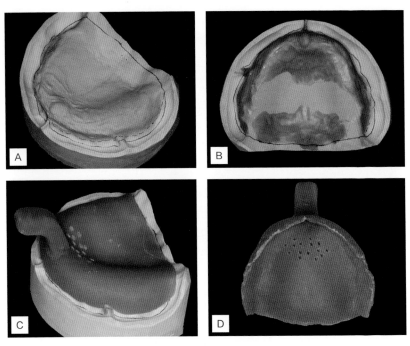

图 22-26　个别托盘的制作
A. 个别托盘画线；B. 模型缓冲、填倒凹；C. 制作个别托盘；D. 修整个别托盘边缘。

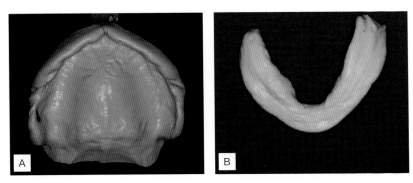

图 22-27　终印模
A. 制取完成的上颌终印模组织面；B. 制取完成的下颌终印模组织面。

【颌位关系记录】

颌位关系又称颌位，泛指上下颌之间的相对位置关系。颌位关系通常包括垂直关系和水平关系：垂直关系为上下颌之间在垂直方向上的位置关系，常用鼻底至颏底的面下 1/3 高度表示，称为垂直距离；水平关系为上下颌之间在水平方向上的位置关系。

1. 确定垂直距离

（1）息止颌位法：测量无牙颌患者息止颌位时的垂直距离，然后减去 2～3 mm，即可得到该患者的咬合垂直距离。

（2）面部比例等分法：人的面部存在大致的比例关系，其中垂直向比例关系有二等分法和三等分法。二等分法是指鼻底至颏底的距离（垂直距离）约等于眼外眦至口角的距离。三等分法是指额上发迹至眉尖点、眉尖点至鼻底、鼻底至颏底三段距离大致相等。

（3）面部外形观察法：垂直距离恢复正常者，正中𬌗咬合时上下唇自然闭合，口裂平直，唇红厚度正常，口角不下垂，鼻唇沟和颏唇深度适宜，面部比例协调（图 22-28）。

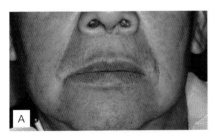
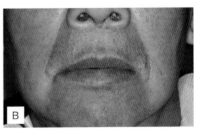
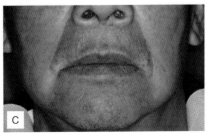

图 22-28　垂直距离恢复情况（面部外形观察法）
A.垂直距离恢复过低；B.垂直距离恢复过高；C.垂直距离恢复适中。

（4）拔牙前记录法：在患者尚有余留天然牙维持正常的正中殆咬合时记录其垂直距离，或记录面部矢状面侧貌剪影。

临床上常需要结合不同的方法，互为参考。

2. 确定水平关系　直接咬合法是临床上较为常用的一种方法。该方法嘱患者使用双侧后牙同时咬合，在患者感觉舒适的情况下，利用殆托上的蜡堤和殆间记录材料记录其上下颌殆堤间的水平位置关系，通常记录的是患者下颌肌力闭合道终点的位置。

3. 颌位关系记录的方法

（1）暂基托的制作：采用光固化树脂或自凝树脂进行暂基托的制作。按如下步骤制作：工作模型画线（图 22-29A）、填倒凹（图 22-29B）和涂布分离剂（以免损伤模型）。暂基托的制作方法与制作个别托盘相似，厚度约 2 mm，边缘伸展与模型上的黏膜反折处一致，但须在与殆堤相连处制作倒刺以利于殆堤固位（图 22-29C）。树脂硬固后从模型上取下，打磨光滑（图 22-29D）。

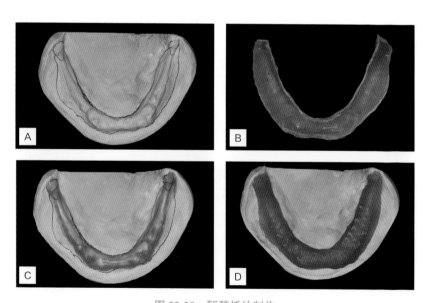

图 22-29　暂基托的制作

A. 下颌模型画线；B. 填倒凹；C. 制作光固化暂基托；D. 下颌暂基托边缘打磨光滑。

（2）殆堤的制作：将蜡片烤软卷成条状，弯成与颌弓形态一致的弓形，压在暂基托上牙槽嵴的位置形成蜡堤，用热蜡刀将蜡堤与基托粘接，切除蜡堤远中过长的部分。此部分蜡堤高度应根据患者的殆间距离来决定。

修整殆堤高度：上殆堤前部高度（基托边缘至蜡堤殆平面）为 20～22 mm，向后逐渐降低，上颌结节部位高度为 16～18 mm。下殆堤平行于下颌牙槽嵴的平均平面，高度至磨牙后垫中点。上下殆堤前部宽度为 5 mm，后部宽度为 10 mm（图 22-30）。

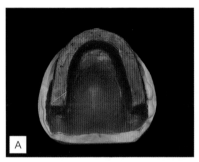
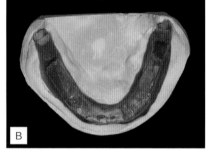

图 22-30 殆堤
A. 修整完成的上殆堤；B. 修整完成的下殆堤。

修整唇颊面形态，使蜡堤唇颊面至基托边缘为一个平滑的表面。前部蜡堤唇面应位于切牙乳突中点前方 8～10 mm。

（3）调整殆托唇面丰满度：将上殆托戴入患者口内，检查患者在自然、放松状态下面部的丰满度，上唇是否塌陷或过突，左右是否对称。可通过在上殆托唇面添蜡或去除的方法，来调整殆托对上唇的支持，获得满意的丰满度。

（4）确定殆平面：最终确定的殆平面前部位于上唇下缘下方 1～2 mm 处，并与瞳孔连线平行；殆平面后部与鼻翼-耳屏连线平行。可将殆平面板置于上殆堤殆平面上，检查殆平面的位置，然后进行相应调整。

（5）确定垂直距离：升起治疗椅靠背，让患者上身坐直，保持头颈部直立，目光平视。用笔在患者鼻底和颏底处皮肤表面各做一标记点，将上𬌗托戴入患者口内，使其精神放松，上下唇轻轻闭合，用垂直距离测量尺测得患者息止颌位时的垂直距离。息止颌位垂直距离减去 2～3 mm 即为该患者的咬合垂直距离。

将下𬌗托戴入患者口内，检查上下𬌗托咬合时的垂直距离。通过调整下𬌗托蜡堤高度，使上下𬌗托轻轻咬合时达到所确定的咬合垂直距离，同时上下蜡堤平面能够均匀接触。

（6）确定正中关系：

在上下𬌗托蜡堤后部𬌗平面上左右两侧分别切出前后两条不平行的 V 字形沟，深约 3 mm（图 22-31A 和 B），将下𬌗托蜡堤𬌗平面后部（相当于尖牙部位以后）去除 2 mm 厚（图 22-31C）。

先将上𬌗托戴入患者口内，在下𬌗托蜡堤后部添加加热软化

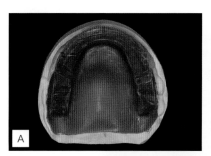
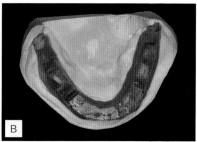
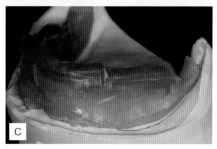

图 22-31　确定正中关系

A.上𬌗堤后部两侧 V 字形沟；B.下𬌗堤后部两侧 V 字形沟；
C.下𬌗堤后部去除 2 mm 厚的蜡堤。

的蜡等咬合记录材料，然后将其迅速戴入口内，采用直接咬合法等方法，使下颌咬合至上下𬌗托前部蜡堤轻轻接触为止。待咬合记录材料硬固后，将上下𬌗托从口内取出，检查上下𬌗托对位情况，咬合记录材料应该固定于下颌蜡堤上，与上颌蜡堤对位准确、稳固（图 22-32）。

（7）𬌗堤唇面标志线：确定颌位关系记录的最后，还要将上下𬌗托戴入口内，用蜡刀在蜡堤的唇面刻画一些标志线，作为选择人工前牙长度和宽度的参考，同时可指示人工牙排列的位置（图 22-33）。

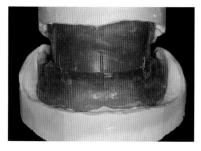

图 22-32 咬合记录材料固定上下𬌗堤

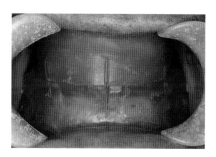

图 22-33 𬌗堤唇面画标志线

中线：在上𬌗堤唇面标记的中线应与整个面部中线一致，此线将是义齿人工牙排列的中线。

口角线：当上下唇轻轻闭合时，将口角的位置标记在上𬌗堤唇面，口角线应与𬌗平面垂直。

唇高线和唇低线：在患者微笑时，将上唇下缘和下唇上缘的位置分别标记在上下𬌗堤的唇面，称为唇高线和唇低线。

【模型上𬌗架】

在全口义齿修复治疗的临床工作中，需将上下颌模型固定在𬌗架上，就是将带有上下𬌗托的上下无牙颌模型用石膏固定在𬌗架上，以便保持上下颌模型间的颌位关系。利用𬌗架进行人工牙的排列并调整上下颌人工牙的咬合接触关系。在𬌗架上制作完成的全口义齿戴入口中，能符合或接近患者的实际情况。

1. 半可调𬌗架　半可调𬌗架的髁导和切导斜度均可调节，可确定与每位患者的实际情况相一致的髁导和切导斜度，模拟下颌前伸和侧方𬌗运动较准确，是最适合于修复临床应用的𬌗架。

2. 面弓转移上𬌗架　面弓是确定上颌与颞下颌关节之间位置关系的装置。面弓转移上𬌗架就是将上颌与颞下颌关节之间的位置关系转移至𬌗架上，使固定于𬌗架上的上颌模型与𬌗架的髁球之间的位置关系与人体一致，以避免因转动中心位置的差异而导致的全口义齿人工牙在𬌗架上的咬合接触关系和接触滑动运动轨迹与义齿戴入口内后的实际情况不一致（图 22-34）。

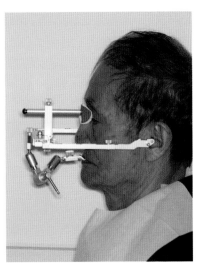

图 22-34　面弓转移

【人工牙的选择与排列】

1. 人工牙的选择　临床常用树脂牙的成分为甲基丙烯酸甲酯。树脂牙重量轻，修复间隙不足时易于磨改，方便排牙，与基托间为化学结合，连接牢固。但其硬度和耐磨损程度较差，色泽和质感与天然牙有一定的差异。

上颌蜡堤唇面上两侧口角线之间的距离约为 6 个上前牙的总宽度。上前牙的高度可根据唇高线（微笑线）来确定，唇高线至𬌗平面的距离为中切牙切 2/3 的高度。上前牙唇面形态可分为方圆形、尖圆形和卵圆形三种，选择前牙形态时，最好参考患者原来天然牙的形态，应与患者面型协调一致。

人工后牙的颊舌径通常小于天然牙，其近远中总宽度应小于尖牙远中面至磨牙后垫前缘的距离。人工后牙按𬌗面形态可分为解剖式牙和非解剖式牙两种基本类型。牙尖斜度大的解剖式牙咀嚼效率高，但咬合时通过牙尖作用于义齿的侧向力也大，对于牙槽嵴低平或呈刃状者，不利于义齿稳定和支持组织健康。非解剖式牙的侧向力小，有利于义齿的稳定和支持组织的健康，而且正中𬌗咬合时有较大的自由度，适用于上下颌骨关系异常或牙槽嵴条件较差者。

2. 人工牙的排列原则

（1）美观原则：正确恢复面部丰满度。为体现患者的个性特征，人工牙排列可参考患者拔牙前记录或照片，尽量模仿原有天然牙排列，可排列成有轻度拥挤、扭转的形态，从而体现患者的年龄、性别等个性特征，避免排列成过于整齐、千篇一律的"义齿面容"。

人工牙列的弧度应与颌弓形态一致，颌弓形态多和面型一致，可分为方圆形、尖圆形和卵圆形三种。人工牙特别是上前牙排列位置应能够支撑唇颊侧软组织。排列上前牙的参考标志有以下几点：

1）上中切牙唇面至切牙乳突中点距离一般为 8～10 mm，年龄大、牙槽嵴吸收严重者，此距离应适当缩短。

2）两侧上尖牙牙尖顶连线通过切牙乳突中点或后缘（年老者及牙槽嵴吸收严重者）。

3）上尖牙唇面与腭皱的侧面通常相距 10 mm。

4）上前牙唇面与前庭沟和切缘连成的平面平行。

5）上前牙切缘在唇下露出 2 mm，年老者或上唇长者露出较少。

（2）组织保健原则：全口义齿的不稳定会损害义齿支持组织的健康，而人工牙的排列位置与咬合接触关系直接影响义齿在功能状态下的稳定。人工牙的排列应满足以下原则：

1）不妨碍唇、颊、舌肌的功能活动。

2）𬌗平面应大致平分颌间距离。

3）人工牙在垂直方向上应尽量靠近牙槽嵴顶。

4）形成正常的覆𬌗、覆盖关系，正中𬌗、侧方𬌗和前伸𬌗平衡。

5）前牙浅覆𬌗、浅覆盖，正中𬌗前牙不接触。

（3）咀嚼功能原则：在保证支持组织健康的前提下，全口义齿人工牙的排列应尽可能地恢复患者的咀嚼功能，提高咀嚼效率。在支持组织健康条件允许的情况下，尽量选择解剖式人工牙，保证最广泛的尖窝接触关系和𬌗平衡。

【全口义齿的𬌗型与平衡𬌗】

1. 全口义齿的𬌗型　𬌗型是指牙齿的𬌗面形态特点，以及由此确定的上下颌牙相对的咬合和滑动接触关系。全口义齿的𬌗型及咬合关系应能够使义齿在行使咀嚼等功能时保持稳定，尽量使人工牙所承受的𬌗力经义齿基托沿垂直向均衡地传递至支持组织，减小侧向作用力。在尽可能恢复咀嚼功能、美观和发音功能的同时，避免对支持组织的损伤。

全口义齿的𬌗型可以分为解剖式𬌗型和非解剖式𬌗型两类。解剖式𬌗型是指采用解剖式人工牙或半解剖式人工牙的𬌗型，其中较为特殊者为舌向集中𬌗。非解剖式𬌗型是指采用非解剖式人工牙的𬌗型，又包括长正中𬌗、线性𬌗和反转杆臼𬌗等。

2. 平衡𬌗　平衡𬌗是指全口义齿的上下颌相对应的牙齿在正中𬌗咬合及下颌前伸和侧方接触滑动过程中能保持同时接触的咬合关系。天然牙列通常不存在平衡𬌗，前伸咬合时后牙不接触，侧方咬合时非工作侧不接触。但是，平衡𬌗对于全口义齿非常必要。广义来讲，任何𬌗型的全口义齿均需要平衡𬌗，使义齿在行使功能时保持固位和稳定，以保证恢复功能和组织保健。一般所讲的平衡𬌗是指解剖式𬌗型的平衡𬌗。

下颌在正中𬌗位时，上下颌人工牙之间尖窝交错、有最广泛的均匀接触，称为正中𬌗平衡。正中𬌗平衡包括：

（1）前伸𬌗平衡：下颌前伸至上下前牙切端相对，然后滑回正中𬌗位过程中，前、后牙都有接触，称为前伸𬌗平衡。需要至少达到有三点接触的前伸𬌗平衡。

（2）侧方𬌗平衡：下颌侧方咬合至工作侧上下颌后牙颊尖相对，然后滑回正中𬌗位过程中，工作侧同名牙尖相对接触，同时非工作侧上牙舌尖与下牙颊尖接触，称为侧方𬌗平衡，非工作侧因此称为平衡侧。需要至少达到有三点接触的侧方殆平衡。

【全口义齿的试戴】

全口义齿试戴是在义齿排牙和基托蜡型完成后，将义齿蜡型放入患者口内试戴。试戴的目的是发现义齿存在的问题，以便及时修改或返工，避免义齿最终完成时才发现问题而无法修改，造成全口义齿的最终失败。

1. 检查基托 义齿蜡型戴入口内后应先检查基托是否贴合，有无翘动、扭转；基托边缘伸展是否合适，是否过度伸展而影响肌肉和系带活动，或基托过厚影响面部丰满度。

2. 验证颌位关系

（1）验证垂直距离：义齿蜡型戴入口内后，可根据患者以下标准来判断是否存在垂直距离恢复过高或过低的情况。

1）面部比例是否协调。

2）口唇闭合和软组织形态。

3）息止颌间隙大小。

4）最大开口度（最大开口时上下前牙切缘距离）大小。

5）说话时是否有义齿撞击音以及齿音的清晰度。

（2）验证正中关系是否正确：口内检查义齿正中咬合时上下牙齿尖窝交错咬合关系是否良好，有无偏斜、扭转、对刃、开殆等异常，有无义齿后部基托早接触和干扰。

3. 检查人工牙排列与美观效果

（1）前牙：主要检查牙齿的形状、大小、排列位置、中线、殆平面、切端及龈缘位置，前牙与上下唇的位置关系和丰满度，笑线位置，上、下牙的覆殆、覆盖关系。

（2）后牙：主要检查殆平面是否平分颌间距离，殆平面与舌侧缘的位置关系是否正确；人工牙是否排列在牙槽嵴顶上，下颌后牙是否偏舌侧而干扰舌运动；正中殆咬合接触是否均匀、稳定，有无明显的早接触和义齿翘动，人工牙的覆殆、覆盖关系是否正常。

4. 发音检查 发唇齿音"f"和"v"音时，上中切牙切缘与下唇干湿线接触。上前牙过长或过短均会影响发唇齿音的清晰程度。

对于义齿试戴中发现的问题，如果是人工牙排列和基托形态的问题，可直接在义齿基托蜡型上修改；如果是垂直距离和正中关系错误，应重新确定颌位关系，重新上𬌗架调改后再试戴。

【全口义齿的初戴与调𬌗】

1. 全口义齿初戴

（1）义齿就位检查：全口义齿戴入前应去除残留的石膏和组织面树脂小瘤。可使用压痛定位糊来检查基托组织面是否存在明显倒凹和压力过大处，并检查基托组织面的密合性，按需进行基托组织面缓冲处理。如果基托明显不密合，固位差，翘动明显，无法通过缓冲处理解决，则应考虑可能有基托变形，或为印模和模型不准确所致，应重新制作义齿。

（2）检查基托：检查基托边缘伸展是否合适，有无过伸展或伸展不足，是否妨碍系带和肌肉运动。颊舌侧基托磨光面应呈一定的凹面，否则影响义齿固位。

（3）颌位关系检查：完善的平衡𬌗接触关系应为正中𬌗时上下前牙不接触，上下后牙尖窝交错，上下后牙功能尖（上后牙舌尖和下后牙颊尖）均分别与对𬌗牙中央窝或边缘嵴接触；侧方𬌗时，工作侧上牙颊尖舌斜面均与下牙颊尖颊斜面接触，上牙舌尖舌斜面与下牙舌尖颊斜面接触，平衡侧上牙舌尖颊斜面与下牙颊尖舌斜面接触；前伸𬌗时，上前牙切端及舌斜面与下前牙切端及唇斜面接触。

选磨是根据咬合检查的结果，调磨正中𬌗的早接触点，以及侧方𬌗和前伸𬌗时的牙尖干扰，从而达到正中𬌗、侧方𬌗和前伸𬌗平衡接触关系。

（4）咬合检查：咬合检查应采用不同颜色的咬合纸，在正中𬌗、侧方𬌗和前伸𬌗分别进行。正中𬌗检查时应使上下牙在小开口范围内做快速叩齿动作，前伸𬌗检查时下牙从正中𬌗向前接触滑动至前牙切缘相对，侧方𬌗检查时下牙从正中𬌗向工作侧接触滑动至工作侧颊尖相对。检查正中𬌗、侧方𬌗和前伸𬌗咬合接触滑动过程中存在的早接触、𬌗干扰和低𬌗的部位。

2. 调𬌗注意事项

（1）保持垂直距离，避免调𬌗降低垂直距离。

（2）保持𬌗面形态，避免调磨过多而将人工牙𬌗面的牙尖和沟窝形态磨除。调𬌗工具应使用小的磨头或大号球钻。

（3）调𬌗时应单颌调磨，每次调磨量要少。每次调磨后重新进行咬合检查时调磨过的接触点应保持接触，即"原地点重现"，避免使高点变成低𬌗，越调磨接触点越多，逐渐达到多点接触甚至完全接触平衡𬌗。调磨应顺沿接触点的走向。

3. 选磨调𬌗的步骤

（1）正中𬌗早接触的选磨：正中𬌗早接触可分为支持尖早接触和非支持尖早接触。对于非支持尖的早接触（上牙颊尖与下牙或下牙舌尖与上牙），应按照 BULL 法则调磨非支持尖，即调磨上后牙颊尖和下后牙舌尖。对于支持尖的早接触（上牙舌尖或下牙颊尖分别与对𬌗牙中央窝和近远中边缘嵴），应结合侧方𬌗平衡侧接触情况选磨。如果正中𬌗有早接触的支持尖在作为平衡侧时也存在𬌗干扰，则调磨支持尖；如果作为平衡侧时无𬌗干扰，则调磨与支持尖相对的对𬌗牙的中央窝或近远中边缘嵴。

（2）侧方𬌗𬌗干扰的选磨：工作侧的𬌗干扰发生在上后牙颊尖舌斜面和下后牙颊尖颊斜面之间，或上后牙舌尖舌斜面与下后牙舌尖颊斜面之间；同样应按照 BULL 法则，调磨非支持尖。平衡侧的𬌗干扰发生在上后牙舌尖颊斜面和下后牙颊尖舌斜面之间；应结合正中𬌗，如果平衡侧𬌗干扰牙尖在正中𬌗存在早接触，则调磨此牙尖，否则分别少量调磨上下功能尖的干扰斜面，避免降低牙尖高度。对于侧方𬌗工作侧前牙的干扰，应选磨下前牙的唇斜面或上前牙的舌斜面，避免磨短上前牙。

（3）前伸𬌗𬌗干扰的选磨：前伸𬌗后牙的干扰发生在上颌后牙远中斜面与下颌后牙近中斜面。调磨应同时遵守 BULL 法则和 DUML 法则，即分别调磨上牙颊尖远中斜面和下牙舌尖近中斜面。对于前伸𬌗前牙干扰，应选磨下前牙的唇斜面或上前牙的舌斜面，避免磨短上前牙。

【并发症及处理要点】

1. 全口义齿初戴后的复查安排　全口义齿初戴后的 1 个月是患者适应义齿的关键期，也是医生根据患者戴牙感受进行调整的重要时间段，某些病例甚至需要多次复诊才能达到较满意的效果。通常可按以下时间表进行复查：24 ~ 72 小时后第一次复查，1 周后第二次复查，全部满意后每 6 ~ 12 个月复查一次。

2. 常见问题和处理

（1）疼痛：导致定位明确、局限疼痛的常见原因多为骨尖、骨棱的区域未进行充分缓冲，义齿基托边缘过度伸展，义齿基托进入组织倒凹，以及人工牙存在局限性咬合高点等。导致定位不明确或弥散疼痛的常见原因多为义齿人工牙咬合关系不平衡或正中关系错误，牙槽嵴呈刃状或过度低平，垂直距离恢复过高，以及印模不准确或义齿制作过程中出现问题。处置前必须明确患者出现疼痛的原因，针对不同情况采取相应的处置方法。

1）对于局部定位明确的黏膜压痛，通常采用压力指示剂明确基托组织面压力过大处，随后通过局部缓冲处理来解决。

2）对于因咬合不平衡导致的压痛，应选磨调𬌗以达到多点接触平衡𬌗。

3）正中关系错误、垂直距离过高、基托边缘过短和基托明显变形者，应重新制作义齿。

（2）固位不良：常见于下颌义齿，义齿就位后无明显吸附效果。

1）在静止状态下易松动脱落。可以在基托组织面重衬，加长基托边缘，或重新制作义齿。

2）口腔处于休息状态时义齿固位尚好，但张口、说话、打呵欠时义齿易脱位。可能由于基托边缘过长或过厚、系带区基托边缘缓冲不够或义齿磨光面外形不良等情况造成固位不良，可通过磨改基托来解决。

3）人工牙排列位置不当造成的固位不良可通过重新排牙或重新制作义齿来解决。

4）义齿固位尚可，但在咀嚼食物时容易松动脱落。通常由义齿咬合不平衡造成，可通过选磨调𬌗达到平衡𬌗来解决。

（3）恶心：常见于初戴不适应者。应鼓励患者坚持戴用，数日后通常可缓解。义齿方面的原因多为上颌义齿基托后缘过长或基托后缘与黏膜不密合，应根据具体原因进行相应处理。

（4）咬唇颊及咬舌：由人工牙唇颊侧或舌侧覆盖过小造成的咬唇颊、咬舌，可通过调磨人工牙来加大覆盖解决；由人工后牙的𬌗平面过低造成的咬舌，应通过重新排牙解决。

（5）咀嚼功能差

1）咬合接触差者可通过调𬌗来增加𬌗面接触面积。

2）垂直距离异常者应重新制作义齿，恢复正确的垂直距离。

3）后牙𬌗平面过高者应重新制作义齿或重新排牙。

【患者佩戴义齿注意事项】

为了使患者尽快适应义齿，发挥义齿的功能，医生应对患者进行必要的指导和帮助，使其对义齿的使用和维护有正确的认识和了解。

1. 增强使用义齿的信心 要事先让患者了解义齿初戴时可能出现的异物感、恶心、发音不清楚和不会用义齿咀嚼等不适现象，使其对此有足够的心理准备并建立适应和学习使用义齿的信心。

2. 纠正不正确的咬合和进食习惯 开始时先吃较软的小块食物，尽量用两侧后牙同时咀嚼食物，避免用前牙切咬大块食物。

3. 保护口腔组织健康 进食后及时摘下义齿进行清洁，睡觉时摘下义齿使黏膜休息，切忌患者自行修改义齿。

4. 义齿的保护和清洁 每天使用软毛牙刷和不含摩擦剂的牙膏清洁，义齿不戴用时应浸泡在清水中，避免刷洗时掉落在地上。

（李思雨）

第八节　即刻义齿

即刻义齿是在口内余留天然牙拔除前制作、在拔牙后即刻戴入的义齿。它通常作为过渡性修复（暂时义齿），只在拔牙创愈合期间内短期使用，以后再重新修复；也可以在拔牙创愈合后，经过重衬处理，作为正式义齿长期使用。

【适应证】

适用于演员、教师、公众人物及其他对自身形象要求较高的患者。

【禁忌证】

1. 全身健康状况差，不能耐受拔牙和较长时间治疗的患者。

2. 有拔牙禁忌证的患者，如患有牙槽脓肿、牙周脓肿等。

3. 口腔内存在其他感染、溃疡、肿物等病变的患者。

4. 对即刻义齿修复的治疗过程、费用，以及戴牙后可能出现的不适等问题不能接受的患者。

【修复方法】

1. 检查与治疗计划

（1）了解患者的全身健康状况、口内牙齿缺失和余留牙状况。

（2）先治疗严重的感染病灶，进行牙周基础治疗，调𬌗去除咬合干扰。

2. 印模技术

（1）通常采用成品托盘进行印模制取，游离端缺隙处可用二次印模法取得终印模。

（2）即刻全口义齿修复时，可先制作个别托盘，再用藻酸盐或橡胶类终印模材制取终印模。

3. 颌位关系记录　如果患者口内余留牙不能维持正常的咬合垂直距离和正中𬌗关系，则需要在工作模型上制作暂基托，利用𬌗堤确定正确的垂直距离和正中𬌗关系。

【模型修整与排牙】

即刻义齿修复的特殊之处是在拔牙前制取印模和灌制石膏模型，因此在义齿制作前需要对工作模型进行修整，即将需要拔除的余留牙刮除，并修整牙槽嵴形态。

模型修整时，首先将石膏牙在平齐两侧牙龈乳头处削除，然后修整其唇颊侧和舌腭侧斜面，形成圆钝的牙槽嵴形态。上颌牙的唇颊侧和下颌牙的舌侧应适当多刮除一些石膏。一般情况下，上颌余留牙唇颊侧可刮除 2 ~ 3 mm，舌腭侧刮除不超过 2 mm。

石膏牙削除和牙槽嵴修整可一次全部完成，然后开始排列人工牙。

【拔牙与义齿即刻戴入】

即刻义齿制作完成后，可拔除余留牙并同时进行牙槽嵴修整术，去除牙槽嵴上的骨突和明显的组织倒凹。

外科手术完成后，将即刻义齿从消毒液中取出，冲洗干净，然后将义齿戴入患者口内就位。如果戴入时有压痛或不能就位，可检查并磨改基托进入组织倒凹部位，使义齿能顺利就位，然后进行初步调𬌗。

【术后护理】

1. 术后 24 小时内不宜漱口和摘下义齿，否则不利于止血和拔牙窝内血凝块的形成。患者在术后 24 小时内应进流食或软食，避免吃较硬、过热的食物。

2. 拔牙 24 小时后复诊，摘下义齿，缓冲义齿压痛区，调𬌗。

3. 术后 1 周内或在肿胀消退前，夜间戴用即刻义齿，以免因伤口夜间肿胀导致次日早晨义齿就位困难，之后可开始在夜间不戴用义齿。患者应在饭后摘下义齿清洗并漱口。

【复诊与基托重衬处理】

1. 定期复诊检查，如果出现疼痛或其他不适，应及时复诊处理。

2. 戴用 1 个月后进行基托组织面重衬处理。

3. 初戴后 3 个月至半年内重新制作新义齿或对即刻义齿基托组织面进行重衬处理。即刻义齿经过重衬处理后，可以作为正式的义齿长期使用；也可以在牙槽嵴骨组织形态基本稳定后，重新制作义齿。

（李思雨）

第九节　口腔种植外科

口腔种植技术已经成为口腔修复治疗的常规方法之一，本节主要介绍单颗牙缺失的种植外科部分的要点。

【适应证】

1. 单颗牙缺失，患者有种植修复意愿，且对种植手术的流程、费用、风险等有充分认识。

2. 患者身体健康，或不患有未经有效控制的全身系统性疾病。

3. 患者有良好的口腔卫生习惯，无未经有效治疗的牙周疾病。

4. 邻牙牙周组织健康，无未经有效治疗的牙体疾病。

5. 局部解剖条件正常，𬌗龈距离≥5 mm，颌间关系正常，单颗牙缺牙间隙≥6 mm，缺牙区域颌骨高度≥10 mm，缺牙区域牙槽突厚度≥5 mm，黏膜厚度2~3 mm。当条件不足时，应根据情况选择更改修复方案、采用正畸治疗或软硬组织增量等方法。

【禁忌证】

1. 全身情况

（1）全身情况、营养状况及年龄：全身情况不佳或营养状况差者种植修复风险比较高。年龄方面无绝对禁忌，但患者可能的生存预期应至少5年。

（2）内分泌代谢障碍的患者种植修复风险较大。例如年轻人患有的1型糖尿病为禁忌证，而妇女和老年人的骨质疏松被视为相对禁忌证。

（3）血液系统疾病：红细胞或白细胞性血液病，凝血功能障碍者。

（4）心血管系统疾病：术前应明确患者病变的程度、性质，评估手术的可行性。

（5）骨性疾病：系统或局部骨性疾病是种植修复禁忌证，如骨结核、骨炎等。

（6）系统性免疫性疾病：如类风湿性关节炎。

（7）长期服用特殊药物者：如长期服用激素，心脏手术后长期服用抗凝药物，应结合患者病情具体分析。

（8）嗜好烟酒者：此类患者应先改善口腔状况，再考虑种植修复治疗。

（9）妊娠者：在妊娠结束后再考虑种植修复。

（10）神经系统疾病：如癫痫患者，应避免种植手术，防止意外。

（11）精神病患者或心理障碍患者，应避免种植手术。

2. 局部禁忌证

（1）重度骨缺损：根据直视和影像学检查，如果患者拒绝骨增量手术，则为种植禁忌证。

（2）咬合关系不良者：如深覆𬌗、深覆盖以及其他错𬌗畸形者，应先行正畸治疗，恢复正常咬合关系后再考虑种植修复。

（3）颌骨病理性改变：缺牙区颌骨内有囊肿、异物、感染性病灶等，应在该病变彻底治疗后再考虑种植修复。

（4）病理性黏膜病变：应在病变治疗后进行种植修复。

（5）头颈部放疗后：应进行慎重判断，决定是否手术。

（6）舍格伦综合征：因患者唾液分泌量少，应在疾病有效治疗后考虑种植修复。

（7）尚未控制的牙周疾病或口腔卫生极差者。

【方法】

1. 术前检查

（1）制取研究模型，观察颌位关系、缺牙间隙大小、颌间距离、邻牙状态等。

（2）制作导板。

（3）术前拍曲面体层片，除外颌骨病变，同时行 CBCT 检查，明确种植位点骨质和骨量情况。

2. 手术步骤

（1）麻醉方法：选择局部浸润麻醉。

（2）手术切口

1）下颌后牙区牙槽嵴正中偏舌侧切口：入路短，暴露好，临床常用。

2）上颌后牙区牙槽嵴正中切口：入路短，暴露好。

3）上颌后牙区牙槽嵴顶偏腭侧切口：便于形成滑行瓣关闭创口。

4）上颌前牙区切口：上颌前牙区无论单牙还是多牙，种植手术的切口一般均行牙槽嵴顶的延长切口，向远中邻牙的根方行延长松弛切口。松弛切口位置应考虑术后瘢痕对患者美观的影响。注意切口不应过小，否则植骨或引导骨再生术（GBR）会受限。

（3）逐级备洞

1）定点：先用球钻确定种植体植入点。

2）先锋钻：确定种植体的深度与轴向。

3）测量：检查种植体位置、深度和轴向。

4）扩大钻：扩大备洞，根据需要轻微调整种植体轴向。

5）终末钻成形。

（4）植入种植体：使用种植体携带器将种植体植入种植窝内，操作过程中应避免手套或唾液等触及种植体表面。种植后种植体在任何方向上都没有动度，称为初期稳定性良好，良好的初期稳定性是骨结合的前提。

（5）关闭创口。

（6）种植Ⅱ期手术：对于初次手术选择埋入式愈合的病例，3~6个月后进行Ⅱ期手术暴露种植体，上愈合基台，再过4~6周后，取模修复。

【并发症及处理】

1. 出血

处理：术中大出血较罕见，备洞过程中的出血在种植体植入后多可停止。较大量的出血多为直接损伤大血管所致。如果备洞过程中钻头穿出下颌骨损伤舌侧动脉，可能需要手术结扎舌动脉。

预防：术前精确设计，术中严格控制种植体的位置、方向和深度。

2. 神经损伤

原因：备洞时器械损伤或种植体过长直接压迫。

处理：取出种植体，配合使用营养神经药物及理疗。

预防：术前精确设计，熟悉专用器械的规格，规范操作。

3. 上颌窦黏膜穿孔

原因：上颌后牙区骨量不足，操作时穿通。

处理：给予抗生素密切观察；若有上颌窦炎症状，抗炎治疗无效，或者影响种植体稳定性，需要取出种植体。

预防：术前精准测量，同时熟悉器械的规格，规范操作。

4. 邻牙损伤

原因：缺牙间隙过小或邻牙根弯曲。

处理：必要时行根管治疗。

预防：缺牙间隙过小时应先行正畸治疗，操作前仔细测量，术中可使用导板逐级备洞。

5. 颌骨骨折

原因：多见于老年无牙颌患者，操作过程中损伤了过多的唇舌侧皮质或下颌骨下缘。

处理：取出种植体，按照无牙颌骨折治疗原则处理。

预防：术前精准测量，选择适当直径和长度的种植体。

6. 器械误吞

原因：操作中器械从手或机头脱落入口腔，引起误吞。

处理：严密观察患者症状，按照误吞治疗原则处理。

预防：熟悉各种器械使用技巧，可以在器械上拴安全线。

7. 软组织裂开

原因：软组织张力大、术前减张不充分或过渡义齿压迫所致，常见于骨增量病例。

处理：术后近期裂开、无感染者，可局部麻醉下重新减张关闭创口；如果感染，按照感染治疗原则处理。过渡义齿应有缓冲或软衬。

预防：术中减张充分，过渡义齿务必有足够的缓冲和软衬。

8. 术后血肿

原因：术中止血不彻底，术区未行短暂压迫止血。

处理：密切观察，给予抗生素，一般 7~10 天消退。

预防：术中止血，术后创口压迫止血、冰袋冷敷。

9. 术后感染

原因：多为术中污染所致。

处理：拆除部分缝线，局部冲洗，更换愈合基台；给予抗生素。若感染未能控制，松动的种植体应该取出。

预防：严格按照无菌手术要求操作。

10. 种植体松动

原因：感染。

处理：应取出种植体，缝合创口。

预防：严格无菌操作，预防性应用抗生素。

（齐伟）

第十节　种植义齿修复

【种植义齿的咬合设计】

由于种植体与牙槽骨之间的骨整合是一种刚性连接，缺乏如牙周膜的应力缓冲结构，加之界面对应力感受迟钝，如何避免牙种植体的损伤一直是人们关注的一个焦点问题。由此学者们提出了种植体保护性𬌗（implant protective occlusion，IPO）的概念。

种植体保护性𬌗要素包括：渐进性骨受载、与对𬌗牙相互保护、种植区骨质量与牙冠外形、种植体的表面积及保护薄弱环节。

1. 渐进性骨受载　渐进性骨受载与初期稳定性、种植体愈合时间、对𬌗牙情况、修复体材料及设计、饮食等有关。在最初的时间内，种植体不承受咬合力，随后采用树脂来恢复咬合，最后采用陶瓷或金属作为修复体材料，使牙槽骨所受的载荷逐渐恢复正常。在种植义齿调改过程中，咬合接触面积应循序渐进地增加。

若骨质或初期稳定性或种植体尺寸不够理想，应遵循渐进性骨受载原则；相反，则可进行种植即刻负载。

2. 与对𬌗牙相互保护　应坚持减少或避免侧向力、消除咬合高点、分散牙合力的原则。当对颌为全口义齿时，设计为平衡牙合；当对颌为固定局部义齿或天然牙时，设计为组牙功能牙合或尖牙保护牙合。

3. 种植区骨质量与牙冠外形　在骨密度高的区域，如下颌区，种植体骨性结合率较高，能较好地承受牙合力的传导，牙冠外形设计接近天然牙。但在骨密度较低的区域，如上颌后牙区，种植体骨性结合率较低，只能通过增加种植体的长度和粗度来提高种植体骨性结合率，或减小牙冠外形来调整牙合力。为了减轻咬合力，可减小上颌磨牙的舌尖宽度，同时增大后牙的覆盖，以免影响美观。

4. 种植体的表面积　种植体的表面积是种植体保护性牙合的重要指标之一。因为应力与载荷成正比、与截面面积成反比，增加种植体表面积可以降低应力。在某些应力易集中的区域，可以增加种植体粗度和长度，或者增加种植体的数目来增大面积，分散应力。

5. 保护薄弱环节　任何机械结构都存在最薄弱的环节，种植义齿也不例外。因此在种植体保护性牙合的设计中应该找到整个种植义齿的最薄弱环节，并建立相应的咬合设计来保护薄弱环节。

【种植体负荷方案】

1. 即刻修复　指种植体植入后 24～48 小时之内戴入修复体，与对颌无接触。

2. 即刻负荷　指种植体植入后 24～48 小时之内戴入修复体，并与对颌接触。

3. 常规负荷　指种植体植入后，经过 3～6 个月的愈合期，然后戴入修复体。

4. 早期负荷　指种植体植入后 48 小时至 2 个月戴入修复体，并与对颌接触。

5. 延期负荷　指种植体植入后，经过 6 个月以上的愈合期，然后戴入修复体。

【种植体取模】

种植修复的工作模型需要使用硅橡胶或聚醚橡胶类材料，以保证足够的印模强度和精确度。种植体的取模根据转移对象可分为植体转移印模技术和基台转移印模技术。

1. 种植体水平印模 种植体水平印模是通过种植体印模帽与种植体直接连接，准确复制种植体的三维空间位置和方向（如种植体头端与牙龈的位置关系，种植体颊舌向和近远中向位置以及倾斜角度等）的印模。种植体印模帽下段与种植体结合部位的结构和基台下段的结构一致，与种植体头端或穿龈基台上端完全吻合。制取种植体水平印模时，印模帽和种植体在口内必须连接准确，必要时可用平行投照法拍 X 线片确认印模帽是否连接正确，种植体内壁和转移基桩间是否密合，否则可能传达错误的种植体位置关系，最终影响上部结构的适合性。

根据取模方式不同，可将种植体水平印模分为两大类。

（1）封闭式种植体水平印模：取模时使用封闭式印模帽，不同系统设计存在差异。印模取出后印模帽埋在印模材料中，将替代体插入到印模帽中，准确就位后再灌制石膏模型。这种取模方式制取的印模模型可间接获得基台位置，但其准确性易受影响，常用于初印模、初模型、临时修复或开口受限的患者（图 22-35）。

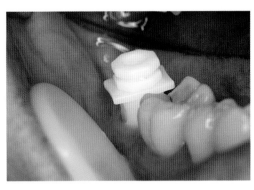

图 22-35 封闭式种植体水平印模

（2）开窗式种植体水平印模：取模时使用开窗式印模帽。固定螺丝穿过印模帽中央与种植体头端相连，印模取出时先将开窗式印模帽的螺丝旋松，让印模帽脱离与种植体的接触，脱模时将印模帽和印模一起取出，在口外将替代体与印模帽旋紧后灌制模型。这种方法制取的印模和模型比较准确，常用作复杂种植义齿修复的终印模，尤其适用于种植体植入角度不平行、与邻牙间距离小、临床冠短、封闭式印模帽在印模材料中固位不良的情况（图 22-36）。

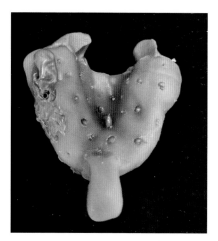

图 22-36　开窗式种植体水平印模

2. 基台水平印模　基台水平印模需选择合适的实心基台，在口内种植体上就位并旋紧，戴入基台印模帽，用硅橡胶复制基台的三维空间位置和方向。脱模后基台印模帽埋入印模内，在口外将基台替代体插入印模帽后灌制石膏模型。取模后必须用基台保护帽保护实心基台（图 22-37）。

【种植修复体的戴牙步骤】

1. 检查模型　取下人工牙龈，检查基台边缘是否与牙冠边缘密合，咬合是否有接触。

2. 安装永久基台　在模型上标记出与颊侧对应的位置，旋下口内愈合帽，冲洗吹干种植体内部，从模型上旋出永久基台后，用乙醇棉球消毒并吹干，按做好的标记置于口内颊侧。若基台放到位，会感觉基台不能旋转且不能往下沉；拍牙片确定其到位。

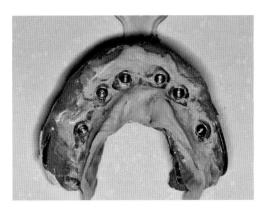

图 22-37　基台水平印模

3. 试戴牙冠　调接触点，调𬌗，基台螺丝预载荷，封堵螺丝孔。修复体打磨抛光，粘接。

【单颗牙种植修复调𬌗要点】

在正中咬合时形成点接触或在咬合时有 1～1.5 mm 的自由度；在重咬合时轻接触，可通过 8～30 μm 咬合纸；天然牙上形成前导；适当增加邻面接触；适当降低修复体的牙尖斜度。

（钱锟　刘亦洪）

第二十三章

牙槽外科治疗技术

第一节　普通牙拔除术

牙拔除术是口腔颌面外科最经典、最基础的手术，手术的准备和操作应遵循无痛、无菌、微创等一系列外科原则。

【适应证】

牙拔除术的适应证是相对的。随着口腔医学的发展以及先进治疗技术的出现，拔牙的适应证范围在逐渐缩小。因此，拔牙前应根据患者牙齿的病变程度、治疗方案、患牙在整个口腔疾病治疗中的作用以及患者的治疗意愿等综合考虑。

【禁忌证】

全身其他系统疾病与拔牙手术时机的选择、术后恢复和创口愈合密切相关。但是牙拔除术的禁忌证亦有相对性，在一定程度上是可以转化的。对于存在全身系统疾病的患者，不应只了解疾病的种类，更应该注意以下具体情况：疾病的病程、病期；疾病目前控制的水平；病情发展的前兆征候；日常用药情况，特别是可能对手术治疗造成影响的药物，如抗凝剂等；疾病发作时通常使用的应急药物和效果。这样可以判断手术能否进行，提前发现疾病的不良转归，及时有效地采取调控措施。

此外，对这类患者还应注意精神和心理方面的疏导。例如口服镇静剂，术前减少等待时间；避免刺激性语言、噪声，手术器械避开患者的视野；多使用安慰性语言，分散注意力；操作轻柔，医嘱耐心。这些措施都可以取得良好效果。有条件时，可以使用吸入或静脉镇静技术。

【方法】

1. 术前准备　包括患者的心理准备。术前心理准备可以增强患者对治疗的信心，从而与医生更好地配合；还可以减少情绪波动对生理功能的影响，使手术平稳顺利进行。

2. 术前检查　术前检查的内容有病史采集，全身检查和局部检查，以及必要的辅助检查。应将患牙与口颌系统、口腔颌面部与全身作为相互密切关联的整体加以全面关注。

（1）重视患者既往史，特别是有全身其他系统疾病时。对于牙拔除术可加重或诱发的重要器官疾病（如高血压、心脏病）、容易发生术后感染的疾病（如糖尿病、开放性肺结核）、可能引起拔牙后出血的疾病（如血液病、肝病）、可能造成伤口愈合延迟的疾病（如糖尿病、消耗性疾病、放射治疗等），应着重了解。

（2）全身检查除相关生命体征外，对有全身疾病者，与疾病相关的检查不应遗漏，有条件时应对牙拔除术中状况做持续监测。

（3）局部检查不应只注意患牙情况。对于邻牙、对颌牙、邻近组织，乃至整个口颌系统，也应该做全面的检查。

（4）拔牙前应常规拍摄 X 线片。X 线片可以明确牙根的数目和形态，判定阻生牙和埋伏牙在颌骨中的位置、与邻牙关系，以及重要解剖结构的相对位置，还可以了解根周病变和骨质情况。必要时拍摄CBCT。

经全面检查后，需要明确：拔除哪个牙，为什么拔，现在能不能拔牙，麻醉方法和药物，术中可能出现的情况和对策，准备什么器械，用什么方法拔。

3. 患者体位　患者取半坐位。拔除上颌牙时，患者头部稍后仰，张口时上颌殆平面与水平面成 45° 角，患者的上颌与术者的肩肘之间约在同一水平，便于上臂用力，避免疲劳。拔除下颌牙时，应使患者大张口时下颌牙的殆平面与水平面平行，下颌与术者的肘关节在同一高度或下颌略低。术者通常位于患者的右前方，如反握牙钳或用牙挺拔除右下后牙时，术者也可立于患者的右后方。

4．术区准备

（1）牙拔除术前，最好先完成牙周龈上洁治术。

（2）术前进行口腔冲洗或含漱可有效减少细菌量，可使用1∶5000高锰酸钾溶液或0.12%醋酸氯己定溶液。

（3）较为复杂的口腔手术应使用70%乙醇消毒口周和面部皮肤，然后用无菌孔巾覆盖面部。

（4）牙拔除术区用1%碘酊消毒。

5．器械准备　根据患牙位于牙列中的位置、牙冠大小、牙根的数目和形态、牙体组织破坏程度、周围骨质情况合理选择器械。

6．拔牙的基本步骤

（1）分离牙龈：使用牙龈分离器，自牙齿的近中或远中，紧贴牙面插入龈沟，直达牙槽嵴顶，沿龈沟分离至牙的另一侧，先完成唇颊侧和舌侧分离，再分离邻面。

（2）挺松患牙：对于牢固的牙、死髓牙、牙冠有大充填体或冠部破坏大的牙，可先使用牙挺将牙挺松至一定程度，再使用牙钳。使用牙挺时，挑选挺刃宽窄及弧度与牙根相适应的牙挺（图23-1）；先选择一个切入点，继而寻求支点，通常完整的牙可从患牙的近远中轴角楔入，以牙槽嵴顶为支点，残根、断根可从断面高的一侧楔入。在挺松过程中，牙挺应尽量与牙长轴方向一致，向根方楔入。牙挺与牙长轴角度过大容易断根。

（3）安放牙钳：合理选择牙钳，张开钳喙，沿牙面插入已被完全分离的牙龈间隙内，推进至牙颈部外形高点以下，尽量向根方推入，保持钳喙与牙长轴平行一致，夹紧患牙。必须再次核对牙位。

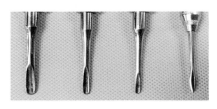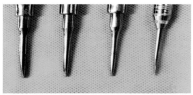

图 23-1　不同型号牙挺工作端的宽度和厚度不同，根据牙根形态及牙周间隙的大小选择

（4）脱位运动：牙钳夹紧后，使牙脱离牙槽窝的运动力主要有三种，即摇动、扭转和牵引。

1）摇动：摇动是使牙体松动的主要方式。主要适用于扁根的下前牙、前磨牙和多根的磨牙。目的是通过反复的摇动，利用牙槽窝的弹性和韧性，将牙槽窝逐步扩大，并撕断牙周膜。摇动次序是先向弹性大、阻力小、牙槽骨比较薄的一侧进行，然后向对侧摇动，并多次重复，直至牙松动。摇动过程中不应使用暴力，或摇动幅度过大、动作过急。随着种植技术的开展，为了更好地保留牙槽骨，对于多根磨牙，当无明显松动时，建议使用动力系统进行分根操作，然后再逐一取出对应的牙根。

2）扭转：主要适用于圆锥形的单根牙，如上颌中切牙和尖牙。扭转是通过沿牙根纵轴方向做反复的旋转，进而达到撕断牙周膜、扩大牙槽窝的目的。扭转角度应逐步加大；多根牙、扁根牙、弯根牙不能进行扭转，否则容易断根。

3）牵引：牵引是患牙自牙槽窝中脱位所必需的、直接的力量，一般是脱位运动的最后步骤，适用于任何类型的牙。牵引运动应该在牙有一定松动度的情况下进行，并应继续与摇动或扭转结合进行。最终脱位方向应沿阻力最小的路线进行。

以上三种基本动作在拔牙过程中不应割裂进行，而需要根据拔牙的进程有机组合，在有控制力的支配下，顺利完成手术（视频23-1和视频23-2）。

（5）拔牙后的检查及拔牙创处理

1）牙拔出后，首先检查牙根是否完整，数目是否符合该牙的解剖规律，如发现有残缺，视情况进一步处理。

2）检查牙龈有无撕裂，明显撕裂者应予以缝合，避免术后

视频 23-1　下颌第一前磨牙拔除　　　视频 23-2　上颌第一磨牙拔除

出血。

3）用刮匙探查拔牙窝，去除异物（牙石、牙片及骨片）、炎症肉芽组织、根端小囊肿等。

4）检查牙槽骨有无折断，折断骨片大部分有骨膜覆盖者应予以复位，基本游离者取出。

5）过高的牙槽中隔、骨嵴或牙槽骨壁可引起疼痛，妨碍伤口愈合，并可能影响义齿修复，应加以修整。

6）对于被扩大的拔牙窝，用手指垫纱卷自唇颊侧和舌侧用力压迫，使之复位。

7）连续拔除多个牙时，牙龈可能游离外翻，应拉拢缝合。

经上述处理后，在拔牙创表面将消毒的纱布棉卷横架于牙槽嵴两侧，嘱患者咬紧，30分钟后取出。

【术后注意事项】

术后24小时不应刷牙或漱口，拔牙当日应进软食且食物不宜过热，避免患侧咀嚼，勿用舌舔伤口，更不能反复吸吮，以保护拔牙创内的凝血块，保证创口愈合，防止出血。

（齐伟）

第二节　死髓牙、劈裂牙、残根及残冠拔除术

死髓牙、劈裂牙、残根及残冠的剩余牙体组织薄弱，拔除过程中牙体组织容易折断，加之器械不容易夹持患牙，操作难度较大。

有些残根遗留于牙槽骨内的时间较长，根周多存在慢性炎症和肉芽组织，牙根、牙周膜、牙槽骨常伴有不同程度的吸收，一般拔除较易。而多数病例常伴有多根、细弯根、根端肥大、牙根与牙槽骨病理性粘连等情况，断根部分与根周组织的联系基本未分离时，拔除难度较大。

【适应证】

对于无法治疗的残根和残冠，原则上都应拔除。如果断根短小（5 mm以下），根周组织无明显病变，继续取根创伤过大，或可能引起神经损伤、上颌窦穿孔等并发症，可以考虑不拔除，注意观察即可。对于全身状况不良、耐受性差以及手术复杂且时间长者，可考虑暂缓拔除残根。

【方法】

1. 术前准备　拔牙前应保证视野清晰，调整患者的体位，准备好负压吸引，调节灯光，切忌盲目操作。光线必须照入牙槽窝底，或者利用口镜的反光。术区应充分止血，必要时将含有肾上腺素的棉球压迫或填塞至拔牙窝底部。

2. 根钳取根法　对于高位的残根、残冠，可以使用根钳直接拔除。断面在牙颈部或更高时，选择根钳或钳喙宽窄与之相近的牙钳。由于残根、残冠表面多为龋坏的腐质，钳喙端夹持点应在坚实的牙体组织上，力量要适度，随着拔牙的进展钳喙逐步向根方推进，以便夹住更多牙根，随后按照拔除单根牙的方法多可取出。

对于多根牙，应使用牙科动力系统将其分为多个独立的牙根，之后按照上述方法逐一取出。

当牙根断面低于牙槽嵴过多时，需要采用微创牙挺挺松、去除部分牙根间隔后挺松、分牙等方法取出。

3. 牙挺取根法　选择挺刃大小、宽窄与牙根表面相适应的牙挺。对于单根牙，在挺松时，支点应放在牙槽中隔或牙槽窝壁，必要时也可选择腭侧骨板。上下前牙的唇侧骨板较薄弱，不可作为支点，否则会使唇侧骨板折断。如果牙根断面是斜面，根挺应从斜面较高一侧插入。牙挺插入后，要使用楔力结合小幅度的旋转撬动，在向根尖推进的同时，逐步加大旋转幅度，将牙根挺松并取出（图23-2）。对于多根牙，建议使用牙科动力系统将其分为多个单独的牙根，之后逐一挺松、取出。

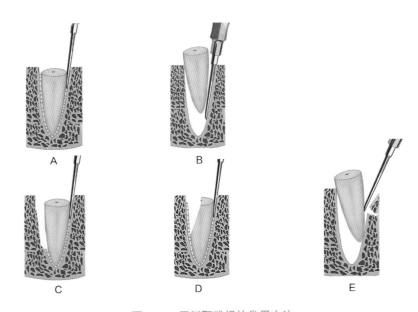

图 23-2 牙挺取残根的常用方法

A 和 B. 向根方楔入牙挺，使根向冠方移位；C. 少量去骨增隙后再挺；D. 通过磨除少量牙体组织增隙后再挺；E. 避免暴力，防止牙槽骨骨折。

（齐伟）

第三节 阻生牙拔除术

一、下颌阻生第三磨牙拔除术

【应用解剖】

下颌第三磨牙（又称智齿）位于下颌升支前下缘内侧，下颌升支前下缘与智齿之间形成一条骨性的颊沟，下颌升支前下缘向前与外斜线相延续。外斜嵴的上面常为凹槽状，此区域还有颊肌附着，拔牙后的渗出物、出血及冠周炎的炎症产物或脓液，会沿着这一路径向前下引流至第一、第二磨牙的颊侧，形成肿胀、血肿或脓肿。

下颌阻生智齿的颊侧骨板较厚，并有外斜线加强，成为骨阻力的主要来源之一（图23-3）。也正因为这一解剖特点，颊侧骨板也是牙挺的一个重要支点。随着牙科动力系统的使用，颊侧去骨时尽量使用涡轮机等设备操作，可以有效地控制去骨范围，减少骨创伤。

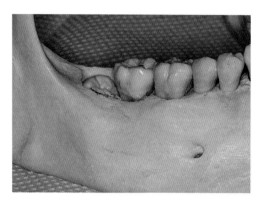

图 23-3 下颌智齿颊侧骨板形态

下颌阻生智齿的舌侧骨板薄弱，自牙根下方突出于下颌体舌面。一方面其弹性和韧性较大，牙容易向舌侧脱位；另一方面术中容易发生舌侧骨板骨折，引起出血、肿胀等反应（图23-4）。

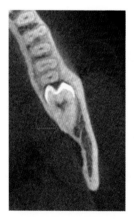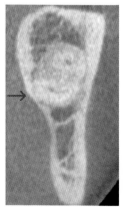

图 23-4 部分病例 CBCT 显示下颌骨舌侧骨板较薄（红色箭头示）

舌神经在下颌第三磨牙处常位于黏膜下，有的位置较高。术中切口累及舌侧的操作应谨慎。

下颌阻生智齿距离下牙槽神经较近，牙根可在下牙槽神经管的下方、侧方甚至直接接触。拔牙取出断根时，应避免损伤下牙槽神经血管束。

下颌阻生智齿的远中是磨牙后区，磨牙后区内有一下颌分支血管经过，若远中切口延伸至升支前缘且较偏舌侧，可导致术中出血，影响术野。

颞肌肌腱附着大多止于磨牙后区的后部，亦有可达智齿远中者，剥离困难。翼内肌的前缘距离智齿牙槽窝近。拔牙和冠周感染激惹颞肌肌腱是造成开口受限的主要原因。

【适应证】

1. 对于有症状或引起病变的阻生下颌智齿均主张拔除。

（1）智齿本身龋坏或引起第二磨牙龋坏。

（2）引起第二磨牙与第三磨牙食物嵌塞。

（3）压迫导致第二磨牙远中骨质吸收。

（4）反复发炎引起冠周炎者。

（5）引起牙源性囊肿或肿瘤者。

（6）正畸需要或保证正畸治疗效果。

（7）下颌阻生智齿为颞下颌关节疾病可能的诱因时。

（8）因完全骨性阻生而被疑为某些不明原因神经痛的病因者，或者为可疑病灶牙者。

2. 某些特殊情况下也可暂时予以保留。

（1）已经正位萌出达邻牙殆平面，牙冠远中面完全暴露，并与对颌牙可建立正常的咬合关系。

（2）第二磨牙已缺失或无法保留时，若下颌阻生智齿近中倾斜角度不超过45°，如果修复治疗需要，则可以保留作为基牙，避免造成游离端缺失。

（3）完全埋伏于骨内，与邻牙牙周无相通，未压迫神经引起疼痛症状者，可暂时保留。

（4）下颌其他磨牙无法保留而智齿无牙体缺损，同时形态与缺损磨牙相近，可以拔除阻生智齿移植到缺损磨牙处，或使用正畸手段牵引以修复缺失磨牙。

下颌第三磨牙拔除的最佳时机在 16～18 岁，此时牙根形成约1/3，牙周间隙宽，周围骨质松，拔除容易，创伤小，并发症少，且患者耐受力好，组织修复力强，容易正常愈合。

【禁忌证】

下颌阻生智齿拔除的禁忌证与一般牙拔除禁忌证相同。

【临床分类】

对下颌阻生第三磨牙进行分类是为了对其在颌骨上的生长位置和状态做出诊断性的描述，为临床和科研工作建立比较标准，为手术方案的设计提供参考。

1. Pell & Gregory 分类（Ⅰ、Ⅱ、Ⅲ类，1993 年）根据下颌升支与第二磨牙的关系分为三类（图 23-5）。

Ⅰ类：下颌升支前缘与第二磨牙远中面之间有足够间隙容纳阻生第三磨牙牙冠的近远中径。

Ⅱ类：下颌升支前缘与第二磨牙远中面之间间隙不大，不能容

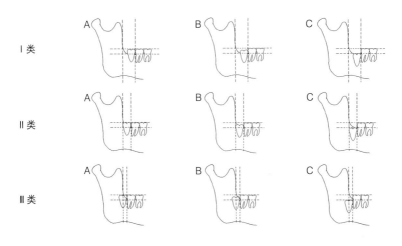

图 23-5　下颌阻生智齿的 Pell & Gergory 分类

纳第三磨牙牙冠的近远中径。

Ⅲ类：阻生第三磨牙全部或大部分位于下颌升支内。

在这一分类中，Ⅰ类易于拔除，而Ⅲ类与下颌升支前缘关系密切，操作困难，而且容易激惹翼内肌和颞肌肌腱，术后反应较大。

2. Pell & Gregory 分类（1993 年）根据牙在颌骨内的深度分为高位（position A）、中位（position B）和低位（position C）阻生（图 23-5）。

高位阻生：牙的最高部位平行或高于殆平面。

中位阻生：牙的最高部位低于殆平面，但高于第二磨牙牙颈部。

低位阻生：牙的最高部位低于第二磨牙的牙颈部。

该分类中，高位阻生智齿拔除较容易，而低位者不仅术中操作困难，而且牙根往往和下颌管关系密切，特别是在使用牙科动力系统操作时，更应谨慎，防止分牙过程中直接损伤下牙槽神经血管束。

3. Winter 分类（1926 年）根据阻生智齿的长轴与第二磨牙长轴的关系，分成下列各类：近中阻生、远中阻生、垂直阻生、水平阻生、颊向阻生、舌向阻生和倒置阻生（图 23-6）。

4. 根据在牙列中的位置分为颊侧移位、舌侧移位、正中位。

临床工作中，应将各项分类结合，才能将牙齿的三维位置准确

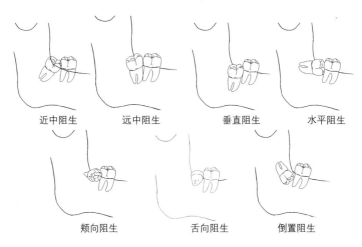

近中阻生　　　　远中阻生　　　　垂直阻生　　　　水平阻生

颊向阻生　　　　舌向阻生　　　　倒置阻生

图 23-6　下颌阻生智齿的 Winter 分类

描述出来。

【方法】

1. 术前检查

（1）详细询问病史，除外手术禁忌。

（2）口腔检查注意颊部皮肤有无红肿或瘘管；淋巴结是否肿大，有无压痛；下唇感觉有无异常；开口度及颞下颌关节检查。

（3）下颌第三磨牙在颌骨中的位置、方向以及与邻牙关系；远中龈瓣的韧性及覆盖牙冠的大小，有无红肿、压痛或糜烂；盲袋是否有脓性分泌物；牙冠有无龋坏，破坏大小。

（4）第二磨牙松动度、充填体、牙周状况，特别是远中颈部有无龋洞。如果第二磨牙龋洞已经引起牙髓炎，应在拔牙前失活，以免术后张口受限而无法开髓。

（5）术前常规拍摄 X 线片，明确阻生牙位置、牙根形态、周围骨质密度，有助于阻力分析。注意观察阻生第三磨牙牙根与下颌管的关系、第二磨牙牙体情况，必要时可加拍 CBCT 进一步检查。对于可疑颌骨病变者，也可拍摄曲面体层片及螺旋 CT 进行检查，不可贸然拔牙。

2. 阻力分析与拔牙设计　下颌阻生智齿拔除的阻力产生于三个部位。

（1）冠部阻力：冠部阻力主要有软组织阻力和骨组织阻力。软组织阻力来自第三磨牙上方覆盖的牙龈，通过切开翻瓣即可解除。骨组织阻力来源于包裹牙冠的骨组织，主要是牙冠外形高点以上的骨质。其中，垂直阻生时，冠部阻力多在远中；近中或水平阻生时，冠部阻力多在远中和颊侧。主要使用牙科动力系统去骨解除该阻力。

（2）根部阻力：根部阻力来自于根周围的骨组织。术前仔细观察 X 线片上牙根形态。牙根多、粗长、分叉大，弯曲根、肥大根周围骨质致密或者与牙根粘连，都是增大牙根阻力的因素。去除根部阻力的方法主要有分根、去骨和增隙等，应综合应用上述方法。

（3）邻牙阻力：邻牙阻力是第二磨牙在拔除智齿时所产生的妨

碍脱位运动的力。该阻力的解除主要通过使用牙科动力系统截除阻生智齿的冠部实现。在进行截冠操作时，一是要注意截冠的量和截冠形态，如果一次截冠过大，也不容易取出。同时，还应熟悉截冠使用车针的规格和长度，防止出现截冠深度不足、冠部无法断开，或者截冠深度过大，直接损伤冠部下方的骨质甚至下牙槽神经血管束的情况。

3. 拔牙步骤和方法

（1）拔牙步骤

1）麻醉：通常选择下颌阻滞麻醉。为减少术中出血和保持视野清楚，应在智齿的颊侧近中、颊侧远中角及远中三点注射含血管收缩剂的药液。

2）切开、翻瓣：高位阻生一般不需要切开，或以能挺出牙冠为度，仅在远中切开分离牙龈。常用切口为角形切口。其近中颊侧切口始于第二磨牙近中或远中颊轴角处，与龈缘约成45°角，向前下，勿超过前庭沟底；远中切口从远中龈缘正中斜向外后方，勿偏舌侧。切口长度以翻瓣后能适当暴露颊侧和远中的骨面为度。切开时直达骨面，全层切开黏骨膜。使用涡轮机拔牙时，近中切口与上述切口相同，远中切口宜从远中龈缘舌侧角开始，向后外方呈弧形切开。这样翻瓣后𬌗面及远中近舌侧部分暴露较多，视野清楚，可以避免操作中舌侧软组织被卷入钻针而造成撕裂伤。翻瓣由近中切口开始，沿骨面翻起。如遇组织粘连，亦应使用锐分离，避免组织撕裂。颊侧翻瓣不应超过外斜嵴，以免引起严重的术后肿胀。舌侧黏骨膜也应稍加分离，便于器械顺利插入，防止软组织撕裂。

3）去骨：翻瓣后检查骨质覆盖牙面情况，决定去骨量和部位。建议使用涡轮机或其他外科动力系统。一般垂直阻生去骨要暴露咬合面；近中阻生去骨应暴露冠远中外形高点；水平阻生去骨暴露冠远中面，同时冠颊侧潜行去骨，减少颊侧骨高度丧失。

4）分牙：建议使用涡轮机或其他外科动力系统操作。近中或水平阻生者，可在牙冠远中外形高点到牙颈部之间的部位进行分牙；垂直阻生者，如果远中骨阻力较大，也可使用动力系统去除部分远中牙冠解除阻力。

5）增隙：对于牙根与牙槽骨发生固连的患牙，可以将骨凿紧贴根面凿入，利用松质骨的可压缩性，扩大牙周间隙，解除根部阻力。

6）拔出牙：邻牙阻力和根部阻力解除后，可以选择合适的牙挺将患牙挺松或挺出，最后使用牙钳脱位。在挺松过程中，应注意保护。完成保护动作的手指要紧贴邻牙和智齿，感知两牙动度。同时要抵压于舌侧，控制舌侧骨板的扩开幅度，避免舌侧骨板折断和移位。拔除后应检查牙齿的完整性。

7）拔牙创处理：去除拔牙窝的碎牙片、碎骨片，为保护牙槽骨壁健康的牙周膜纤维，应避免过度搔刮拔牙窝。使用动力系统分牙者，应用生理盐水反复冲洗拔牙窝。在垂直阻生智齿的远中、水平或近中阻生智齿的冠部下方常存在肉芽组织，X线片显示为月牙形的低密度区。如探查为脆弱松软、易出血的肉芽组织，应予以刮除；如果已形成较致密的纤维结缔组织，则不必刮除；低位阻生牙的牙冠常有牙囊包绕，为防止形成残余囊肿，应将其去除。扩大的拔牙窝应予以复位，锐利的骨边缘应加以修整。大部分游离的骨折断片应该取出，骨膜附着多的骨片应予以复位。封闭拔牙窝前，用生理盐水冲洗，去除各种残渣，以棉球擦干，使血液充满拔牙窝。防止过多唾液进入拔牙窝后与血液混合，影响凝血块质量。

8）缝合：缝合的目的是复位组织以利于愈合，防止术后出血，缩小拔牙创，保护血凝块。缝合时不应过于严密。缝合角形切口时应先缝合近中部分，再缝合远中部分。

9）压迫止血。

视频 23-3 展示了近中阻生下颌智齿的拔除过程。

视频 23-3　近中阻生下颌智齿的拔除

二、上颌阻生第三磨牙拔除术

【分类】

1. 根据牙在颌骨内的深度分类（图 23-7）。

（1）低位：阻生牙牙冠最低部分与第二磨牙𬌗面平行。

（2）中位：阻生牙牙冠最低部位在第二磨牙𬌗面与颈部之间。

（3）高位：阻生牙牙冠最低部位高于第二磨牙颈部或与之平行。

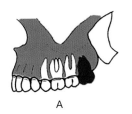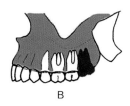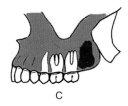

A　　　　　　　　　　B　　　　　　　　　　C

图 23-7　上颌阻生智齿分类

A. 低位阻生；B. 中位阻生；C. 高位阻生。

2. 根据阻生牙长轴与第二磨牙长轴之间的关系分类　可分为垂直阻生、水平阻生、近中阻生、远中阻生、倒置阻生、颊向阻生和舌向阻生。

3. 根据阻生牙与牙弓之间关系分类　可分为颊侧错位、舌侧错位和正中错位。

4. 根据阻生牙牙根与上颌窦底的关系分类

（1）与上颌窦底接近：阻生牙与上颌窦之间无骨质或仅有一薄层骨质。

（2）不与上颌窦底接近：阻生牙与上颌窦底之间有 2 mm 以上的骨质。

【适应证】

1. 上颌阻生第三磨牙本身龋坏。

2. 与邻牙间有食物嵌塞。

3. 无对颌牙或过长。

4. 部分萌出，反复诱发冠周炎。

5. 咬颊或摩擦颊部黏膜。

6. 有囊肿形成。

7. 妨碍下颌喙突运动。

8. 压迫第二磨牙，产生龋坏或疼痛。

9. 妨碍义齿的制作及戴入。

【方法】

1. 上颌阻生智齿以垂直阻生或颊向阻生较多见，加之上颌结节的骨质疏松，易于挺出。患者取半开口位，便于视野暴露。如需切开，多选择始于第二磨牙近中颊侧轴角处的角形切口，不仅术野更好，而且有利于术后缝合。翻瓣后去除冠颊侧及𬌗面骨质，便于插入牙挺。牙挺自近中颊侧轴角处插入，向颊侧及远中方向挺出患牙。

2. 拔除上颌阻生第三磨牙时应注意其与上颌窦的关系、与邻牙牙根的距离，以及牙本身的变异弯曲情况。同时手术区狭窄，操作空间小，拔牙时应耐心细致。

三、上颌阻生尖牙拔除术

【分类】

Ⅰ类：阻生尖牙位于腭侧，呈水平位、垂直位或半垂直位。

Ⅱ类：阻生尖牙位于唇侧，呈水平位、垂直位或半垂直位。

Ⅲ类：阻生尖牙位于腭侧及唇侧，例如牙冠在腭侧而牙根在唇侧。

Ⅳ类：阻生尖牙位于牙槽突，多为垂直位，位于侧切牙和第一双尖牙之间。

Ⅴ类：无牙颌之阻生尖牙。

【方法】

1. 上颌尖牙对于牙颌系统的功能和美观非常重要，如能通过手术助萌、正畸、移植等方法治疗上颌尖牙的阻生，则不应将其拔除。拔除上颌阻生尖牙前，建议拍摄 CBCT，明确尖牙与邻牙、鼻底及上颌窦的关系。

2. 拔除Ⅰ类阻生尖牙时，切口自中切牙至同侧第二双尖牙远中腭侧龈缘，并沿腭中线向后延伸约 1.5 cm；如果阻生位置高，可在距离龈缘约 5 mm 处切开。翻瓣去骨后暴露患牙，如为垂直位，暴露患牙后可直接挺出，水平位者可分段拔除患牙。

3. Ⅱ类阻生尖牙可采用唇侧梯形或弧形瓣暴露患牙，参照上述方法拔除。

4. 对于牙冠和牙根分别位于牙弓两侧的患牙，手术入路应选择牙冠所在的一侧。暴露牙冠并挺松后，用牙钳试拔除，如不成功，可将牙冠截除，试冲出牙根，或再由另一侧切开进入，取出牙根。

5. 术中注意保护邻牙，防止损伤邻牙牙根，避免与上颌窦或鼻底穿通。

（齐伟）

第四节　牙槽突修整术

【目的】

矫正牙槽突各种妨碍义齿戴入和就位的畸形；去除牙槽突上突出的骨尖或骨嵴，防止引起局部疼痛；去除突出的骨结节或骨倒凹。

【手术时机】

拔牙后 2 ~ 3 个月，拔牙创基本愈合后；或拔牙窝愈合期骨突疼痛明显。对于拔牙时即发现有明显骨突者，亦可在拔牙的同时修整。

【方法】

1. 麻醉方法　根据手术范围选择局部浸润麻醉或神经阻滞麻醉。

2. 手术方法

（1）对于孤立的小骨尖，可用钝器垫以纱布，通过直接锤击将其挤压平复。

（2）小范围的修整术可以做蒂在牙槽底部的弧形切口，较大范围的修整术可以选择 L 形切口。切口顶部应位于牙槽嵴顶偏唇颊侧，既有利于暴露骨突，又可避免修剪软组织时取出过多的承托区角化黏膜（图 23-8）。

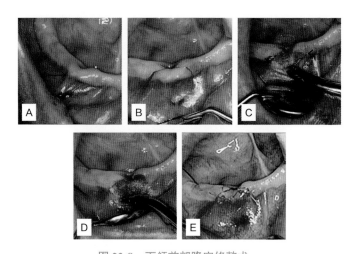

图 23-8　下颌前部隆突修整术

A. 牙槽嵴唇侧可见骨突；B. 切开翻瓣；C. 暴露骨突；D. 动力系统修平骨突；E. 复位缝合。黑色箭头所示为骨隆突。

（3）翻瓣时应从唇颊侧光滑骨板开始，尽量少暴露正常骨面，更勿越过移行沟底部，以减少术后水肿。

（4）去除骨尖、骨突或骨嵴时，可以使用咬骨钳、单面骨凿或钻针。去骨量适度，去除过高的骨尖，在尽量不降低牙槽嵴高度的基础上，必须保持牙槽嵴顶的圆弧状外形。去骨后磨平骨面，清理碎屑，复位软组织，检查骨面是否平整。软组织过多时可适当修剪，缝合创口。

（齐伟）

第五节　唇系带和舌系带修整术

一、唇系带修整术

【方法】

唇系带修整术通常使用 V 形切除法（图 23-9）。在局部浸润麻

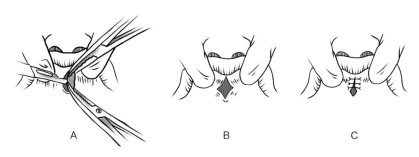

图 23-9　V 形切除法

A.用止血钳夹住系带两侧，紧贴止血钳外侧用刀片切除系带；B.遗留创面；C.对位缝合创口。

醉下，用一只止血钳平行贴于牙槽骨唇面，并推进至前庭沟夹住系带。将上唇向外上拉开，使之与牙槽突成直角，用另一只止血钳平贴上唇，与已夹住系带的止血钳成直角相抵夹住系带。在两止血钳外侧面切除系带。潜行游离创口后，拉拢缝合。也可以采用 Z 成形术或 V-Y 成形术（图 23-10）。

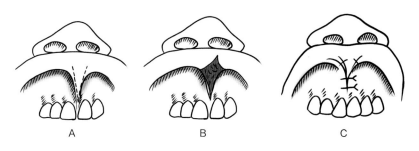

图 23-10　V-Y 成形术

A.沿系带走行"V"形切开系带两侧达骨面；B.向鼻底侧上推系带；C.在适当的新支点重新缝合。

二、舌系带修整术

【适应证】

1. 先天性舌系带过短　主要表现为舌不能自由前伸运动，勉强

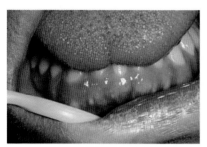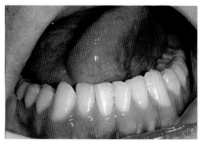

图 23-11　舌系带短的临床表现
可见舌体前伸及上抬受限。

前伸时舌尖呈 W 形；同时舌尖上抬困难，出现卷舌音和舌腭发音障碍（图 23-11）。先天性舌系带异常的修整术以 1~2 岁时进行为宜。

2. 无牙颌患者下颌牙槽嵴吸收和萎缩，舌系带或颏舌肌的附丽接近牙槽嵴顶，妨碍义齿就位和固位时也应手术修整。

【方法】

手术可在局部麻醉下进行，以缝线穿过舌中央距离舌尖 1.5 cm 处，用于牵引。向上牵拉舌尖，使舌系带保持紧张，在舌系带中央或偏舌腹侧垂直剪开。剪开线从前向后，与口底平行，长度 2~3 cm，或剪开至舌尖在开口时能够接触到上前牙舌面为止，如有必要可以剪断颏舌肌。拉拢缝合横行切开出现的菱形创面，使之成为纵行线状的缝合伤口（图 23-12）。

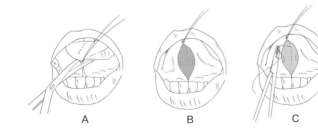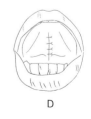

图 23-12　舌系带修整术
A. 缝线提起舌尖，使系带保持紧张，贴舌腹侧剪开系带至合适深度；B. 剪开后创面；
C. 对位缝合两侧创口；D. 缝合后创面。

术中注意避免损伤下颌下腺导管和开口处的乳头。肌纤维不可切断过多，以免术后出现瘢痕，再度导致舌运动受限。同时，不可损伤舌腹静脉。

（齐伟）

第六节 颌骨囊肿刮治术

【适应证】

牙源性颌骨囊肿、面裂囊肿、血外渗性囊肿等界限清楚的颌骨内囊性病变的清除。

【禁忌证】

1. 患者全身情况无法耐受手术。

2. 病变界限不清，可疑为恶性肿瘤。

3. 囊肿继发急性感染症状。

【方法】

1. 对于上颌囊肿及接近牙槽突的下颌囊肿，取口内牙龈缘梯形切口，大小以能充分暴露术野、便于彻底刮除囊壁为原则。下颌囊肿位于下颌体、下颌角及下颌升支者，一般取口外下颌下切口。

2. 黏骨膜瓣大小须能完全覆盖骨窗（超过骨缘 5 mm 以上），以保证切口下方有骨壁支持。

3. 从骨壁最薄处开窗，咬除周围骨质，骨窗大小以能彻底清除囊壁为准，要尽量保留牙槽突骨质。口外切口刮除者去除骨腔倒凹，形成口大底浅的碟形。

4. 彻底刮净囊壁，拔除囊内埋伏牙。

5. 下颌手术时注意保护下牙槽神经血管束，上颌手术时尽量避免与上颌窦相通。

6. 术后加压包扎。

7. 对于易复发的病灶（角化囊肿等），可磨除部分囊腔骨壁。

图 23-13 为上颌骨囊肿刮治示意图。

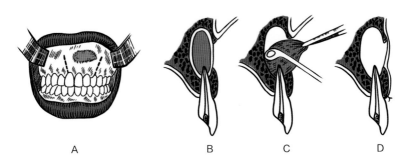

图 23-13　上颌骨囊肿刮治示意图

A. 切开黏骨膜；B. 翻瓣显露囊肿；C. 剥离摘除囊肿；D. 严密缝合。

【并发症及其处理要点】

1. 上颌窦穿通　下鼻道开窗，骨腔内填入碘仿纱条引流，或颊脂垫分出，填入骨腔内，严密缝合切口。鼻道引流条于术后 3～5 日逐次抽出。

2. 腔内积液　可行穿刺抽出。

3. 如有继发感染，则应开放创口引流。

【注意事项】

1. 对于牙根位于囊肿内并准备保留的牙齿，术前行根管治疗，术中行根尖手术。

2. 对于有可能发生病理性骨折者，应准备行颌间结扎。

3. 对于不能一期关闭的骨腔，可填入碘仿纱条，定期换药，直到骨壁上有肉芽生长、上皮覆盖为止。

（陈慧敏）

第七节　软组织小肿物切除术

见诊断技术篇第十二章第二节"切取或切除活检术"。

第八节 脓肿切开引流术

【适应证】

1. 面颈淋巴结或颌周筋膜间隙感染后肿胀区域局限，或者皮肤发红、发亮、压痛明显并伴凹陷性水肿，有波动感者。

2. 深在的颌周筋膜间隙感染 5 天以上，疼痛加剧，体温升高，周围血象白细胞升高并有核左移或穿刺有脓者。

3. 口底、舌体、咽侧、颈侧急性炎症，病情发展迅速，虽无典型脓肿形成指征，但可导致呼吸梗阻等严重并发症者。

4. 口底腐败坏死性蜂窝织炎，无脓肿形成体征，但需及早排出腐败坏死物质及气体，减轻全身和局部症状，阻止炎症继续扩散者。

5. 外伤或手术后继发感染已有脓肿形成者。

6. 由牙源性感染、血源性感染及创伤等导致急性化脓性颌骨骨髓炎者。

7. 放射性骨坏死继发感染后脓肿形成者。

8. 结核性淋巴结炎，冷脓肿波及皮下接近破溃者。

9. 化脓性炎症脓肿已破溃但引流不畅者。

【禁忌证】

1. 急性化脓性蜂窝织炎未形成脓肿者。

2. 合并全身脓毒血症处于休克期者。

3. 患有血液系统疾病或凝血功能严重不全者。

4. 唇、面部疖痈虽有脓栓形成，仍不宜广泛切开引流。

【方法】

1. 麻醉　局部浸润麻醉或全身麻醉。

2. 不同部位脓肿的切口选择

（1）尽量隐蔽，可从口内切开引流时不做口外切口，面部常做下颌下、颌后或发际内切口。

（2）切口方向尽可能与皮纹一致。

（3）切口应尽量位于脓肿的最低位，有利于脓液的自然引流。

（4）切口长度应与脓肿大小一致，但浅表脓肿切口亦可稍小于脓肿直径，但要注意充分引流。

3. 脓肿切开　不同间隙感染切开引流的部位和方法不同。

（1）眶下间隙感染：在上颌第一、二双尖牙龈颊沟做切口。

（2）颊间隙感染：如果感染中心在皮肤与肌肉之间（颊部皮下脓肿），应在下颌骨下缘下方1.5～2 cm处做横行皮肤切口；如果感染中心位于颊黏膜与肌肉之间，可在口内黏膜处低于腮腺导管处做水平切口。

（3）咬肌间隙感染：在下颌角下 2 cm 处平行下颌骨下缘做弧形切口，一般长 5～7 cm，在咬肌与下颌升支之间分离达脓腔。

（4）翼下颌间隙感染：口外切口同咬肌间隙感染，在下颌骨与翼内肌之间分离脓腔；口内切口沿翼下颌皱襞外侧走行，长 2～2.5 cm。

（5）咽旁间隙感染：口外切口在下颌角下方（同咬肌间隙感染切口），沿翼内肌内侧面向上至脓腔；口内切口在翼下颌皱襞内侧，纵行切开黏膜。

（6）颞下间隙感染：口内在上颌结节外侧前庭黏膜转折处，沿下颌升支喙突内侧向后上分离至脓腔；伴有翼下颌间隙或颞间隙等多个间隙感染者，还需做下颌角部切口，通过诸间隙分离达脓腔，行上下贯通式引流。

（7）颞间隙感染：浅部脓肿在颞部发际内做单个皮肤切口即可；颞深间隙脓肿则沿颞肌纤维走行做直线切口，或于颞肌附着的颞相应皮肤处做弧形切口。

（8）下颌下间隙感染：在下颌骨下缘下 2 cm 处与之平行做 3～5 cm 长的切口。

（9）颏下间隙感染：在颏下区平行于下颌体下缘切开。

（10）舌下间隙感染：沿下颌体内侧做平行的黏膜切口。

（11）咽峡前间隙感染：在咽峡前肿胀最明显处做平行于舌神经的斜向前下的切口。

（12）口底蜂窝织炎：做与下颌骨下缘平行的广泛横行切口（从一侧下颌角至另一侧下颌角）或做倒 T 形切口。

按设计切口切开皮肤或黏膜，进入脓腔。对于下颌下、颈部化脓性淋巴结炎和颊、舌下、眶下、下颌下间隙等浅在脓肿，可用血管钳探入脓腔，钝性分离扩大引流口。处理颞、颞下、咬肌、翼下颌、咽旁等深在间隙脓肿时，切开皮肤或黏膜、皮下组织、颈阔肌等，解剖分离该区知名血管神经后，再切开颞肌、咬肌或翼内肌附着至骨面。咽旁间隙感染伴有翼下颌间隙感染时选用口外切口入路，进入脓腔后小心扩大引出脓液。

4. 冲洗脓腔 3%过氧化氢液和生理盐水反复冲洗至无明显脓液。对于坏死性蜂窝织炎或坏死性筋膜炎，要用1%~3%过氧化氢液或1:5000高锰酸钾液冲洗。

5. 放置引流 可留置橡皮引流条，也可用半个乳胶管做引流。

6. 包扎 纱布包扎创口。

7. 换药 术后应根据脓腔大小及分泌物量多少进行换药。换药时可用生理盐水、抗生素液等冲洗脓腔。

【注意事项】

1. 切口设计应兼顾有利于引流、减少术后瘢痕和神经损伤，特别应注意面神经的保护。

2. 手术目的是充分引流脓液，避免增加损伤，减少感染扩散的可能。

3. 脓肿切开引流后如局部及全身症状无明显缓解，多因脓液引流不畅或另有脓肿未能引流，应进一步仔细检查并采取相应措施。

4. 切开引流虽为脓肿治疗最直接有效的方法，但手术必定有不同程度的局部感染扩散可能，故应注意术后有效抗生素的应用和水、电解质平衡。有条件者切开引流时应送脓液培养及做药敏试验，其结果对进一步用药有重要参考价值。

5. 对于疖痈中央形成黄色脓点或痈有多发性脓肿、难于穿破皮肤者，可考虑在不损伤周围红肿区的前提下，由变软区做保守性切开，剪去坏死组织和脓栓，借助术后高渗盐水持续湿敷引流，术中切忌钝性分离。

（李锴）

第二十四章

儿童口腔疾病治疗技术

第一节　窝沟封闭

【原理】

不去除牙体组织，在𬌗面、颊侧面或腭侧面的点隙沟裂中涂布一层黏性树脂材料，保护釉质不受细菌及其代谢产物的侵蚀，从而有效预防窝沟龋齿的方法。

【适应证】

1. 萌出 1～2 年内的第一或第二恒磨牙，窝沟深，无龋坏。

2. 发育畸形的深窝沟，如上颌侧切牙的畸形舌侧沟。

3. 具有高患龋风险的低龄儿童的乳磨牙。

【禁忌证】

窝沟发生龋坏的牙齿。

【操作步骤】

1. 清洁牙面　酸蚀前对窝沟做彻底清洁。用低速手机装上小毛刷刷窝沟，加压冲洗。

2. 隔湿　隔湿并防止唾液污染是窝沟封闭剂固位的关键，建议在橡皮障下操作。

3. 酸蚀　隔湿后干燥牙面，涂布酸蚀剂 15～20 秒。注意：酸蚀面积要足够，不要反复涂擦，以防破坏酸蚀的牙釉面。

4. 冲洗和干燥　酸蚀后用高压水枪加压冲洗窝沟不少于 10 秒。隔湿后，压缩空气吹干，使酸蚀范围内的釉质呈现白垩色外观。

5. 涂布封闭剂　用小刷子或小毛头蘸取封闭剂涂布于所有窝

沟,使封闭剂渗入窝沟,可用探针轻划排除气泡,光固化。

6. 检查 应用探针全面检查封闭剂固位情况,有无气泡和遗漏窝沟,封闭材料是否过多。用咬合纸检查咬合高点,调磨,抛光。

窝沟封闭的操作过程见视频 24-1。

视频 24-1 窝沟封闭的操作

【注意事项】

1. 治疗中需要严格隔湿,避免唾液污染。

2. 酸蚀后牙面应呈现白垩色外观,如果不出现此现象,应重新酸蚀。

3. 避免遗漏窝沟,特别是下颌磨牙的颊沟和上颌磨牙的腭沟。

第二节 预防性树脂充填术

【原理】

对于局限性的磨牙窝沟点隙龋,可以去净腐质后不做预防性扩展,用复合树脂充填窝洞,其余窝沟用封闭剂封闭。这是一种集充填和预防于一体的临床治疗技术,既避免了传统充填时预防性扩展对牙体组织的大量破坏,同时又起到预防新发窝沟龋的作用。

【适应证】

磨牙窝沟点隙的局限性龋坏,其余窝沟深,有患龋倾向者。

【禁忌证】

有邻面龋坏的牙齿。

【操作步骤】

1. 隔湿,清洁牙面 建议在橡皮障隔湿下操作,用小毛刷清洁牙面,去除窝沟内的菌斑、软垢。

2. 去除腐质　根据龋洞范围选择合适的钻针，去净腐质，但不做预防性扩展，必要时在局部麻醉下进行。

3. 酸蚀　涂布酸蚀剂 15～20 秒，高压水枪冲洗，吹干牙面。

4. 充填窝洞　窝洞内涂布粘接剂，光固化。窝洞宽度小于 1.5 mm 时，使用流动树脂充填；窝洞宽度大于 1.5 mm 时，应使用光固化复合树脂充填。

5. 窝沟封闭　再次吹干窝沟至呈白垩色，在未进行充填的其余窝沟涂布封闭剂，光固化。

6. 调𬌗，磨光。

【注意事项】

1. 治疗中需要严格隔湿，避免唾液污染。

2. 窝洞制备时不进行预防性扩展。

3. 流动树脂充填时，注意要用探针引导出树脂中的气泡。

第三节　间接牙髓治疗术

【原理】

用对牙髓无刺激的药物或材料覆盖即将暴露牙髓部位的牙本质，以隔离外界刺激并促进修复性牙本质形成，进而保存生活牙髓的功能。

【适应证】

1. 主诉没有自发痛、牙龈肿胀和牙齿松动。

2. 临床检查有深龋洞，但无露髓孔，无叩痛和扪痛，无异常松动，牙龈无红肿、窦道等表现，完全去除腐质可能造成牙髓暴露的乳牙和年轻恒牙。

3. 根尖片显示龋洞透影区达牙本质深 2/3 处或近髓，根尖周组织没有异常。深龋近髓但无牙髓炎、根尖周炎的症状和体征，一次完全去净腐质会导致露髓的年轻恒牙及乳磨牙。

【禁忌证】

不能排除牙髓或根尖周感染的患牙，以及无保留意义的患牙。

【操作步骤】

1. 局部麻醉，建议使用橡皮障隔湿。

2. 去除腐质 用高速金刚砂车针去除龋洞侧壁釉质和釉牙本质界下 0.5~1 mm 处龋坏牙本质，再用低速手机球钻或挖匙去除龋洞中央龋坏牙本质，注意保护髓角处的软化牙本质，直到判断进一步去腐可能露髓则不再去除，将探针轻划或稍用力可去除的湿软贴壁但不漂浮的牙本质保留在髓壁。

3. 间接盖髓 将调匀的光固化或化学固化氢氧化钙制剂（如 Dycal® ）置于近髓处。

4. 永久性修复 用光固化复合树脂或者耐磨性玻璃离子材料充填，修复牙体外形，调𬌗、抛光。

5. 定期检查 术后 3 个月、6 个月、12 个月应进行临床和根尖片检查。对于年轻恒牙，X 线片上应有牙根继续发育的指征。

【注意事项】

1. 操作中注意冷却，避免用高压气枪强力吹干窝洞刺激牙髓。

2. 进行间接盖髓时，避免向髓腔内加压。

3. 乳牙间接牙髓治疗一般不考虑二次去腐。恒牙是否打开窝洞进行二次治疗需要综合考虑以下因素后决定：保留腐质的量，观察期内患儿的自觉症状，X 线片上是否有继发牙本质形成，年轻恒牙牙根是否继续发育，牙根发育是否完成，充填体质量等。

第四节 牙髓切断术

牙髓切断术的目的是去除感染的牙髓组织，保留健康的牙髓组织，使之继续发挥功能，促进牙根的继续发育。

【原理】

手术去除感染的牙髓组织，剩余健康的牙髓组织在盖髓剂的作用下形成新的牙本质桥封闭根管口，继续发挥牙髓的功能。

【适应证】

1. 感染局限于冠部牙髓，根髓无感染的牙齿。

2. 深龋治疗时意外露髓。

3. 外伤冠折露髓 24 小时内（年轻恒牙可根据露髓孔的污染情况、牙根发育程度适当延长）。

4. 早期牙髓炎，判断标准为：

（1）无自发痛史；

（2）临床检查无叩痛、松动，牙龈无红肿、窦道；

（3）深龋去净腐质后露髓或去净腐质后极近髓；

（4）X 线片无异常。

【禁忌证】

牙髓感染不仅限于冠髓，已侵犯根髓，形成慢性弥漫性炎症，甚至侵犯根尖周组织。

【操作步骤】

1. 局部麻醉。

2. 在橡皮障隔湿下操作。

3. 手术区消毒　去净洞壁腐质和大部分洞底腐质，制备必要的洞形。术者换手套，更换为新的无菌机头，开启无菌手术包。

4. 揭髓室顶　用"揭盖法"揭去髓室顶，操作中注意冷却降温，尽量减少对牙髓的刺激，充分暴露髓室，观察冠髓的形态、出血的量及颜色。

5. 去除冠髓　用锐利挖匙挖去或球钻磨去冠髓，大量生理盐水充分冲洗髓室，去除牙本质碎屑和牙髓残片，小棉球轻压充分止血。

注意：感染较轻的年轻恒牙可以行部分冠髓切断术，只去除露髓孔下方 2～3 mm 的牙髓组织。

6. 放置活髓保存剂　将新鲜调制的氢氧化钙等制剂或 MTA/iRoot BP 覆盖于根管口牙髓断面，盖髓剂厚度约 2 mm，轻压使之与根髓断面贴合紧密，上方放置氧化锌水门汀（MTA/iRoot BP 盖髓时可免去此步骤），光固化 GIC 垫底。

注意：使用 MTA 有可能导致牙齿变色，在治疗前应该向家长充分说明，征得其同意后再进行治疗。MTA 在前牙区要慎用或避免使用。

7. **永久修复** 光固化复合树脂修复，恢复牙齿形态，建议用预成冠修复。

8. **定期复查** 术后 3 个月、半年、1 年、2 年复查，拍摄 X 线片，观察牙根继续发育情况。

【注意事项】

1. 正确选择适应证，即正确判断牙髓的状态，是治疗成功的首要条件。术前一定要仔细询问病史，周密检查。术中观察牙髓断面的出血情况，再次判断。如果牙髓出血量大且不易止血，血暗红，多表明牙髓已有弥漫性炎症，应改行牙髓摘除术。

2. 手术过程中注意无菌操作，要做到有效隔离唾液，保证药剂及器械均为无菌。

3. 去除冠髓时器械要锋利，动作要轻柔，避免损伤剩余牙髓及牵拉根髓。

4. 为减少对牙髓的刺激并杜绝高压气枪管道来源的感染，术中不能使用三用枪进行冲洗、吹干。

5. 止血后在牙髓断面形成血凝块之前立即覆盖盖髓剂，按压盖髓剂的动作要轻柔，使之与根髓断面紧密贴合，但不要加压，以免盖髓剂渗入根髓内。

6. 预防冠方的微渗漏是牙髓切断术成功的重要保障，预成冠是后牙修复的最佳方法。

第五节 牙髓摘除术

【原理】

乳牙牙髓摘除术是通过根管预备和化学消毒，去除感染物质对根尖周组织的不良刺激，并用可吸收的充填材料充填根管，防止发生根尖周病或促进根尖周病变的愈合。

【适应证】

1. 牙髓炎症波及根髓，不宜行牙髓切断术的患牙。

2. 牙髓坏死而应保留的乳牙。

3. 有根尖周炎症而具有保留价值的乳牙。

【禁忌证】

1. 牙冠破坏严重，无法进行冠方修复的乳牙。

2. 乳磨牙髓室底穿孔。

3. 广泛性的牙根内吸收或牙根外吸收大于 1/3。

4. 大范围的根尖病变累及恒牙胚（恒牙胚上方硬骨板破坏）。

5. 根尖周囊肿、根尖周肉芽肿等。

【操作步骤】

1. 局部麻醉，橡皮障隔湿。

2. 去腐开髓　去净腐质，制备必要的洞形，揭净髓室顶；去除冠髓，注意髓角处残髓的去除；探查根管，确定根管数目，拔髓。

3. 确定工作长度　根据 X 线片（根尖上方 2 mm 为参考点）及手感确定，避免超出根尖孔。

4. 预备根管　配合使用根管冲洗药物，机械预备至 35～40 号，对粗大根管可使用加粗锉预备，但应避免过度预备根管，防止侧穿和牙根折断。

5. 根管消毒　用消毒纸尖或灭菌棉捻擦干根管，螺旋输送器导入氢氧化钙等根管消毒药物，用氧化锌水门汀或玻璃离子水门汀暂封。

6. 根管充填　经过以上根管预备和消毒，若根管内感染已被控制，根尖炎症消退，即可进行根管充填。临床认为患者复诊无自觉症状，患牙检查无阳性体征，去除暂封后根管内无渗出，即可进行根管充填。

（1）加压注射法：将根管内注射器伸入根管内距根尖 2 mm 左右处，把根充材料加压注入根管，同时逐渐后退至根管口。

（2）螺旋输送器法：把蘸有根充糊剂的螺旋输送器针送入根管内至距根尖 2 mm 左右处，开启输送器并逐步退出根管，重复这一步骤直至根管口处糊剂充满。注意输送方向，避免器械折断。

7. 冠方封闭　复合树脂修复恢复牙齿形态，建议使用预成冠修复。

8. 定期复查 每 3 ~ 6 个月复查一次，检查充填体，拍摄 X 线片观察有无根尖病变或原有根尖病变的变化，注意根吸收情况，观察继承恒牙胚发育情况。

【注意事项】

1. 熟悉乳牙髓腔形态，开髓时避免侧穿和底穿。

2. 乳牙根管系统复杂，如上颌乳磨牙近中颊根第二根管（MB2）、下颌第一乳磨牙近中 2 个根管都较常见，应该避免遗漏根管。

3. 器械预备和根管冲洗避免超出根尖孔，以免损伤恒牙胚。

4. 因儿童开口度和自控能力有限，慎用机用旋转根管器械和扩孔钻。

（杨媛）

参考文献

［1］冯海兰，徐军. 口腔修复学. 2版. 北京：北京大学医学出版社，2013.

［2］高学军，岳林. 牙体牙髓病学. 2版. 北京：北京大学医学出版社，2013.

［3］高学军. 临床龋病学. 2版. 北京：北京大学医学出版社，2013.

［4］高学军，沙月琴. 现代口腔内科学诊疗手册. 北京：北京医科大学出版社，2000.

［5］葛力宏. 儿童口腔医学. 2版. 北京：北京大学医学出版社，2013.

［6］华红，刘宏伟. 口腔黏膜病学. 2版. 北京：北京大学医学出版社，2014.

［7］林野. 口腔种植学. 2版. 北京：北京大学医学出版社，2014.

［8］孟焕新. 临床牙周病学. 2版. 北京：北京大学医学出版社，2013.

［9］孙永刚. 现代口腔颌面外科学诊疗手册. 北京：北京医科大学出版社，2000.

［10］徐军. 口腔固定修复的临床设计. 北京：人民卫生出版社，2006.

［11］徐军. 总义齿与可摘局部义齿的设计. 北京：中国大百科全书出版社，2005.

［12］张震康，俞光岩. 口腔颌面外科学. 2版. 北京：北京大学医学出版社，2013.

［13］赵铱民. 口腔修复学. 7版. 北京：人民卫生出版社，2012.

［14］周延民，陈吉华. 口腔医学：口腔修复科分册. 北京：人民卫生出版社，2016.

［15］周学东，白玉兴. 口腔医学：口腔全科分册. 北京：人民卫生出版社，2016.

［16］周学东，岳松龄. 实用龋病学. 北京：人民卫生出版社，2008.

［17］中华口腔医学会. 临床诊疗指南：口腔医学分册. 北京：人民卫生出版社，2016.

［18］孟焕新. 2018年牙周病和植体周病国际新分类简介. 中华口腔医学杂志，2019，54（2）：73-78.

［19］Herbert TS, David AS. Fundamentals of Fixed Prosthodontics. 4th ed. Illinois: Quintessence Publishing Co, Inc., 2012.

［20］Greenwall L. Tooth Whitening Techniques. 2nd ed. Boca Raton:

CRC Press, 2017.

［21］Lindhe J, Lang NP. Clinical Periodontology and Implant Dentistry. 6th ed. West Sussex, UK: Wiley Blackwell, John Wiley & Sons Ltd, 2015.

［22］Hilton TJ, Ferracane JL, Broome JC. Summitt's Fundamentals of Operative Dentistry. 4th ed. Illinois: Quintessence Publishing Co, Inc., 2013.

［23］Rosenstiel SF, Land MF, Fujimoto JF. Contemporary Fixed Prosthodontics. 5th ed. St. Louis: Elsevier, 2016.

［24］Rotstein I, Ingle JI. Ingle's Endodontics. 7th ed. North Carolina：PMPH-USA, Ltd., 2019.

索 引